实用老年照护技术

郭金达　主编

燕山大学出版社

·秦皇岛·

图书在版编目（CIP）数据

实用老年照护技术 / 郭金达主编 . 一秦皇岛：燕山大学出版社，2023.6
ISBN 978-7-5761-0500-1

Ⅰ．①实… Ⅱ．①郭… Ⅲ．①老年人－护理学 Ⅳ．① R473.59

中国国家版本馆 CIP 数据核字（2023）第 047067 号

实用老年照护技术

郭金达　主编

出 版 人：陈　玉	
责任编辑：孙志强	
责任印制：吴　波	封面设计：刘馨泽
出版发行：燕山大学出版社 YANSHAN UNIVERSITY PRESS	电　　话：0335-8387555
地　　址：河北省秦皇岛市河北大街西段 438 号	邮政编码：066004
印　　刷：涿州市般润文化传播有限公司	经　　销：全国新华书店

开　本：787 mm×1092 mm　1/16	印　张：13.75
版　次：2023 年 6 月第 1 版	印　次：2023 年 6 月第 1 次印刷
书　号：ISBN 978-7-5761-0500-1	字　数：263 千字
定　价：54.00 元	

《实用老年照护技术》编者名单

主　　编　郭金达

副 主 编　李玉翠　庞洪垒　韩东方

编　　者　（以姓氏笔画为序）

王　则

王　佳

王瑞丽

花　巍

李玉翠

杨　竞

庞洪垒

赵秀娟

郭金达

韩东方

前　言

我国于 2000 年已进入老龄化社会，并且老龄化程度正在不断加深。2020 年我国第七次人口普查结果显示，全国 60 岁及以上老年人口系数为 18.70%，全国 65 岁及以上老年人口系数为 13.50%。2020 年，我国 60 岁及以上的老年人口总量为 2.64 亿，"十四五"期间预计将超过 3 亿。因此，我国是目前世界老年人口最多的国家，也是老龄化速度最快的国家之一。

为促进健康老龄化，国家卫健委对加强老年健康支撑体系的建设作出了明确部署，主要在三个方面来发力推进。一是老年人的健康服务和管理，二是对失能老年人的长期照护服务，三是推进医养结合。本书针对前第二个方面作了具有针对性的理论和实践研究，将老年照护工作中常用的沟通、评估、安全防护、消毒与隔离技术、生活照护、用药照护、急救照护和安宁疗护等知识和技术进行归纳总结，充分体现了对老人全面、人性化照护的理念，满足了老年照护工作中的技术需求和理论支撑，既适用于居家养老也适用于机构养老，是一本实用性很强的图书，适用于护理专业学生、老年服务专业学生、养老机构管理人员和照护人员、社区养老工作人员以及其他从事老年人工作的人员。

本书为燕山大学康养人才培训中心教材编写项目成果，编者均有丰富的教学及实践经验。为了进一步提高本书的质量，以供再版时修改，诚恳地希望各位读者、专家提出宝贵意见，不吝赐教和斧正。

郭金达

2022 年 2 月

目 录

第一章　老年照护概述

第一节　基本理念

我国已经成为世界上老年人口最多、老龄化速度发展最快的国家之一。2020 年 11 月 1 日我国 60 岁及以上人口达 2.6 亿人，占比 18.70%，与 2010 年第六次全国人口普查相比，上升 5.44 百分点。根据第七次全国人口普查结果，我国失能、半失能老人所占比例不断增长，失智的发生率也随增龄而增加，我国失智老人占全球失智老人总数的 25%。这些均使老年照护服务需求进一步上升。

一、照护的本质——个性化支援

照护也称全面或者全方位照料和护理。

长期照护（LTC）是指由护理人员进行照护，包括家人、朋友等非专业人士和注册护士等医疗专业人士，使生活不能完全自理的老人仍可按照其自身意愿获得较高水平的生活质量，尽可能维持个人独立、自主等人格尊严。

研究显示，我国老年照护需求度高，种类多样化，影响因素呈多元化，不同人群需求存在差异，许多人认为在机构中养老并不意味着每天卧床，而仍然希望过"正常"的生活。照护工作者应关注老人现存功能的维持和激发，在全面、系统评估的基础上，制订个体化照护计划，让老人做力所能及的事情，并且加强为老人提供自主性人文关怀的意识。因此，照护的本质应当是根据老人能力评估的实际情况，为其有针对性地提供不剥夺甚至能增强其生活主体感的照护服务，即个性化支援。

我们提倡以人为中心的照护（PCC），它是一种整体（生物-心理-社会）的健康照护方法，它尊重被照护人员，个性化，允许协商并提供选择方案，被照护人员有权参与健康决定的每一步。如今 PCC 理念在老年照护中发挥着越来越重要的作用，PCC 相关模式都强调尊重老人的意愿、自主选择权和最大限度地促进老人晚年生活质量的提高。

二、照护服务与医疗服务

传统的医疗服务主要是在医院内提供的诊疗、预防、康复等，是从病人就诊，与医院建立服务关系开始，直至治疗终结、痊愈出院或死亡的全过程。现代医疗服务在加强院内医疗服务的同时，重视延伸到院外开展社会医疗服务。2019 年出台的《中华人民共和国基本医疗卫生与健康促进法》规定：基本医疗卫生服务，是指维护人体健康所必需、与经济社会发展水平相适应、公民可公平获得的，采用适宜药物、适宜技术、适宜设备提供的疾病预防、诊断、治疗、护理和康复等服务。基本医疗卫生服务包括基本公共卫生服务和基本医疗服务。基本公共卫生服务由国家免费提供。《"健康中国 2030"规划纲要》第八章"提供优质高效的医疗服务"中要求：实现人人享有均等化的基本医疗卫生服务；加强康复、老年病、长期护理、慢性病管理、安宁疗护等接续性医疗机构建设；实现医防结合；健全治疗－康复－长期护理服务链。由此可见，医疗服务并不只局限于"对疾病的治疗"，而是扩展到健康促进的更多领域。

老年照护服务是指为完全或部分丧失独立生活能力的老人提供的照料和护理服务，通常在家庭、社区和机构等场所，由亲人、朋友、邻居、志愿者等非专业人员，或者医生、护士、康复师、营养师、心理咨询师、物理治疗师等专业人员提供，目的是确保失能或半失能老人的生存质量并不断提高生活能力。老年照护服务既包含以护理、康复、营养等专业技能为支撑的专业性老年照护服务，也包含以日常生活照料为主的非专业性老年照护服务，主要由医疗保健、生活照料、精神慰藉和家庭劳务构成，即"照护"涵盖了"医疗保健"，而"医疗保健"是"照护"的一个组成部分。我国老年照护服务模式以居家照护为基础，以社区照护为依托，以养老机构照护为补充。目前，我国养老机构主要有敬老院、社会福利院、老年公寓、日间照料中心、护理院、临终关怀机构等。2020 年我国养老机构达 38 158 个，提供床位 488.2 万张。

《"健康中国 2030"规划纲要》中针对促进健康老龄化，强调要推动医疗卫生服务延伸至社区、家庭；健全医疗卫生机构与养老机构合作机制，支持养老机构开展医疗服务；推进中医药与养老融合发展，推动医养结合，为老人提供治疗期住院、康复期护理、稳定期生活照料、安宁疗护一体化的健康和养老服务，促进慢性病全程防治管理服务同居家、社区、机构养老紧密结合。

照护服务与医疗服务不尽相同而又内容相互交叉，两者之间是"医疗在先，介护在后"的关系。将医疗服务与支撑日常生活的照护服务有效融合，需要医疗护理人员与康复专业人员发挥重要作用。

三、照护服务的意义

照护起源于日本，是指照护失能或半失能老弱者的日常生活起居，以尽可能地发挥老人自身所具备的基本日常生活动作的能力，帮助老人能够过上高品质生活。

"自立支援照顾"学说是由日本研究医养健康领域的泰斗级专家、日本认知症研究专家竹内孝仁在20世纪80年代提出的。"自立支援照顾"着重于"喝水、营养、上厕所、运动"的重要性，提倡"三不（不包尿布、不卧床、不约束）"，即通过调整个人的身体状况，提高活动量，进而恢复体力、重新找回对生活的意愿与活力，以达到身体自立、精神自立、社会角色自立。自立支援的初衷，就是让老人们做他们能做的事情，尽可能保持甚至是提高他们的现有能力，以维持和提高老人的身体机能和精神状态，更重要的是，让老人面对无可躲避的衰老，依然能够保持对生活的热忱，能够保持体面的生活和拥有成年人的尊严。老人不仅仅需要的是"生存"，还有"体面的生活"。对于老人而言，信心和希望，是比黄金还重要的东西。让老人看到希望，介护者也能在工作中找到职业存在感。

除了"自立支援"理念，还应该有"照护预防"理念，是防"照护"于未然，通过预防，减缓随着年龄的增加而导致的身心机能的衰退，鼓励高龄者尽可能地实现生活自立，防止他们进入失能与半失能而需要照护的状态，以及帮助已经需要"照护"的老人不再进一步恶化，或是改善现状。

老人的日常生活活动能力在很大程度上直观地体现了自理程度，随着年龄增加，日常生活活动等级、精神状态等级、感知觉与沟通等级和社会参与等级逐渐升高，照护时长不断增加。照护预防使得老人健康状态延长，让老人有尊严、有质量地生活，推迟被照护的时间，还可以减轻家庭负担与政府财政负担。

好的养老服务的前提是理解老人仍然有着自己的愿望，希望还能掌控生命的轨迹，希望保持生命价值和尊严。我国60岁及以上人口中超半数为低龄老人，他们大多具有知识、经验、技能的优势，身体状况尚佳，发挥余热和作用的潜力较大。如何满足他们"退而不休"的意愿？针对加强新时代老龄工作，提升广大老人的获得感、幸福感、安全感，《中共中央 国务院关于加强新时代老龄工作的意见》明确强调要鼓励老人继续发挥作用。

照护服务更应尊重老人的需求和权益，深入挖掘老人的优势和生命价值，关注老人"还保留"的功能，帮助老人让这些仍然保留的功能多发挥价值，包括健康自评较差、参加体育锻炼较少的80～99岁及百岁老人，应针对性增强照护服务，提高生活质量。好的照护应给老人带来更多的自信和愉悦，从而挖掘更多的生命潜力，激发自愈力和创新力，提升健康指数，让老人生命中的每个时空点都能感受到归属感、成就感、获得感、价值感，也就是幸福感。

（杨竞）

第二节　理解与沟通

理解是一切活动的基础，也是人类经验的基础。理解现象遍及人和世界的一切关系。有了理解能力，人才能与他人一起生活。沟通是人与人之间、人与群体之间思想与感情的传递和反馈的过程，以求思想达成一致和感情的通畅。

理解是一种胸怀，一种宽广的气度，是一种善解人意的包容，而沟通则是主动作为，变不利为有利，变被动为主动，变阻塞为畅达。可见，只有充分理解、善于沟通才能成就事业。

一、理解与沟通是照护的基础

照料护理是人与人之间提供服务和接受服务的过程。在这个过程中，对老人的理解是照料护理的基础，有效沟通是构建和谐照护关系的重要条件。学会理解老人，掌握好与老人沟通的技巧，是老年照护中的重要技能。

在照护工作中，照护人员要理解"老人心理的两面性"。老人心理的两面性主要表现在过去与未来的两面性，自信与衰退的两面性，自立与依赖的两面性。人到老年之后，意味着所拥有的未来越来越短暂，会体验到很多社会性和生理性的衰退和丧失，容易失去生存目的。为此，要设法唤起老人的积极性，并使之付诸行动，同时也要为老人找到合适的动机和理由。在与老人的沟通过程中，需要心怀诚意和谦虚，注意沟通双方的情绪和态度，明确沟通双方的社会角色关系，选择合适的沟通场所，关注到沟通双方的文化背景，消除影响沟通的消极、负面的阻碍因素，合理利用语言交流和非语言交流方式，选择恰当的沟通内容，掌握必要的沟通要领。理解老人，有效沟通，能促进照护人员和老人建立良好的工作关系，减少职业风险，提高照护质量。

二、与老人沟通的原则

（一）主动性原则

主动沟通是一切交往的前提，与老人沟通要主动。大多数老人在一般交往中，主动与人交往的意愿下降，自信心低，对人有戒心，因此要积极主动地去接触他们，使他们感到被关心。

除生活护理外，一天内单独和老人交流沟通的特定时间要在 5 分钟以上。例如：可主动与老人一同听广播或看电视，搜集有趣的新闻、热点话题，与老人分享和讨论，也可以让老人回顾过去的生活经历，回顾他们过往生活中最重要、最难忘的时刻，从中重新体验快乐、成就、尊严等多种有利于身心健康的情绪。

（二）尊重性原则

尊重性原则首先体现在沟通态度上，要求照护人员在和老人沟通时，表情要真诚，语气要舒缓平和，声音要轻柔，音调要放低。这样，老人才能感受到照护人员的耐心和关怀。此外，尊重在行为上的体现就是多倾听。倾听不只是听见，而是要专注、理解和适时回应。不要对老人的想法或生活事件妄下结论，要站在老人的角度去考虑问题。尊重是老年服务沟通双方达成良好互动关系的基础。

（三）鼓励性原则

随着年龄的增长，老人的机体逐渐衰老，伴随着健康状态和社会环境的改变，老人的心理也会或多或少地产生一些变化，这些落差会使老人十分在意身边的人如何看待自己。经常称赞老人的自立行为，鼓励老人为实现自立而作的各种努力，可以提高"自立支援照料护理"的效果。真诚的赞赏，也可活跃谈话的气氛。

（四）针对性原则

针对性原则要求照护人员根据不同老人的身体和心理发展阶段、心理类型、宗教信仰、文化背景以及性格特点等采取不同的沟通方式，并选择合适的沟通内容。例如，选择老人喜爱的话题，如家乡、亲人、年轻时的事、电视节目等。

（五）灵活性原则

灵活性原则要求照护人员在和老人沟通时不要死板教条，应根据具体情况随机应变，采取灵活多样的处理方式。根本目的就是让老人开心、舒服。每一位老人均为单独的个体，有不同的特质与需要，需要照护人员使用不同的行动和表达方式，才能建立良好关系，达到更好的服务和关爱效果。

万一有事谈得不如意或老人情绪有变时，尽量不要劝说，先用手轻拍对方的手或肩膀作安慰，稳定情绪，然后尽快转移话题。

三、与老人沟通的方法

（一）语言沟通

语言沟通是建立在语言文字基础上的，如果说沟通是一扇门，那么语言就是这扇门的钥匙，信息和情感的交流都需要语言。在照护过程中，恰如其分地运用语言交流，能提高老年照料护理的质量和交流的效果。

1. 沟通用语体现尊重

尊重是与老人沟通的桥梁，态度亲切和蔼，才会被老人接纳认可；被尊重也是老人最基本的心理诉求。老人经历了人生的风风雨雨，已经形成特定的习惯、性格、能力和情感需要。在沟通中，照护人员应尊重老人的情感需求，让他们感觉到被尊重和珍视。例如：住在某养老院的一对老年夫妇，因为年轻时生活困苦，养成勤俭节省、生活艰苦朴素、花钱精打细算的习惯。他们的儿子有高薪工作，经济条件好，消费观念也超前，周末带老人出去吃饭，吃剩下的也不让打包，说是怕丢人，也不让老人吃隔夜剩菜，总是要求丢掉老人房子里的破旧用物，对老人的一些生活习惯常常指责，时间长了老人非常不满，关系也变得很紧张。照护人员并没有按照老人儿子的要求去要求老人，而是劝说老人的儿子要尊重老人的生活习惯和情感需求。

2. 沟通态度体现宽容

老人由于生活范围缩小，社会活动减少，人际交流减少，生活失去目标，容易出现孤独空虚、郁郁寡欢、自卑、猜疑、嫉妒等不良情绪；或者因为一些生活小事而情绪激动，大声吵闹；而且老人有不同程度的记忆力下降、思维不清，对语言的理解力、对时间空间的判断力下降的现象。在沟通中，照护人员应承认和接受老人不同的看法，不忙于加以否定。宽容老人在沟通中带有的不良情绪，以真诚的态度化解老人的不良情绪根源，化解误会。

3. 语言表达体现善意

由于老人拥有丰富的人生经历和阅历，在长期的生活和工作中形成了自己的处世哲学和固定的思维模式及观念，对他人的意见和建议不那么容易接受，对他人的批评更是带有敌对和抵触情绪，且敏感而又缺乏自信。善意和赞美的语言沟通能让老人更加愉悦，照护人员对其赞美能满足老人的自我意识，也能提高语言沟通的效果。

尊重老人的价值，多给老人鼓励，使老人对生活满怀信心和勇气，对老人的言行应多给予肯定，对他们的要求或意见要表示认可和支持，对他们偶尔犯的一些错误也多表示同情和理解，帮助他们分析问题产生的原因，一起寻找解决问题的办法。

4. 用语清晰、易懂并重复

老人由于听力、记忆力、思维能力和理解能力都有不同程度的减退，因而在照护沟通过程中，沟通语言表达要清晰、具体，避免语义表达得模糊不清。此外，老人成长生活的年代与照护人员成长生活的年代不尽相同，时代背景不一致，话语也不尽一致。尤其如今时时会出现很多新的语体和词汇，但老人因为心理和生理的原因对信息资源的获取手段相对贫乏，他们接受信息的速度、数量和尺度均有限，这就要求照护人员在与老人的语言沟通中，有意识地不去使用可能会产生误会和交流障碍的流行语和网络语言，或者有些让老人听起来会因为一知半解而感到恐慌的专业医学术语，尽量使用生活化的语言、没有歧义的口头语言和老人听得懂的语言。同时，还应当将用语和语义适当地重复讲述，对表达不清晰的地方进行解释，有利于老人听清楚、记忆和理解。同样的，如果老人在语言沟通时用语模糊不清，照护人员最好要求对方再重复一遍，以便进行确认和避免不必要的误解。

5. 语气平和、耐心并热情

老人普遍敏感而且自尊心很强，情绪也容易有波动，在沟通中，照护人员需要保持平和的语气，避免表现出不耐烦或者焦躁的心态，另外，在与老人进行语言沟通时，照护人员应带着对当事人的共情、理解与关切去讲话。语气需平和、沉稳、热情，在服务沟通中不使用生冷粗暴的语气，不使用批评的语气。指责或批评老人，会让老人的心里感到失落和挫败，会觉得自己受到了不公平的对待。如果批评和指责语气过重，那么老人就会产生一种逆反心理和抵触心理，结果反而使事情越来越糟糕，沟通便无法顺畅进行。所以，在沟通的时候，需要以合理、实际、真诚的态度和方法去对待老人，采用平稳而热情的语气去对待老人的挑剔、冷漠甚至抵触，站在第三者的角度真正地去认识问题，了解问题，解决问题。

（二）非语言沟通

非语言沟通是指除语言以外的，包括姿态、表情、眼神、手势、声音、服饰、情境等多种沟通和信息表达方式。在老年照护过程中，非语言沟通和语言沟通是同时进行的，非语言行为伴随着语言行为发生，它可改变语言行为所表达的意思，比语言行为更接近真实，可弥补某些状态下语言交流的不足。

1. 职业形象塑造

作为老年照料护理人员，职业形象的塑造是老人及家属认可和信任的来源之一，在非语言沟通中有着举足轻重的作用。照护人员自然大方、端庄健康的仪容，得体的服饰，会传递给老人亲切温和的感觉，容易获得老人的信任，有利于沟通交流的进行。

（1）仪容的干净整洁

保持整洁卫生的仪容，按照工作场所卫生标准规范个人仪容仪表卫生，这不仅是良好职业形象的要求，也是为老人的卫生安全和健康负责。

（2）得体的服饰

在老年服务沟通中，服饰作为沟通的手段发挥着重要的作用。老年照护人员穿戴的服饰往往能传送出关于他们的能力、严谨程度和进取性的信号。而老人也会因自觉或不自觉地为各类服饰赋予不同的特定含义并进行解读，依据这种含义来对待穿戴者。例如：某康复中心来了一家人，子女想让腿部骨折后的母亲来进行康复治疗，走进康复中心，工作人员上前迎接，双方交谈得很愉快。这时候，从楼上下来两位身着护理工作服的工作人员，其中一位的裤脚上有很多污迹，工作服的袖子上也有一些污迹。另外一位把工作服的外套脱下来绑在腰间，口罩套在手腕上。老人的子女们看着他们从眼前走过，私下交谈了几句以后，跟工作人员说他们认为这里不太合适老人，就推着老人的轮椅带着老人离开了。因此，服务工作者的衣着服饰很大程度上反映了这个组织的精神面貌，在一定程度上体现了专业性。初次走进某个机构和组织时，通过工作人员的服饰语言，就能对其服务质量的高低作一定程度的评判。对老年服务工作人员来说，服饰的穿戴有如下要求：

①大方整洁。工作装和制服干净平整，朴素大方，扣子整齐不缺，裤边恰好在鞋跟以上平脚面处。制服和工作服的穿戴符合要求，不随意搭绑在身体其他部位。女士忌短、露、透，裙装长度要在膝盖以下，禁忌仅穿背心、睡衣和短裤进行工作。鞋子要求软底轻便，配上和肤色相近的袜子。不宜穿凉鞋或靴子，更不宜光脚、穿拖鞋，不穿细高跟鞋、大头鞋等不方便行走和走路发出异响的鞋类。不佩戴过于夸张的饰品，护理人员在工作场合要求不佩戴戒指，不佩戴可能对老人造成伤害的尖锐状饰品。

②搭配得体。关于服装的颜色非常值得注意，不同的服装颜色给老人不同的心理影响。上衣和裤子搭配要合理，忌大红、大黄、大紫的颜色，以免刺激视觉，有些老人不喜欢黑色和深蓝色等沉闷的颜色，所以衣服颜色也不宜过深。围裙、套袖要相配，给人清新淡雅的观感。着装要符合一个人的年龄、职业和身份，符合环境的要求，让自己的着装给老人留下良好的第一印象和初次判断。

③注重专业化。制服和工作服是最专业化的服装形式，它表明穿着者属于一个特定的组织。工作服和职业装是企事业单位为员工提供的服装，它是企事业单位形象识别系统的组成部分，以区别于其他的组织和机构。在组织和机构内部，又以不同的样式、标志或颜色显示出各自不同的身份和职责范围。当老人来到服务中心或者养老机构时，一定希望接待自己的是一位穿着美观、整洁，态度和蔼的工作人员，而不是衣着不整、无精打采的工作人员。穿戴专业化的制服和工作服，一方面能够树立起良好的职业形象，另一方面也易使老人产生信任感和亲切感。

老年照护人员除了穿戴统一的工作服以外，专业化的服饰还要求佩戴好胸卡，以向人表明自己的身份和职责，正面向外别于胸前，方便他人辨认和阅读。胸卡的表面注意保持整洁，避免水迹等的污染，不用其他东西或者饰品挡住胸卡或者在胸卡上粘贴其他物品。工作人员的手套也应严格区分，不进行混用，护理工作、保洁工作、生活照料所使用的手套应区分使用。

2. 肢体语言

（1）手势语言

手是人类运用最广泛的肢体器官，在非语言沟通中的作用也是巨大的。对于沟通双方而言，手也是身体动作中最重要、最容易被关注的部分。它以不同的动作，配合讲话者的语言，传递讲话者的心声。由于手部动作比较灵活，因此运用起来更加自如，许多演员、政治家和演说家通常会通过训练使自己有意识地利用一些手势来加强语气。由于个人的习惯、讲话的具体情况和沟通双方的情绪不同，手势动作也不相同。

若伸出食指，其余的指头紧握，指着对方，表示因不满对方的所作所为而教训对方，这是带着对峙和威胁意味的。如果需要表示指示和引导，展示"请"的意味的手势，应使掌心向上，推开双手，指尖朝着引导方向，表示真诚、坦率，不带任何威胁性。相反，如果掌心向下，则表示压抑、控制，带有强制性和支配性的意味，容易使老人产生抵触情绪。如果将双臂交叉胸前，双拇指跷向上方，会显示防卫和敌对的情绪，会使老人有抵触感。

（2）动态语言

行为举止是指身体各部分的姿势与动作，能反映个体对他人的态度。照护人员在照护老人的日常操作过程中，符合操作规范、保护老人安全、促进老人身心舒适的行为举止是照护职业道德的要求，也是老人对照护人员产生信任的基础。与老人沟通倾听老人说话时，适当地点头，表示对老人所说内容的关注和理解，也是沟通中经常会用到的举止。

（3）触摸语言

在专业范围内，慎重地、有选择性地触摸老人，可以体现照护人员对老人的关心、体贴、理解、安慰和支持等情感。适当的触摸可以减少老人的孤独感，使恐惧不安的老人安静下来。对于听力、视力下降的老人来说，触摸可以吸引老人的注意力，起到加强沟通的效果。在日常照护工作中，照护人员轻轻地握住老人的手、搀扶着老人行走等触摸都能使老人感受到被关心和被帮助。

（4）距离语言

人与人之间的空间距离通常叫作"人际距离"。不同的空间距离也传递出不同的信息。日常生活中人们之间的距离分为亲密距离、个人距离、社交距离、公共距离四类。照护工作中要根据老人的性格、文化教育背景、病情需要及沟通的内容适当调节照护人员和老人之间的距离。例如，当照护人员准备为完全卧床的失能老人冲洗会阴时，应当采用在老人耳边沟通的亲密距离，告诉老人要为老人做什么服务，需要脱下裤腿、需要使用便盆等细节，以取得老人的理解和配合。

3. 表情语言

（1）目光语言

在面部的各器官中，眼睛最富于表现力，被称为"心灵之窗"。一个人的眼神既可以表现喜、怒、哀、乐，也可以反映心灵中蕴含的一切内容。如果老年照护人员总是呈现出一双无表情的眼睛，就会给老人一种呆滞麻木的感觉，无法给予老人关切和善意，甚至不利于语言的表达。

行为科学家断言，只有在相互注视到对方的眼睛时，彼此的沟通才能建立。所以老年服务沟通中的目光接触非常重要，与老人的目光接触，可以产生许多积极的效应。老人既自尊又自卑的心理比较明显，要求被重视、被尊重，而目光接触释放出来的含义是表示尊重对方并愿意去听对方讲述。因此，目光接触是照护人员与老人得以有效沟通的桥梁。比如照护人员可以坐（蹲）在老人的床边，投以关注的目光，露出微笑的表情，保持眼睛和老人的眼睛在同一水平，表示出对老人的尊重，减轻老人的不安和焦虑，增加信赖感。

在老年服务沟通中，还要避免以下几种目光语言：一是扫视，这种目光语言传达的经常是心不在焉、对谈论的问题不感兴趣的含义；二是闭眼，长时间的闭眼传达的是骄傲自满、不想继续沟通话题的含义，如果闭眼的同时还有仰头和双臂交叉等动作，则有轻视对方的感觉；三是侧视，侧视表示的是轻蔑的态度，会让老人产生抵触和敌意。

（2）微笑语言

微笑在沟通语言中是相当万能的，微笑与语言和行为相互补充、相得益彰，传递着尊重、关心、善意和快乐的语言含义。

老人大部分缺乏安全感，希望得到别人的关怀及接纳，需要老年照护人员能以坦诚的态度对待他们。老人最易观察到的"区域"莫过于面部，老人也会时常仔细观察照护人员的面部表情，特别是他们想寻求帮助时，此时照护人员如果能给予亲切的微笑，那么就能使老人从中获得慰藉，让他们感受到真挚的关怀和关注。服务沟通中，常现笑容能让老人感受到照护人员的善意和亲切。微笑能够使沟通在一个轻松的氛围中展开，可以消除由于陌生、紧张带来的障碍，取得良好的沟通效果。

四、与老人沟通的注意事项

（一）禁忌语言

1. 禁忌话题

（1）涉及个人隐私：如收入、婚恋、经历或生理缺陷等。

（2）捉弄老人的话题：不要说伤害老人的话，用老人的缺陷开玩笑等。

（3）令人反感的话题：引起老人悲伤的话题尽量不要提起，例如亲人去世、家庭矛盾、伦理道德的问题等。

2. 禁用的语气

（1）命令式：使老人感到不被尊重，是一种非常不礼貌的行为。

（2）质问式：给老人一种受到训斥的感觉，老人会出现抵触，导致交谈失败。

3. 禁用的语言

一忌不文明的语言，脏话粗话。二忌伤害性的语言。常言道：好言一语三冬暖，恶语伤人六月寒。三忌过激的语言，不要说气话，不能只图一时泄愤痛快就说话不讲分寸，如有情绪一定要自我控制，调整心态。

（二）在对话中保持倾听的意识

倾听是促进沟通者之间相互理解的基础。照护人员在照护工作中需要评估老人的身心状态和需求时，都要做到耐心倾听、积极倾听。积极倾听要求照护人员精力投入、留意老人述说的细节问题，从老人角度去理解老人说话的内容，客观地倾听、不作判断。很多时候，与老人的沟通是不需要照护人员表明自己的观点和看法的，老人有时只是通过倾诉的方式来获得照护人员更多的陪伴和关注。所以，照护人员耐心地倾听老人的讲述，给予"重复老人所说的话、点头、微笑"等及时的反应，创造一个轻松、自由倾听的良好氛围，使老人能敞开心扉，将其不安、担忧之事以及内心的想法都说出来。让老人把话讲完，不要随意打断或插话，像"你别说了""我都听好几遍了""说点别的"，这样的语言就容易挫伤老人倾诉情感，是照护人员需要避讳的。

（王则）

第三节　老人安全和照护人员安全防护

由于老人的生理功能老化，且部分老人处于疾病状态，老人相对来说更容易发生安全问题。养老照护人员应严格遵守安全防护基本规范，并能识别安全问题的危险因素，做到预防为主；同时，养老照护人员也面临各种职业压力和职业风险，应关注、爱护自己的健康，养老机构管理者也应重视照护人员的职业防护。

一、老人安全防护

（一）安全防护基本规范

1. 增强法治观念，实施规范管理

养老行业具有特殊性，对养老机构而言，要想规避服务风险，必须认真学习国家颁布的各项法律法规。

2.加强内部管理，完善各种规章制度

养老机构要加强内部管理，完善规章制度，规范管理。坚持安全第一、预防为主的方针，要加强安全教育自我防范，对发现的安全隐患，要逐项落实整改措施，切实把各种安全隐患消灭在萌芽状态，这是做好养老机构意外风险防范的重要保证。

（1）加强隐患排查，预防意外事故发生

加强老人个人管理；认真排查老人居住环境的用电安全和火灾隐患；加强对生活用火的管理；认真落实卫生安全措施；认真搞好食品卫生管理；定期对老人居室进行全面隐患排查和修缮；严禁组织老人在水边、公路上活动和游玩。

（2）制订完整的意外防范预案

对于走失、跌倒、坠床、水火安全等意外事故，防患于未然非常重要，必须制订意外防范预案。完整的预案制订应该包括三个步骤：事故发生前的预防、事故发生时的措施和事故发生后的总结。

（3）员工管理

加强素质教育，坚持"以人为本"的服务理念，使老人得到良好的照护。加强巡视，让爱游走的老人总是在自己的工作视线范围内。提高照护技巧，制定完整的易走失老人的管理办法。发挥团队协作精神，共同关心、参与和管理。

养老照护人员应遵守的安全防护基本规范：严格遵守安全管理制度；坚持安全第一、预防为主；遵守用电安全规定；加强生活用火管理；加强环境清洁卫生；加强食品卫生；配合防降温防高温工作，发现安全隐患及时报告处理；严禁私自组织老人外出；接受安全培训，保证老人人身安全。

（二）常见意外的安全防护

1.预防跌倒

老人跌倒，易造成软组织挫伤和外伤出血，严重的可能造成骨折。多发于行动不便但尚未完全失去行走功能的老人和患有老年性痴呆症的老人。随着年龄的增加，老人跌倒的风险急剧上升。跌倒后老人的活动能力降低，活动范围受限，生活质量下降，加上恐惧心理，直接影响老人的生理健康。

（1）常见原因

①生理原因：身体衰老，机能下降，运动能力下降，肢体协调性不好。

②疾病原因：如脑血管、心血管疾病可导致头晕，周围神经、血管或者是骨、肌肉的疾病导致运动协调能力下降。

③药物影响：很多老人多是带病生存，长期服用某些药物。如降压药、降糖药易引

起低血压和低血糖，导致老人跌倒。

④环境因素：如地板湿、滑、不平整，台阶高度太高等都会增加老人跌倒的风险。

（2）预防措施

①选择合适的衣服和鞋子。老人应该穿着合体、略显宽松、具有弹性的衣服，合脚、轻便、穿脱方便的鞋子，以便于老人活动。

②创造适宜的环境。养老场所的地板要防滑，而且地面平整，尽量减少台阶。地面清洁卫生期间，最好禁止老人进入湿滑地面区域。

③进行行走训练。对于具有一定行走能力的老人应加强行走训练，保证其运动功能有所提升不再减退。

④合理用药，防治骨质疏松。

⑤加强陪伴看护。

2. 预防坠床

坠床多发于有意识障碍、行动不便但尚未完全卧床或完全卧床的老人。坠床是造成老人外伤和骨折的原因之一。

（1）常见原因

①意识障碍老人：因躁动不安，在自主或不自主的活动中坠床。

②照护不当：照护过程中，因忘记拉上床档或者翻身不当造成坠床。

（2）预防措施

①加强防范，对于意识障碍躁动的老人一定要加高床档，必要时可采取适当的约束带约束。

②加强巡视，增加巡视频率，加大看护力度，活动能力不佳的老人活动时应尽量陪伴。

③加强协作，正确照护。

3. 预防噎食 / 呛食

噎食 / 呛食指进食时食物噎在食管的某一狭窄处或呛到咽喉部、气管，常常引起呛咳、呼吸困难甚至窒息。噎食 / 呛食多发于有吞咽功能障碍的老人。

（1）常见原因

①身体老化引起的神经反射活动衰退，咀嚼功能不良，消化功能降低，唾液分泌减少，引起吞咽障碍。

②脑血管病变使老人吞咽肌群互不协调，造成吞咽动作不协调。

③进食时情绪激动，引起食管痉挛。

④进食大块食物未经嚼碎就吞咽。

⑤进食过快。

⑥体位不当，平卧位或者半坐卧位时头位太低或仰头进食。

（2）预防措施

①采取适当的体位，为老人喂水喂饭时尽量使老人采取坐位或半坐卧位。

②喂水喂饭时应先稳定老人情绪，情绪不稳定时可以暂缓进行。

③注意选择适合老人的食物形态，软烂食物汁液不要太多；喂水时可选择吸管喂水或者小汤勺少量多次喂入。

④放慢进餐速度，老人咀嚼吞咽功能减弱，应根据老人情况减慢喂食速度。

⑤适当饮水，湿润口腔。

⑥进行口腔体操和饭前准备活动。

4. 预防烫伤

烫伤多发于因皮肤老化而感觉迟钝的老人。

（1）常见原因

①为老人用热水袋或热宝取暖时，长时间放置于一个部位，使局部慢性受热，造成低温烫伤。

②为老人洗浴时水温过热。

③因老人活动不便打翻热水或热饭。

④老人躺在床上吸烟，引燃被褥等。

⑤机体老化，耐热性降低。

（2）预防措施

①取暖时应控制好温度。

②加强看护，尤其对热水、热食物、易燃物品等加强管理，注意防止意外的发生。

5. 预防走失

（1）常见原因

①老人由于痴呆等疾病原因，导致记忆力尤其是近期记忆明显地减退，常常无法辨认时间、地点、人物，其定向力发生障碍，出现判断错误，迷失方向。

②老人与家人、其他住寓老人、照护人员发生生活矛盾纠纷，赌气出走。

（2）预防措施

①给老人安排适当的活动、治疗作业、智力康复和自理能力等训练，循序渐进，持之以恒。

②加强看护工作，如规定常规活动的常规时间，配备适当的仪器（如定位手机、定位手表等）防止老人走失。

③易走失老人可佩戴纸质联系卡片、二维码联系卡、丝带或爱心手环，注明老人姓

名、居住地、联系方式等，便于走失时接受他人的救助，安全返回。

④手机将第一联系人电话存于首位，并明确标明。手机尽量不使用密码锁或指纹锁。

⑤在老人房间门口作特殊、容易记忆的标识，利于老人辨认。带着老人反复熟悉周围环境，强化记忆。

⑥一旦发现老人走失应尽快报告上级，以便组织人寻找并及时报警。

二、照护人员身体防护

照护工作是一项长期、烦琐且具有一定职业风险的工作，在照护老人时，照护人员不仅要运用照护的基本知识和技能照护老人，还应当学会在精神和身体上的自我防护，科学合理地运用身体力学原理指导工作，避免不合理的过度用力导致腰部损伤；工作中要注意自我权益的保护，防止工作场所暴力；另外，工作中要做好相应的隔离消毒工作，以预防被工作场所感染导致自身身体受损伤。

1.运用身体力学原理指导工作

在照护工作中，照护人员面对行动不便的老人，往往需要付出繁重的体力和脑力劳动。错误的动作不仅增加工作难度，还常常引起腰部损伤。照护人员应学会运用人体力学和杠杆基本原理，使照护工作省力、高效地进行，避免腰部损伤，应掌握好以下原则：

（1）要充分降低腰部，运用全身的力量，而不要仅用手臂力量来进行负重移动。移动老人时，如腰部处于较高水平，且只有手臂和腕部用力则会损伤腰部导致腰痛，应将腰部的位置放低，屈膝采取稳定的低重心姿势，借助自己的体重来移动老人，可减轻腰部负担。

（2）移动老人前，要事先向老人说明，取得配合，形成合力，促使移动顺利完成。如想让老人站起来，若没有他的配合，仅靠照护人员之力负担会很重，应事先向老人说明动作要领，取得老人配合，照护人员顺势发力即可完成。

（3）利用杠杆原理移动老人。首先应该尽量减小老人身体与床面的接触面积，嘱其下巴内收、双膝立起、双手抱于身前，可使移动时的阻力减小，此时再利用杠杆原理，移动时先移动双足至床下，其他部位则可自然向上抬起，使老人坐起。

（4）照护人员或老人出现腰部疲劳进行按摩时，可利用体重辅助按摩。照护人员工作结束后，腰部常常感到疲劳，可与照护人员之间互相按摩，以缓解疲劳。对于卧床的老人，常常保持同一姿势也容易产生腰部疲劳，为老人进行身体按摩，可促进血液循环，消除紧张情绪，放松身体肌肉，减轻腰部酸痛。按摩时，按摩者可稍微将腰部抬起，以全身的重量压在手指上进行按摩，或将双手的拇指叠放，再加上身体的重量按压，力道则更容易传达到按摩部位，较小力量的人也可以实现强有力的按摩。

2.防止工作场所暴力

在实际的照护工作中，尤其在专业的养老机构，照护员不仅面临较大的工作压力，还有可能承受工作场所暴力所引发的委屈、愤怒、恐惧等不良心理体验。应针对发生暴力事件的高危原因进行分析，建立有效的应对措施，并在自身权益受到侵害时，及时寻求法律帮助。

（1）养老院、养老福利机构等工作场所发生暴力的高危原因

①养老服务机构各项规章制度和服务标准不健全，不合理收费或随意提价，使家属产生不满，诱发暴力、纠纷事件。

②个别照护人员技能不熟练、不过关，使老人和家属对照护服务工作不满意。

③照护人员与老人及家属缺乏沟通，忙于完成工作，而忽略了履行告知义务，产生误解。

④老人及家属的预期值与现实差异较大或长期积累的情绪未得到有效疏解，从而产生矛盾。

（2）针对以上产生暴力事件的原因，制定有效的应对策略

①健全工作场所各项规章制度和服务标准。工作场所应当健全各项规章制度和服务标准，不得强行收取不合理费用或随意提价，并与服务对象或监护人签订服务协议，明确双方责任、权利和义务。

②定期组织照护人员，对工作场所暴力相关知识进行培训。成立安全防范小组，制订报警和处理暴力事件的制度和流程预案，了解工作场所暴力发生的常见原因，识别工作场所暴力发生前兆，熟悉预防措施和应对场所暴力的方法。当照护人员人身受到伤害时，要及时上报，必要时报警。

③加强照护人员的专业技能培训和管理。应定期对照护人员进行培训和考核，不断提高照护人员的照护技能；规范其语言行为，使照护人员在服务时，对老人及家属的询问耐心、热情、周到，应对语言易懂，及时发现并疏导老人及家属的不良情绪，避免矛盾积聚。

④充分发挥同事间支持系统作用。一旦发生工作场所暴力，同事、值班人员应该立即对受暴者实行疏导、分流，帮助减轻其心理压力，降低工作场所暴力事件的不良影响。

照护人员在工作中不仅要有满腔的工作热情、规范的照护技术，还应加强与老人的沟通工作，增强法律意识，加强自我保护。积极预防暴力事件，也是照护工作中的一项重要工作。

3. 防止感染

照护人员在养老服务工作中，应该正确运用清洁、消毒、隔离的措施，预防感染。如在外出归来、饭前便后，用肥皂水或洗手液将双手各个部分充分清洗，在流动水下冲洗干净，此目的可以保护照护人员避免受到微生物污染；每日做好老人床上用品、毛巾、餐具、药杯、地面、便器、家具、房间等消毒，预防老人之间以及与照护人员之间交叉感染。

对于有传染病的老人，应做好严密隔离，根据疾病种类不同做好呼吸道隔离、消化道隔离、接触隔离、血液 - 体液隔离、保护性隔离等。照护人员进入隔离区域必须戴口罩、帽子，洗手戴无菌手套，穿隔离衣。为避免感染病原体经皮肤或黏膜直接进入体内的传染病，如破伤风、狂犬病、性传播疾病，密切接触此类病人必须穿隔离衣、戴橡胶手套，且照护人员的皮肤有破损者，尽量避免做伤口换药的操作，以免造成感染；对伤口分泌物或皮肤脱屑所污染的物品、器械敷料，均需严格消毒处理。

三、照护人员心理防护

在养老机构，照护人员的流动性非常大，其中一项重要的原因就是长期繁重的照护工作，容易导致照护人员的身心平衡失调，而难以坚持工作。想要打好照护的持久战，照护人员一定要注意自身的心理防护，转变思路，以积极的心态面对照护生活。

1. 正确认识，端正态度

（1）转换思路

应了解照护工作与其他普通工作一样，照护人员应该协调好自己的生活节奏，不要把照护工作当作生活的全部。

（2）重视联络交流

照护工作常常是比较孤独的工作、用心的工作，有时却不被老人理解和接纳，此时照护人员千万不要一个人烦恼，应在理解老人的身心变化的基础上，多与周围同事和朋友联络交流，排解自己的烦恼。

（3）照护工作千万不要勉强为之

照护工作不是一件轻松的事情，日复一日地勉强工作，会造成照护人员极大的心理和身体负担，久之身心疲惫，便难以坚持工作下去。可充分利用照护用品和食品，进行照护不定时替代。照护人员可与同事交流或者通过网络等途径，不断地学习、交流、搜集相关照护技巧信息，以减轻照护负担。

（4）重视自身的健康管理

照护人员要从内心重视自身健康管理，健康的身体才是照护工作的前提。应定期积极地接受健康检查，利用业余时间进行适当的身体锻炼，做好自我健康管理。

（5）适当地转换环境气氛和心情

养老机构应当经常组织娱乐活动，鼓励照护人员参加，丰富照护人员的工作生活，适时地放松心情，避免其身心被繁重的工作以及压抑的情绪所击垮。每周给照护人员至少一天休息时间，转换环境和心情，缓解压力，必要时可短期旅行放松心情。

（6）识别个人的心理极限

健康人偶尔也会心情压抑，经过适当的调节可以很快达到健康舒畅的状态。但以下情况的出现，就预示处于心理极限状态。如食欲不振，食欲减退；入睡困难、早醒或夜间醒来次数多，身体无法充分休息；意志消沉、懒得做事；与人交往障碍，常常觉得自己说错话，非常在意别人对自己的评价，极不自信甚至想到寻死，觉得自己死了才解脱痛苦。以上情况如在照护人员心理中出现任何一项，都说明个人心理出现极限状态，应尽快咨询专业医生或心理咨询师进行疏导、治疗，防止不良倾向的持续与发展，改善心境，重拾信心，以健康积极的心态投入照护工作中。

2. 带着同理心去工作

同理心又叫共情，指体验别人内心世界的能力，是社会工作的基本技能。照护人员在与老人的照护相处中，要对老人的处境"感同身受"，对其行为应投入理解。对于迫切需要获得理解关怀和情感倾诉的老人，同理心本身就有明显的助人效果。

（1）照护人员要了解老人的性格及想法

充分理解其由于年龄的增加，身体和心理会发生许多变化，照护人员应该站在对方的角度去了解老人的需求，包括生理需求和较高层次的社会需求。

生理需求，包括饮食、睡眠、排泄、清洁等。每个人都希望吃好睡好，胃肠排泄正常，并且保持个人干净整洁的生活，老人也是如此。饮食上应该迎合老人的口味和身体机能特点，进食营养易消化的食物，丰富食物种类。尽量让老人使用辅助餐具，独立进食，不要催促或因老人弄脏了什么而责备老人，让其开心地慢慢吃饭；应尽量创造良好的睡眠环境，睡前向老人亲切地道晚安，让其好好地休息；老人排泄结束要及时清理污物，有臭味和脏污的感受不要表现在言语和表情上。

老人还有被尊重、被肯定、追求有价值的生活等更高需求。相对应的做法是，老人自己能做的事情，尽可能让其本人做。委托老人一些简单的事情让其拥有完成后的喜悦和自信，并对其真诚地表示感谢。与老人面对面沟通，视线与其相平，认真倾听，不要不耐烦地指责老人语言表达问题。如老人身体健康，可鼓励老人参加社会娱乐活动或去旅行，丰富老年生活，让老人感觉到生活更有价值或更有意义。

（2）用同理心对老人进行日常指导

照护老人时，尤其在照护有残疾或肢体活动不利的老人时，照护人员可以转换角色，把自己当作患病老人来尝试动作，进行动作的拆分、解析，认真体会动作要领，可使照护工作更加契合老人的身心特点，照护起来会更加顺畅自然。

（韩东方）

第二章　老人一般状况的评估与照护

第一节　生命体征的评估与照护

生命体征是体温、脉搏、呼吸和血压的总称。生命体征受大脑皮质控制，是机体内在活动的一种客观反映，是衡量机体身心状况的可靠指标。正常人生命体征在一定范围内相对稳定，变化很小，而在病理情况下其变化极其敏感。照护人员通过认真仔细地观察生命体征可了解机体重要脏器的功能活动情况，了解疾病的发生、发展及转归，为预防、诊断、治疗、照护提供依据。因此，掌握生命体征的观察和护理是养老照护中极为重要的内容之一。

一、体温的评估与照护

（一）体温的形成

体温也称体核温度，是指身体内部胸腔、腹腔和中枢神经的温度，其特点是相对稳定且较皮肤温度高。皮肤温度也称体表温度，可受环境温度和衣着情况的影响且低于体核温度。体温的相对恒定是机体新陈代谢和生命活动正常进行的必要条件。

（二）正常体温及其生理变化

1. 正常体温

成人安静状态下：舌下（36.3～37.2℃）、直肠（36.5～37.7℃）、腋下（36.0～37.0℃）。

2. 生理性变化

体温可随昼夜、年龄、性别、运动、用药等因素而出现生理性波动，但其变化范围很小，一般不超过 0.5～1.0℃。

（1）昼夜差异

正常人体温在 24h 内呈周期性波动，即清晨 2～6 时最低，午后 2～8 时最高。这种规律性的变化与机体昼夜活动的生物节律有关，因而使机体的代谢、血液循环、呼吸功能等发生相应的周期性变化。

（2）年龄差异

不同年龄由于基础代谢水平不同体温也不同。婴幼儿体温略高于成年人、老人又略低于成年人。

（3）性别差异

女性体温平均比男性高 0.3℃，而且女性的基础体温随月经周期出现规律性的变化，即排卵后体温上升，这与体内孕激素水平周期性变化有关，孕激素具有升高体温的作用。

（4）肌肉活动

剧烈肌肉活动（劳动或运动）可使骨骼肌紧张并强烈收缩、产热量增加，导致体温升高，故应在老人安静状态下测量体温。

（5）药物影响

麻醉药物可抑制体温调节中枢，使体温调节发生障碍，并能扩张血管、增加散热、降低机体对寒冷环境的适应能力。有些药物可通过抑制汗腺分泌而使体温升高。此外，情绪激动、紧张、进食、环境温度的变化等都会对体温有影响，在测量体温时应加以考虑。

3. 老人体温的特点

每个人的大脑中都有一个调节体温的神经中枢，随着外界环境温度的变化，体温调节中枢发出指令，让血管舒张或收缩，再通过汗腺的活动来调节身体的温度。人到了老年以后，体温调节中枢的功能明显减退，因此，老人的体温变化与年轻人有很大的区别。在正常生理条件下，年轻人的耐寒、耐热能力远远超过老人。在冬季，当室内温度为 14～15℃时，年轻人已感到暖和了，而老人却依然感到寒冷。

室内温度达到 18℃ 或超过 18℃ 时，老人的感觉才和年轻人的感觉一样，在夏季，老人的耐热能力远比年轻人差，当环境温度达到 34～36℃ 时年轻人可以照常工作和学习，而老人则感到热得难受，甚至发生中暑情况。所以说，老人是既怕冷又怕热。这些是老人体温调节中枢功能减退的结果。

（三）异常体温的评估与照护

根据老人的体温调节特点，老人应根据环境温度增减衣服，适当提高冬季室内温度，夏季注意通风，避免中暑。发生感冒和呼吸道感染时，照护人员要监测老人体温，及时就医，以防止感染性疾病加重。

1. 体温过高

发热：由于致热原作用于体温调节中枢或体温中枢功能障碍等原因导致体温超出正常范围。当腋下温度超过 37℃ 或口腔温度超过 37.3℃，一昼夜温差波动在 1℃ 以上即可称为发热。

（1）程度判断

低热：37.3 ～ 38℃；中度热：38.1 ～ 39.0℃；高热：39.1 ～ 41.0℃；超高热：41.0℃以上。

（2）发热过程

体温上升期：此期特点是产热大于散热。体温上升可有两种方式：骤升和渐升。骤升是体温突然升高，在数小时内升至高峰。多见于肺炎球菌肺炎、疟疾等。渐升是指体温逐渐上升，多见于伤寒等。主要表现是皮肤苍白、畏寒、寒战、皮肤干燥。

高热持续期：此期特点是产热和散热在较高水平上趋于平衡。主要表现是皮肤潮红、灼热、口唇/皮肤干燥、呼吸深而快、心率加快、头痛、头晕、食欲不振、全身不适、软弱无力。

退热期：此期特点是散热大于产热，体温恢复至正常水平。退热方式可有骤退和渐退两种。对于骤退型者由于大量出汗，体液大量丧失、易出现血压下降、脉搏细速、四肢厥冷等虚脱或休克现象，照护中应加强观察。主要表现是皮肤潮湿、大量出汗。

（3）热型

不同的发热性疾病可表现出不同的热型，应加强观察，常见热型由稽留热、弛张热、间歇热、不规则热4种类型。

稽留热：体温持续在39 ～ 40℃达数天或数周，24h 内波动范围不超过1℃，多见于肺炎球菌性肺炎、伤寒等。

弛张热：体温在39℃以上，24h 内温差超过1℃，但最低体温仍高于正常水平。多见于败血症、风湿热、化脓性疾病等。

间歇热：体温骤然升高至39℃以上，持续数小时或更长，然后下降至正常或正常以下，经过一段时间的间歇，体温又升高，并反复发作，即高热期和无热期交替出现，常见于疟疾等。

不规则热：发热在24h 内变化无一定规律，且持续时间不定，常见于流行性感冒、癌性发热等。

（4）发热老人的照护措施

①降低体温。可选用物理降温或药物降温方法。物理降温可分为局部用冷和全身用冷两种。如体温超过39℃可采用局部用冷，如采用冷毛巾、冰袋冷敷头部，体温超过39.5℃可采用全身用冷，如温水（或乙醇）擦浴。降温30min 后应测体温，做好记录，老人出现畏寒、寒战时，应注意保暖，及时调节室温、增加盖被和衣物。

②加强病情观察。一般每日测量4次，高热老人每4h 测量一次，待体温恢复正常3天后，改每日测量2次。

③维持水、电解质平衡。高热老人因呼吸加快，皮肤蒸发水分及出汗，体液大量丢

失，应鼓励老人多饮水，每日饮水量不低于 2500 ～ 3000mL，以促进毒素及代谢产物的排出。

④补充营养。给予高热量、高蛋白、高维生素、易消化的流质或半流质食物。

⑤促进休息。发热老人由于消耗多、进食少，可酌情减少活动，适当休息。高热者绝对卧床休息，有利于机体恢复。

⑥增进舒适。发热时由于唾液分泌减少，口腔黏膜干燥，且抵抗力下降，有利于病原体生长、繁殖，易出现口腔感染。照护人员应为老人做好口腔护理，协助老人在晨起、餐后及睡前漱口，保持口腔清洁；退热期往往大量出汗，应随时为老人擦干汗液、更换衣服和床单，防止受凉，保持皮肤的清洁、干燥。对长期持续高热卧床的老人，应协助其改变体位、防止压疮、肺炎等并发症出现。

⑦心理护理。体温上升期，老人突然出现发冷、发抖、面色苍白，会产生紧张、不安、害怕等心理反应，照护人员应经常探视老人，耐心解答各种问题，尽量满足老人的需要，给予精神安慰以缓解其紧张情绪。高热持续期，应尽量缓解高热给老人带来的身心不适，合理处理老人的要求。

2. 体温过低

体温低于正常范围称为体温过低。低体温主要与年龄相关的体温调节功能改变和环境暴露有关，老人因为体内产热少，体温调节功能差，在寒冷环境中从皮肤丢失的热量多，不能使体温保持在一定的水平上，当体温下降到 35℃ 以下时，就会发生"低体温症"。体温过低是一种危险的信号，常提示疾病的严重和预后不良。

（1）分级（以口腔温度为例）

轻度：32 ～ 35℃

中度：30 ～ 32℃

重度：<30℃，瞳孔散大，对光反射消失

致死温度：23 ～ 25℃

（2）临床表现

体温过低时老人常有体温不升、皮肤苍白、四肢冰冷、呼吸减慢、脉搏细弱、血压下降，感觉和反应迟钝、嗜睡，甚至昏迷等症状。

（3）照护措施

① 检查老人体温，以口腔温度为主。如果老人不配合，可测量腋下温度。至少每小时测量一次，直至体温恢复至正常且稳定，同时注意呼吸、脉搏、血压的变化。

②评估并记录老人的精神状态。

③注意老人是否使用镇静药、肌肉松弛剂、催眠药，此类药物会降低老人因寒冷而颤抖的表现，增加老人因环境因素引起的低体温风险。

④当老人参加公共活动或室外活动时，确保老人穿着保暖适宜。

⑤如果老人有轻度的低体温时，室内温度至少提高至24℃或使用保暖毛毯、戴帽子、足部放置热水袋（防烫伤）等方式缓慢恢复老人体温。

⑥如果老人体温降低至35℃，可为老人提供热饮料恢复体温。

⑦注意观察体温恢复过快的异常症状，如周围血管扩张引起的不规律心跳。

⑧教会老人避免导致体温过低的因素，如营养不良、衣服穿着过少、供暖设施不足等。

⑨注意事项：

a. 老人体表循环较差，并且腋下皮下脂肪降低，因此可能导致体温测量不准确。

b. 老人方向感迷失、感觉器官改变或异常行为的改变，都可能诱发低体温。

c. 一旦采取照护干预后老人的体温仍无法按每小时1℃升温，建议老人转诊医院查明原因。

d. 老人发生低体温症状应及时上报主管人员，并告知老人家属，密切关注老人身体情况。

（四）体温测量技术

1. **体温计的种类**

玻璃体温计、电子体温计等。

2. **体温计的消毒法**

（1）玻璃体温计消毒法

为了防止交叉感染，体温计应一人一用，用后的体温计应进行消毒处理。常采用有盖容器浸泡方式进行消毒，常用的消毒液有70%乙醇、1%过氧乙酸、含氯消毒剂等。使用后浸泡于消毒液中，5min后取出清水冲净，擦干，放入另一消毒液容器中，浸泡30min后取出，用冷开水冲洗干净，拭干后用手或离心机将汞柱甩至35℃以下，存放于清洁盒内备用。消毒液每天更换一次，容器、离心机等每周消毒一次。

（2）电子体温计消毒法

仅消毒电子感温探头部分即可。消毒方法应根据制作材料的性质选用不同的消毒方法，如浸泡、熏蒸等。

3. **体温计检测法**

先将表甩至35℃以下，再同时放入40℃温水中，3min后取出检视，如读数相差0.2℃以上，玻璃柱出现裂隙或水银柱自行下降，则不能再使用。

4. **体温测量技术**

〖照护目的〗（1）判断体温有无异常。

（2）监测体温变化，分析热型，观察伴随症状。

（3）为疾病的诊断、治疗、照护和预防提供依据。

〖照护人群〗需要进行体温测量的老人。

〖照护方法〗体温测量技术。

照护流程		照护步骤	关键点提示
照护前	沟通	解释目的、配合方法及注意事项，取得老人合作。	与老人沟通时注意语言清晰准确，语速适中，态度真诚和蔼。
	评估	了解老人身体状况、自理能力、心理状态及合作程度。	
		观察老人情况选择合适测量部位。	
	准备	环境准备：居室安静、整洁，光线充足，必要时拉上窗帘或用屏风遮挡。	测量前 20 ～ 30min 无剧烈运动、进食、洗澡、灌肠等影响体温的因素。
		物品准备：测量盘内备清洁干燥的容器，容器内放置清洁体温计、消毒液纱布、弯盘、记录本、笔及有秒针的表。肛温测量时另备润滑油、棉签、卫生纸。	
		老人准备：了解测量体温的目的、方法、注意事项及配合要点。	
口温测量方法			
照护中	取舒适体位	协助老人取舒适的体位（坐位或卧位）	
	放置口表	将口表水银端斜放于舌下热窝处，此处靠近舌动脉，是口腔中温度最高的部位；嘱老人闭唇含住口表，用鼻呼吸，测量 3min，获得准确的测量结果；擦净体温计，正确读数。	嘱老人勿用牙咬体温计，以防体温计破裂。
照护后	整理	为老人整理衣被，协助老人取舒适体位，将体温计浸泡于盛有消毒液的容器中。	
	妥善安置老人	根据老人的状态调整到舒适的休息体位。	
	记录	记录老人体温测量结果。	
腋温测量方法			
照护中	取舒适体位	协助老人取舒适的体位（坐位或卧位）。	
	放置腋表	擦干腋窝汗液，将腋表水银端放于腋窝处；指导老人夹紧体温计，紧贴皮肤，屈臂过胸测量 10min，获得准确的测量结果。	腋下出汗较多，腋下有创伤、炎症者，肩关节受伤或极度消瘦夹不紧体温计者不宜测腋温。
照护后	整理	为老人整理衣被，协助老人取舒适体位，将体温计浸泡于盛有消毒液的容器中。	
	妥善安置老人	根据老人的状态调整到舒适的休息体位。	
	记录	记录老人体温测量结果。	
肛温测量方法			
照护中	取舒适体位	协助老人取侧卧、俯卧或屈膝仰卧位，暴露测温部位便于测量。	必要时用屏风遮挡。
	放置肛表	润滑肛表水银端，轻轻插入肛门 3 ～ 4cm。照护人员注意扶持固定肛表测量 3min，获得准确的测量结果。	妥善固定肛表，读数时视线与汞柱在同一水平线上。
照护后	整理	为老人擦净肛门，整理衣被，协助老人取舒适体位；先用消毒液纱布擦净肛表后将肛表浸泡于盛有消毒液的容器中。	
	妥善安置老人	根据老人的状态调整到舒适的休息体位。	
	记录	记录老人肛温测量结果。	

〖注意事项〗

（1）测量体温前，应认真清点体温计的数量，并检查体温计是否完好，水银柱是否在 35℃以下。

（2）精神异常、昏迷、口腔疾患或呼吸困难及不能合作者，不宜测口温；进食或面颊部冷、热敷后，应间隔 30min 后测量。

（3）腋下出汗较多、腋下有创伤、炎症者，肩关节受伤或极度消瘦夹不紧体温计者不宜测腋温。

（4）腹泻、直肠或肛门创伤者禁测肛温；坐浴或灌肠者须待 30min 后方可测直肠温度。

（5）如老者不慎咬破体温计，应立即清除玻璃碎屑以免损伤唇、舌、口腔、食管和胃肠道黏膜，再口服蛋清或牛奶以延缓汞的吸收。若情况允许，可服用粗纤维食物，以促进汞的排出。

（6）发现体温与病情不相符合时，应在床边监测，必要时测口温和肛温作对照。

（7）严格做好体温计的清洁消毒工作，防止交叉感染。传染者的体温计应固定使用。

（8）向老人及家属讲解监测体温的重要性，影响体温的因素；学会体温的正确测量方法和异常体温的护理；增强自我护理能力。

二、脉搏的评估与照护

在每一个心动周期中，随着心脏的节律性收缩和舒张，动脉内的压力和容积发生周期性变化，导致动脉管壁产生有节律的搏动，称为动脉脉搏，简称脉搏。

（一）正常脉搏

脉率：成人安静状态下 60～100 次 / 分，脉率受诸多因素的影响而发生波动。

（1）年龄：脉率随年龄的增长而逐渐减慢，到老年时轻度增加。

（2）性别：女性脉率比男性稍快，通常相差 5 次 / 分。

（3）体型：身体瘦高者常比矮胖者的脉率慢，因体表面积越大，脉搏越慢。

（4）活动与情绪：运动、兴奋、恐惧、愤怒、焦虑时脉率增快；休息、睡眠时脉率减慢。

（5）药物与饮食：进食、使用兴奋剂、浓茶或咖啡能使脉率增快；禁食、使用镇静剂、洋地黄类药物能使脉率减慢。

正常情况下，脉率和心率是相等的，脉率是心率的指示，当脉搏微弱难以测量时，应测心率。

脉律：脉搏的节律性。在一定程度上反映了心脏的功能，正常脉搏搏动均匀规则，间隔时间相等，但在部分老人中可能出现吸气时脉搏增快、呼气时脉搏减慢的现象，表现为脉搏跳动的间隔时间不等，称为窦性心律不齐，一般无临床意义。

脉搏强弱：血流冲击血管壁力量强度的大小，血液流经血管时触诊的一种感觉，正常情况下每搏强弱相同。脉搏的强弱取决于动脉的充盈程度、脉压大小及脉壁的弹性。

脉搏紧张度：正常动脉管壁光滑柔软，富有弹性。

（二）异常脉搏的评估

1. 脉率异常

（1）心动过速：当脉率每分钟超过 100 次称为心动过速（速脉）。常见于发热、甲状腺功能亢进、心力衰竭、血容量不足等，以增加心排量、满足机体新陈代谢的需要。一般体温每升高 1℃，成人脉率约增加 10 次 / 分。

（2）心动过缓：当脉率每分钟少于 60 次，称为心动过缓（缓脉）。常见于颅内压增高、房室传导阻滞、甲状腺功能减退、阻塞性黄疸或服用某些药物等。心动过缓多见于老人，如果老人心跳次数突然减慢，可能是一个危险信号，应及时就医。

2. 节律异常

（1）间歇脉：在一系列正常规则的脉搏中出现一次提前而较弱的脉搏，其后有一较正常延长的间歇，称间歇脉，亦称过早搏动。如每隔一个或两个正常搏动后出现一次期前收缩，前者称二联律，后者称三联律，常见于各种器质性心脏病或洋地黄药物中毒的老人。

（2）脉搏短绌：在单位时间内脉率少于心率，称为脉搏短绌。其特点是心律完全不规则，心率快慢不一，心音强弱不等。发生机制是由于心肌收缩力强弱不等，有些心输出量少的搏动可产生心音，但不能引起周围血管的搏动，造成脉率低于心率。常见于心房纤颤的老人。绌脉越多，心律失常越严重，如果病情好转绌脉可消失。

3. 强弱异常

（1）洪脉：当心输出量增加，周围动脉阻力较小，动脉充盈度和脉压较大时，则脉搏强而大，称为洪脉。常见于高热、甲状腺功能亢进、主动脉瓣关闭不全等。

（2）细脉或丝脉：当心输出量减少，周围动脉阻力较大，动脉充盈度降低时，脉搏弱而小、扪之如细丝，称细脉。常见于心功能不全、大出血、休克、主动脉瓣狭窄等。

（3）交替脉：指一种节律正常，而强弱交替出现的脉搏，主要由于心室收缩强弱交替出现而引起，为心肌损害的一种表现，常见于高血压心脏病、冠状动脉粥样硬化性心脏病等。

（4）水冲脉：脉搏骤起骤降，急促而有力，主要由于收缩压偏高，舒张压偏低使脉压增大所致，常见于主动脉瓣关闭不全、甲状腺功能亢进等。触诊时如将老人手臂抬高过头并紧握其手腕掌面，就可感到急促有力的冲击。

（5）奇脉：吸气时脉搏明显减弱或消失称为奇脉。常见于心包积液和缩窄性心包炎，是心脏压塞的重要体征之一。奇脉的产生主要与左心室搏出量减少有关，常见于心包积液、缩窄性心包炎的老人。

4.血管的变化

老人血管随年龄增长过程中，在机能、代谢和结构上所发生的变化，包括：

①大、中血管壁中膜的胶原纤维和黏多糖增多，弹性纤维减少，加之管壁的钙化，使得血管变厚、变硬，弹性和舒张性降低；小动脉的外膜发生纤维胶原化，导致孔径变小。这些变化就是通常所说的动脉硬化，它是血管正常老化的结果。

②在大、中动脉等血管内壁上可见大量的胆固醇沉积，好像粥一样的斑斑点点，这就是动脉粥样硬化，它不是生理老化的必然现象，而是一个病理过程。这种病变是在动脉壁上发生多个由于脂质沉积和坏死形成的灰黄色斑块，同时伴有纤维增生。这种斑块内常继发出血、溃疡钙化和血栓形成，从而引起动脉壁的增厚、变硬、失去弹性，动脉管腔变小，血流量降低，引起相关部位血供量降低，造成缺血缺氧，一些疾病也随之而生。

（三）异常脉搏的照护措施

指导老人合理饮食，戒烟戒酒；照护人员充分认识脉搏监测的重要性，掌握正确的监测方法，指导老人学会自我监测脉搏，告知老人服用抗心律失常药物期间不可自行或随意调整药物剂量；进食清淡易消化的食物，注意劳逸结合，生活规律，保持情绪稳定。动脉硬化是正常衰老过程的结果，是不可抗拒的自然规律；而动脉粥样硬化，除少数是由遗传因素诱发外，主要是由于不良生活方式引起的，只要建立和坚持良好的生活方式（如坚持有氧运动、合理膳食，如减少油腻食物、戒烟限酒），就可以避免这类变化的发生。

（四）脉搏测量技术

〖照护目的〗（1）判断脉搏有无异常。

（2）动态监测脉搏变化、间接了解心脏状况。

〖照护人群〗需要进行脉搏测量的老人。

〖照护方法〗脉搏测量技术。

照护流程		照护步骤	关键点提示
照护前	沟通	征询老人意愿，解释操作目的及注意事项，取得老人配合。	与老人沟通时注意语言清晰准确，语速适中，态度真诚和蔼。
	评估	了解老人身体状况、自理能力、心理状态及合作程度。	
		观察老人桡动脉皮肤情况（局部有无红肿、破溃等）。	
	准备	环境准备：室内温度、湿度适宜，安静，整洁，安全。	
		物品准备：有秒针的表、记录本和笔，必要时备听诊器。	
		老人准备：了解测量脉搏的目的、方法、注意事项及配合要点。	
照护中	选择部位	根据老人情况选择合适的测量部位，老人取卧位或坐位手腕伸展，手臂取舒适位置，便于测量。	最常选择的诊脉部位是桡动脉。
	正确测量	以示指、中指、无名指的指端放在桡动脉搏动处，压力大小以能清晰触及脉搏搏动为宜测量 30s，将所测得数值乘 2，即为脉率。异常脉搏、虚弱老人应测 1min，如触摸不清可用听诊器测心率。	测量前 20～30min 无剧烈运动、情绪激动等影响脉搏的因素。
	细脉测量	应由 2 名照护人员同时测量，一人听心率，另一人测脉率，由听心率者发出"起"与"停"的口令，测量 1min。	
照护后	整理	为老人整理衣被。	
	妥善安置老人	根据老人状态调整到舒适的休息体位。	
	记录	记录方式：次 /min，如 70 次 /min；细脉记录方式：心率 /脉率，如 100/70 次 /min。	

〖注意事项〗

（1）选择合适的测量部位。

（2）不可用拇指诊脉，因拇指小动脉搏动较强，易与老人的脉搏相混淆。

（3）为偏瘫或肢体有损伤的老人测脉率应选择健侧肢体。

（4）测量脉率的同时还应注意脉搏的节律、强弱、动脉管壁的弹性、紧张度等，发现异常及时报告并详细记录。

（5）异常脉搏应测量 1min。

三、呼吸的评估与照护

为确保新陈代谢的正常进行和内环境的相对稳定，机体需要不断地从外界环境中摄取氧气，并把自身产生的二氧化碳排出体外，这种机体与环境之间进行气体交换的过程，称为呼吸。

（一）正常呼吸

老人安静状态下呼吸频率为 12～20 次 /min，节律规则，呼吸运动均匀平稳，无声且不费力。呼吸与脉搏的比例为 1：4～1：5。一般情况下，男性以腹式呼吸为主，女性以胸式呼吸为主。

（二）生理性变化

（1）年龄：年龄越小、呼吸频率越快。

（2）性别：同年龄的女性呼吸比男性稍快。

（3）活动：剧烈运动可使呼吸加深加快，休息和睡眠呼吸减慢。

（4）情绪：强烈的情绪变化，如紧张、恐惧、愤怒、悲伤、害怕等刺激呼吸中枢，引起呼吸加快或屏气。

（5）血压：血压大幅度变动时可以反射性影响呼吸，如血压升高、呼吸减慢变弱；血压降低，呼吸加快加强。

（6）其他：环境温度升高可使呼吸加深加快；气压的变化也会影响呼吸，如在高山或飞机上的高空低氧环境时，吸入的氧气不足以维持机体的耗氧量，呼吸会代偿性地加深加快。

（三）异常呼吸

1. 频率异常

（1）呼吸过速：呼吸频率超过 24 次 /min 称为呼吸过速，也称气促。见于发热、疼痛、甲状腺功能亢进等。一般体温每升高 1℃，呼吸频率大约增加 3～4 次 /min。

（2）呼吸过缓：呼吸频率低于 12 次 /min 分称为呼吸过缓。见于颅内压增高、巴比妥类药物中毒等。

2. 深度异常

（1）深度呼吸又称库斯莫呼吸，是一种深而规则的大呼吸。见于糖尿病酮症酸中毒和尿毒症酸中毒等，以便排出较多的二氧化碳调节血中的酸碱平衡。

（2）浅快呼吸是一种浅表而不规则的呼吸、有时呈叹息样，可见于呼吸肌麻痹、某些肺与胸膜疾病的老人。

3. 节律异常

（1）潮式呼吸：又称陈－施呼吸，是一种周期性的呼吸异常，其表现为呼吸由浅慢逐渐变为深快，再由深快转为浅慢，经过一段时间的呼吸暂停（约 5～30s 后），又开始重复以上的周期性变化。多见于中枢神经系统疾病，如脑炎、脑膜炎、颅内压增高、巴比妥类药物中毒等。

（2）间断呼吸：又称比奥呼吸。表现为有规律地呼吸几次后，突然停止呼吸，间隔一段时间后又开始呼吸，如此反复交替。多见于颅内病变或呼吸中枢衰竭的老人。

4. 声音异常

（1）蝉鸣样呼吸：吸气时产生一种极高的音响，似蝉鸣样。多因声带附近受压、空气吸入困难所致。

（2）鼾声呼吸：呼吸时发出一种粗大的鼾声，由于气管或支气管内有较多的分泌物积蓄所致，多见于昏迷的老人，也可见于睡眠呼吸暂停综合征的老人。

5. 形态异常

（1）胸式呼吸减弱，腹式呼吸增强：正常女性以胸式呼吸为主。由于肺、胸膜或胸壁的疾病，如肺炎、胸膜炎、肋骨骨折、肋骨神经痛等产生剧烈的疼痛，均可使胸式呼吸减弱，腹式呼吸增强。

（2）腹式呼吸减弱，胸式呼吸增强：正常男性以腹式呼吸为主，如由于腹膜炎、大量腹水、肝脾极度肿大、腹腔内巨大肿瘤等，使膈肌下降受限造成腹式呼吸减弱，胸式呼吸增强。

6.呼吸困难

呼吸困难是指呼吸频率、节律和深浅度的异常，可分为：

（1）吸气性呼吸困难：表现为吸气困难，吸气时间延长，伴有明显的三凹症（胸骨上窝、锁骨上窝、肋间隙凹陷）。

（2）呼气性呼吸困难：表现为呼气费力、呼气时间延长。

（3）混合性呼吸困难：表现为吸气、呼气均感费力、呼吸表浅、频率增加。

（四）照护措施

（1）保持呼吸道通畅：及时清除呼吸道分泌物，气道分泌物较多时，协助老人翻身拍背，充分排出痰液，对痰液黏稠者可结合雾化吸入等措施，必要时给予氧气吸入。

（2）改善环境：调节室内温湿度，保持空气清新、湿润，以减少呼吸道不适感；保持环境安静、舒适，有利于老人放松和休息。

（3）加强观察：观察老人的呼吸频率、深度、节律、声音、形态有无异常。

（4）心理护理：紧张、恐惧的情绪因素可加重缺氧，应细心安慰和呵护老人，稳定老人情绪，保持良好心态。

（5）其他：戒烟限酒，养成规律的生活习惯，指导老人学会正确的呼吸测量方法。

（五）呼吸测量技术

〖照护目的〗（1）判断呼吸有无异常。

（2）监测呼吸变化，间接了解呼吸系统功能状态。

〖照护人群〗需要进行呼吸测量的老人。

〖照护方法〗呼吸测量技术。

照护流程		照护步骤	关键点提示
照护前	沟通	征询老人意愿，解释操作目的取得老人配合。	与老人沟通时注意语言清晰准确，语速适中，态度真诚和蔼。
	评估	了解老人身体状况、自理能力、心理状态及合作程度。 向老人解释呼吸测量的目的、方法、注意事项。	
	准备	环境准备：室内温度、湿度适宜，安静，整洁，安全，光线充足。	
		物品准备：有秒针的表、记录本和笔，必要时备棉花。	
		老人准备：了解呼吸测量的目的、方法、注意事项及配合要点。	

（续表）

照护流程		照护步骤	关键点提示
照护中	舒适体位	根据老人情况选择舒适体位，情绪稳定，保持自然呼吸状态。	测呼吸时应转移老人注意力，使其处于自然呼吸状态。
	正确测量	将手放在老人的诊脉部位似诊脉状，眼睛观察老人胸部或腹部的起伏，女性以胸式呼吸为主，男性以腹式呼吸为主，观察呼吸频率（一起一伏为一次呼吸）、深度、节律、音响、形态及有无呼吸困难，为预防、治疗、康复、护理提供依据。	测量前 20～30min 无剧烈运动、情绪激动等影响呼吸的因素。
照护后	整理	为老人整理衣被。	
	妥善安置老人	根据老人状态调整到舒适的休息体位。	
	记录	正常呼吸测30s，乘以2，异常呼吸者应测1min。	

〔注意事项〕

（1）呼吸受意识控制，测呼吸时应转移老人注意力，使其处于自然呼吸状态，以保持测量的准确性。

（2）呼吸不规则者应测1min。

（3）测量呼吸的同时应观察呼吸的深浅度、节律，有无异常声音等。

（4）呼吸微弱者可用少许棉花置于老人鼻孔前，观察棉花被吹动的次数，计时1min。

（六）清除呼吸道分泌物的照护技术

1. 有效咳嗽

咳嗽是一种防御性呼吸反射，可排出呼吸道内的异物、分泌物，具有清洁、保护和维持呼吸道通畅的作用，适用于神志清醒尚能咳嗽的老人。促进有效咳嗽的主要措施：

（1）改变老人姿势，使分泌物流入大气道内便于咳出。

（2）鼓励老人作缩唇呼吸，即鼻吸气，口缩唇呼气，以引发咳嗽反射。

（3）许可情况下，增加老人活动量，有利于痰液的松动。

（4）双手稳定地按压胸壁下侧，提供一个坚实的力量，有助于咳嗽。

有效咳嗽的步骤为：取坐位或半卧位，屈膝，上身前倾，双手抱膝或在胸部和膝盖上置一枕头并用两肋夹紧，深吸气后屏气3s，然后腹肌用力，两手抓紧支持物（脚和枕），用力作爆破性咳嗽，将痰液咳出。

2. 叩击

用手叩打胸背部，借助震动，使分泌物松脱而排出体外。适用于长期卧床、久病体弱、排痰无力的老人。

叩击的手法是：取坐位或侧卧位，操作者将手固定成空心状，即手背隆起，手掌中空，手指弯曲，拇指紧靠示指，有节奏地从肺底自下而上，由外向内轻轻叩打。边叩边鼓励老人咳嗽，注意避开裸露的皮肤、肋骨上下、脊柱、乳房等部位叩击。

（七）鼻导管给氧法照护技术

鼻氧管给氧法是将鼻氧管前端插入鼻孔内约 1cm，导管环固定稳妥即可。此法比较简单，老人感觉比较舒适，容易接受，是目前常用的给氧方法之一。

〖照护目的〗（1）纠正各种原因造成的缺氧状态，提高动脉血氧分压和动脉血氧饱和度，增加动脉血氧含量。

（2）促进组织新陈代谢，维持机体生命活动。

〖照护人群〗需要进行吸氧的老人。

〖照护方法〗鼻导管吸氧法。

照护流程	照护步骤		关键点提示
照护前	沟通	征询老人意愿，解释操作目的取得老人配合。	与老人沟通时注意语言清晰准确，语速适中，态度真诚和蔼。
	评估	了解老人身体状况、自理能力、心理状态及合作程度。	
		向老人解释吸氧的目的、方法、注意事项。	
	准备	环境准备：室温适宜、光线充足、环境安静、远离火源。	
		物品准备： 治疗盘内备：小药杯（内盛冷开水）、纱布、弯盘、鼻氧管、棉签、扳手。 治疗盘外备：管道氧气装置或氧气筒及氧气压力表装置、用氧记录单、笔、标志。	
		老人准备：了解吸氧的目的、方法、注意事项及配合要点。	
照护中	舒适体位	根据老人情况选择舒适体位，情绪稳定，保持自然呼吸状态。	吸氧前应先调节至所需氧流量后再将氧气管插入老人鼻腔，以免氧流量不稳定造成老人不适。
	正确吸氧	用湿棉签清洁双侧鼻腔并检查鼻腔有无分泌物堵塞及异常；将鼻导管与湿化瓶的出口相连接；根据需要调节氧流量；将鼻氧管前端放入小药杯冷开水中湿润，并检查鼻氧管是否通畅；将鼻导管插入老人鼻孔 1cm，动作轻柔，以免引起黏膜损伤；将导管环绕老人耳部向下放置并调节松紧度，注意松紧适宜，防止因导管太紧引起皮肤受损。	
照护后	整理	一次性用物消毒后集中处理，氧气筒上悬挂"空"或"满"的标志。	
	妥善安置老人	根据老人状态调整到舒适的休息体位。	
	记录	做好吸氧时间、氧流量及老人吸氧效果记录。	

〖注意事项〗

（1）用氧前，检查氧气装置有无漏气，是否通畅。

（2）严格遵守操作规程，注意用氧安全，切实做好"四防"，即防震、防火、防热、防油。氧气瓶搬运时要避免倾倒撞击。氧气筒应放在阴凉处，周围严禁烟火及易燃品，距明火至少 5m，距暖气至少 1m，以防引起燃烧。氧气表及螺旋口勿上油，也不用带油的手装卸。

（3）使用氧气时，应先调节流量后应用，停用氧气时，应先拔出导管，再关闭氧气开关。中途改变流量，先分离鼻氧管与湿化瓶连接处，调节好流量再接上。以免一旦开关出错，大量氧气进入呼吸道而损伤肺部组织。

（4）常用湿化液灭菌蒸馏水。急性肺水肿用 20% ～ 30% 乙醇，具有降低肺泡内泡沫的表面张力，使肺泡泡沫破裂、消散，改善肺部气体交换，减轻缺氧症状的作用。

（5）氧气筒内氧勿用尽，压力表至少要保留 0.5mPa（5kg/cm^2），以免灰尘进入筒内，再充气时引起爆炸。

（6）对未用完或已用尽的氧气筒，应分别悬挂"满"或"空"的标志，既便于及时调换，也便于急用时搬运，提高抢救速度。

四、血压的评估与照护

血压是血管内流动着的血液对单位面积血管壁的侧压力（压强），血压分为动脉血压、毛细血管压和静脉血压，而一般所说的血压是指动脉血压。

（一）正常血压

以肱动脉血压为标准，正常成人安静状态下的血压范围为收缩压 90 ～ 139mmHg（12.0 ～ 18.5kPa），舒张压 60 ～ 89mmHg（8.0 ～ 11.8kPa），脉压（收缩压 - 舒张压）30 ～ 40mmHg（4.0 ～ 5.3kPa）。血压的计量单位有 kPa 和 mmHg 两种，kPa 和 mmHg 之间的换算关系是：1mmHg=0.133kPa，1kPa=7.5mmHg。

（二）生理变化

（1）年龄：随着年龄的增长收缩压和舒张压均有逐渐增高的趋势，但收缩压的升高比舒张压的升高更为显著。

（2）性别：女性在更年期前，血压低于男性；更年期后，血压升高，与男性差别较小。

（3）昼夜和睡眠：通常清晨血压最低，然后逐渐升高，至傍晚血压最高，睡眠不佳时血压可稍升高。

（4）环境：寒冷环境，由于末梢血管收缩，血压可略有升高；高温环境，由于皮肤血管扩张，血压可略下降。

（5）体形：体形高大、肥胖者血压通常较高。

（6）体位：立位血压高于坐位血压、坐位血压高于卧位血压。这与重力引起的代偿机制有关。对于长期卧床或使用某些降压药物的老人，由卧位改为立位可出现头晕、眩晕、血压下降等体位性低血压的表现，体位改变时宜缓慢。

（7）测量部位：一般右上肢高于左上肢，原因是右侧肱动脉有来自主动脉弓的第一大分支无名动脉，而左侧肱动脉来自主动脉的第三大分支左锁骨下动脉，由于能量消耗右侧血压比左侧高 10 ～ 20mmHg（1.33 ～ 2.67kPa）。下肢血压高于上肢 20 ～ 40mmHg（2.67 ～ 5.33kPa），原因和股动脉的管径较肱动脉粗、血流量大有关。

（8）其他：情绪激动、紧张、恐惧、兴奋、剧烈运动、吸烟可使血压升高。饮酒、摄盐过多、药物对血压也有影响。

（三）异常血压

正常人的血压波动范围较小，保持相对恒定状态，当血压超过了正常范围即为异常血压。

1. 高血压

老年高血压是指年龄 ≥ 65 岁的老人，在未使用降压药的情况下，血压持续或非同日 3 次以上收缩压 ≥ 140mmHg 和（或）舒张压 ≥ 90mmHg，可诊断为老年高血压。根据血压升高水平，可以将高血压分为 1 级、2 级、3 级。

高血压 1 级（轻度）：140 ～ 159/90 ～ 99mmHg。

高血压 2 级（中度）：160 ～ 179/100 ～ 109mmHg。

高血压 3 级（重度）：≥ 180/110mmHg。

2. 控制标准

现行的多数高血压指南建议将老人血压控制在 140/90mmHg 以下，80 岁以上高龄老人血压的目标值为 <150/90mmHg。但不同情况下控制标准不同：

（1）60 ～ 70 岁的老人，如身体状况良好，血压应严格控制在 140/90mmHg 以下；

（2）70 ～ 80 岁的老人，如身体状况良好，血压控制标准可放宽到 145/90mmHg；

（3）80 岁以上的老人，血压控制在 150/90mmHg 左右，不宜太低，血压太低导致脑灌注不足，易引发中风；

（4）合并糖尿病、冠心病、心力衰竭和肾功能不全的老人，血压控制较为严格，应在 130/60mHg 以下。

3. 低血压

低血压指正常状态下，收缩压低于 90mmHg，舒张压低于 60mmHg，称为低血压。当血压过低时血流缓慢，脑血管和冠状动脉的血流量减少，构成供血、供氧缺少，血流变缓，还会导致脑栓塞等高危疾病，然后诱发中风或心肌梗死。

4. 脉压变化

（1）脉压增大：脉压超过 40mmHg 称脉压增大，常见于主动脉硬化、主动脉瓣关闭不全、甲状腺功能亢进。

（2）脉压减小：脉压低于 30mmHg 称脉压减小，常见于心包积液、缩窄性心包炎、主动脉瓣狭窄、末梢循环衰竭等。

（四）异常血压的照护措施

（1）注意休息：根据血压情况合理安排休息与活动，保持环境的安静、温湿度适宜。老人血压较高时应嘱其卧床休息，给予降压药物；如血压过低，应迅速安置老人平卧位，必要时安置头低足高位。

（2）合理饮食：饮食应荤素搭配，选择高维生素、富含纤维素的易消化的无刺激性食物。高血压老人应减少钠盐摄入，逐步降至 WHO 推荐的每人每日食盐 6g 的要求。

（3）心理护理：长期的抑郁或情绪激动、急剧而强烈的精神创伤可使交感神经兴奋性增强，血压升高，因此老人要保持良好的心理状态。照护人员可通过了解老人性格及有关的社会心理因素进行疏导，消除紧张和压抑的心理，保持最佳心理状态，主动配合照护。

（4）坚持运动：积极参加力所能及的劳动和适当的体育运动，以改善血液循环，增强心血管功能。鼓励高血压老人采用每周 3～5 次、每次持续 30min 左右中等强度的运动，如步行、慢跑、游泳、太极拳等，注意量力而行，循序渐进。

（5）健康教育：让老人建立良好的生活方式，如戒烟限酒、生活规律、情绪稳定、学会自我监控血压。

（五）血压测量技术

〖照护目的〗（1）判断血压有无异常。

（2）监测血压变化，间接了解循环系统的功能状况。

〖照护人群〗需要进行血压测量的老人。

〖照护方法〗血压测量技术。

照护流程		照护步骤	关键点提示
照护前	沟通	征询老人意愿，解释操作目的及注意事项，取得老人配合。	与老人沟通时注意语言清晰准确，语速适中，态度真诚和蔼。
	评估	了解老人身体状况、自理能力、心理状态及合作程度。	
		评估老人上肢活动情况及局部皮肤情况（有无红肿、破溃等）。	
	准备	环境准备：室内温度、湿度适宜，安静，整洁，安全，关闭门窗，遮挡屏风。	测量前 15～30min 无运动、吸烟、情绪变化等影响血压的因素。
		物品准备：血压计、听诊器、记录本及笔。	
		老人准备：了解测量血压的目的、方法、注意事项及配合要点。	

（续表）

照护流程		照护步骤	关键点提示
照护中	取舒适体位	体位舒适，手臂位置（肱动脉）与心脏呈同一水平。坐位：平第四肋；仰卧位：平腋中线。若肱动脉高于心脏水平，测得血压值偏低；肱动脉低于心脏水平，测得血压值偏高。	测血压前应至少坐位安静休息 5～10min，30min 内禁止吸烟或饮咖啡，排空膀胱。
	测量血压正确读数	打开血压计，垂直放妥，避免倾倒，开启水银槽开关；驱尽袖带内空气，平整置于上臂中部，袖带下缘距肘横纹 2～3cm，松紧以能插入 1 指为宜；触摸肱动脉搏动，将听诊器胸件置肱动脉搏动最明显处；一手固定，另一手握加压气球，关气门，充气至肱动脉消失再升高 20～30mmHg；缓慢放气，速度以水银柱下降 4mmHg/ 秒为宜，注意水银柱刻度和肱动脉声音的变化；眼睛视线保持与水银柱弯月面同一水平；听诊器出现的第一声搏动音，表示袖带内压力降至与心脏收缩压相等，此时水银柱所指的刻度，即为收缩压；当搏动音突然变弱或消失，水银柱所指的刻度即为舒张压（WHO 规定成人应以动脉搏动音的消失作为判断舒张压的标准）。	卷袖，露臂，手掌向上，肘部伸直。必要时脱袖，以免衣袖过紧影响血流，影响血压测量值的准确性。注意：充气不可过猛、过快，以免水银溢出和老人不适。注意：放气太慢，使静脉充血，舒张压值偏高；放气太快，未注意到听诊间隔，猜测血压值，影响测量结果。眼睛视线保持与水银柱弯月面同一水平读数。
照护后	整理	驱尽袖袋内空气，将血压计右倾 45° 关闭水银槽开关，将袖带与橡皮球置于血压计盒内，盖上盒盖，平衡放置。	血压计右倾 45° 关闭水银槽开关。
	妥善安置老人	根据老人的状态调整到舒适的休息体位。	
	记录	姓名、年龄、收缩压 / 舒张压 mmHg（测量下肢要注明）、测量时间。	

〖注意事项〗

（1）需长期观察血压的老人应做到四定：定时间、定部位、定体位、定血压计。

（2）为偏瘫、肢体外伤的老人测血压时应选择健侧肢体测量。

（3）排除影响血压的因素：

①袖带过宽使大段血管受压，致搏动音在到达袖带下缘之前已消失，故测得的血压值偏低；袖带过窄测得的血压值偏高。

②袖带过紧使血管在未充气前已受压，测得的血压值偏低；袖带过松使橡胶袋呈球状，以致有效测量面积变窄，导致测得的血压值偏高。

③肱动脉高于心脏水平，测得的血压值偏低；肱动脉低于心脏水平，测得的血压值偏高。

④视线低于汞柱，使血压读数偏高；视线高于汞柱，使血压读数偏低。

⑤发现血压异常或听不清时，应重新测量。重测时，应先将袖带内空气驱尽，汞柱降至"0"点，稍待片刻后再测量，一般连测 2～3 次，取其平均值，必要时可行双侧肢体对照。

（李玉翠）

第二节 其他状况的评估与照护

一、意识状态的评估

意识状态是指人对周围环境和自身状态的认知与觉察能力，是大脑高级神经中枢功能活动的综合表现。意识活动主要包括认知、思维、情感、记忆和定向力五个方面。正常人意识清晰，反应敏锐精确，思维活动正常，语言流畅，字音清楚，表达准确、到位。清晰的意识活动有赖于大脑皮层、脑干网状激活系统的兴奋。清醒是指对外界各种刺激有正常的反应，对周围环境有良好的定向力，对事物有正确的判断力。凡能影响大脑功能活动的疾病均会引起不同程度的意识改变，称为意识障碍，可表现为兴奋不安、思维紊乱、语言表达能力减退或失常、情感活动异常、无意识动作增加等。意识障碍可根据意识清晰程度、意识障碍范围、意识障碍内容的不同而有不同表现。常见的意识障碍有嗜睡、意识模糊、昏睡、昏迷和谵妄等。

（一）嗜睡

呼之能应答，刺激能唤醒，醒后能正确回答问题，反应迟钝，刺激停止后很快又入睡。

（二）意识模糊

意识模糊是一种较嗜睡更重的意识障碍，对周围人、事、物有反应，但定向力差，能回答问题，但不一定准确。

（三）昏睡

昏睡是一种较严重的意识障碍，不能自动觉醒，但在强烈刺激下能睁眼、呻吟、躲避，可作简短而模糊的回答，但反应时间持续很短，很快又进入昏睡状态。

（四）昏迷

意识丧失，是一种严重的意识障碍。根据昏迷的程度可分为：

1. 浅昏迷

意识大部分丧失，生命体征无明显改变，无自主活动，对光、声刺激无反应，生理反射存在，对疼痛刺激有保护性反应，如痛苦表情、肢体退缩。大小便可出现潴留或失禁。

2. 中度昏迷

意识完全丧失，生命体征可有改变，对疼痛刺激反应迟钝。压迫眶上神经，可有皱眉或肢体抗拒动作。咳嗽和吞咽反射存在。有或无动眼神经麻痹，瞳孔对光反射存在、角膜反射存在。有大小便失禁或潴留。腱反射可亢进或减退。

3. 深昏迷

对一切刺激均无反应，全身肌肉松弛，深浅反射、吞咽反应及咳嗽反射均消失，生命体征有明显改变，呼吸不规则，血压下降。肢体无自主活动，深反射亢进或病理反射，常有大小便失禁或潴留。

（五）谵妄

谵妄是一种以兴奋性增高为主的急性脑功能活动失调状态，其特点为意识模糊，定向力丧失伴有错觉和幻觉，烦躁不安，言语紊乱。可见于急性感染的发热期、颠茄类药物中毒、肝性脑病及中枢神经系统疾病等。

意识障碍有急性和慢性之分。急性意识障碍的危险因素是各种中枢神经系统疾病、心血管疾病、代谢或内分泌紊乱、手术等都可出现一过性意识、注意力、思维能力的异常。慢性意识障碍是指处于智力和人格不可逆的进行性恶化的状态，如老年痴呆。

细微的观察、与老人的交谈和一些必要的检查是评估老人意识状态的主要方法。在与老人交谈时要注意老人的年龄、性别、种族、教育背景和文化程度等。为了更客观地确定老人意识清晰程度，临床上常采用 Glasgow 昏迷评分表来进行量化。老人入住时常规评估，并记录在"首次入住评估单"中，为观察病情进展和治疗效果时，应随时评估，记录在"照护记录单"上。

评估项目	评分指标
睁眼反应	自动睁眼 4，呼唤睁眼 3，疼痛刺激睁眼 2，无反应 1
言语反应	对话判断正常 5，回答切题但不准确 4，答非所问字语不当 3，字音模糊不清无法理解 2，无反应 1
运动反应	能按要求活动，能辨识疼痛位置 5，能躲避疼痛 4，肢体异常屈曲 3，肢体异常过伸 2，无反应 1
总计 3～15 分，主要根据睁眼反应、语言表达和运动反应三项指标分别得分，然后依总分由低到高评价意识状态。最低总分为 3 分，最高总分为 15 分。一般是 9 分以上为清醒，分数越高，意识状态越佳。7 分以下为昏迷，3 分为深昏迷。	

（六）评估老人意识状态时可用的对话方式

（1）评估老人对人、时、地的定向力。可询问老人："您叫什么名字？""您现在在哪儿？""今天是几号？"

（2）老人对语言与触觉刺激的反应是否适当，包括对听到的语言与书写出来的讯息的传达的反应。

（3）评估老人的记忆与解决问题的能力。通过评估老人对近期或过去事物的记忆，了解大脑颞叶的功能状况。可询问老人过去熟悉的事物及查对老人对最近事物的记忆，可给予 2～3 项物品，然后过几分钟请老人说出来；也可以通过一些简单的计算来评估老人的思维。

（4）评估睁眼反应可压迫眶上切迹或捏挤上臂或大腿内侧，观察老人有无睁眼或痛苦表情。

二、排尿的评估与照护

（一）排尿活动及尿液性状的评估

1. 尿量与次数

尿量是反映肾功能的重要指标，成人日间排尿 3 ～ 5 次，夜间 0 ～ 1 次，每次尿量约 200 ～ 400mL，每 24h 排尿量约 1 000 ～ 2 000mL，平均 1 500mL。

（1）多尿：24h 尿量超过 2 500mL 称多尿，见于糖尿病、尿崩症等。

（2）少尿：24h 尿量少于 400mL 或每小时尿量少于 17mL 称少尿，见于发热，休克，肝、肾、心力衰竭的人群。

（3）无尿或尿闭：24h 尿量少于 100mL 或 12h 内完全无尿称无尿或尿闭，见于严重的心、肾疾病和休克等。

（4）膀胱刺激征：尿频、尿急、尿痛及排尿不尽感，且每次尿量减少等症状称为膀胱刺激征，见于泌尿系统感染。

2. 颜色

正常新鲜尿液呈淡黄色。

（1）肉眼血尿：每升尿液中含血量超 1mL 可呈淡红色，称为肉跟血尿，见于急性肾小球肾炎、泌尿系统结核及肿瘤。

（2）血红蛋白尿：尿液呈酱油或浓茶色为血红蛋白尿，见于溶血时。

（3）胆红素尿：尿液呈黄褐色或深黄色为胆红素尿，震荡后泡沫仍呈黄色，见于肝细胞性黄疸及阻塞性黄疸。

（4）脓尿：白色混浊或呈云雾状为脓尿，见于泌尿系统感染。

（5）乳糜尿：乳白色稀牛奶状为乳糜尿，因尿液中含淋巴液，见于丝虫病。

3. 透明度

正常新鲜尿液澄清、透明，放置后可出现絮状沉淀物，但加热、加酸或加碱后混浊消失。尿中有脓细胞、红细胞、大量上皮细胞和管型时，新鲜尿液会变混浊状，常见于泌尿系统感染等疾病。

4. 比重

正常尿液的比重为 1.015 ～ 1.025，尿比重的高低主要取决于肾脏的浓缩功能，一般尿比重与尿量成反比。尿比重固定在 1.010 左右，提示肾功能严重受损。

5. 酸碱度

正常人尿液呈弱酸性，pH 为 4.5 ～ 7.5，平均约为 6。酸碱性的改变可受疾病或药物影响，严重呕吐老人的尿液可呈强碱性，酸中毒老人的尿液可呈强酸性。

6. 气味

正常尿液气味来自尿液中的挥发性酸，长期放置后因尿素分解产生氨，可出现氨臭味，如新鲜尿液有氨臭味，应考虑尿路感染；糖尿病伴酮症酸中毒时，尿液呈烂苹果味。

7. 老人泌尿系统的改变

（1）肾脏：老人肾实质、重量均随年龄增长逐渐减少，肾皮质退化变薄，肾功能也逐渐衰退。肾血流量减少，肾小球容量减少，肾单位逐步萎缩、退化，滤过率下降，肾功能衰减，出现少尿、尿素氮、肌酐清除率下降。肾浓缩稀释功能降低，昼夜排尿规律紊乱，夜尿增多等。

（2）输尿管：输尿管肌层变薄，支配肌肉活动的神经减少，输尿管弛缩力降低，使尿液进入膀胱的速度变慢，且易反流。

（3）膀胱：膀胱容量减少，膀胱括约肌萎缩，支配膀胱的自主神经系统功能障碍，致排尿反射减弱，缺乏随意控制能力，常出现尿频、尿意延迟、残余尿量增多，甚至尿失禁。

（4）尿道：老人尿道扩约肌萎缩，尿流变慢，排尿无力，致残余尿量增多。男性因性激素减少使前列腺中结缔组织增生，前列腺液分泌减少，造成前列腺增生，使尿道感染的发生率增高。

（二）排尿异常的照护

1. 尿潴留照护

（见第三章第六节排泄照护）

2. 尿失禁照护

（见第三章第六节排泄照护）

3. 尿路感染照护

（1）休息和活动：急性发作期应卧床休息，体温超过 39℃时可采用冰敷、乙醇擦浴等措施进行物理降温；慢性者应避免劳累，注意劳逸结合，保证充足休息和睡眠。

（2）多饮水、勤排尿是预防尿路感染最简便而有效的措施，鼓励老人多喝水，每天饮水量不低于 2 000mL，不可憋尿，保证 2 ～ 3h 排尿一次，以实现冲洗尿路细菌和炎症物质、减少其对膀胱刺激的目的。

（3）养成良好的卫生习惯，睡前、便后用温水清洗下身。清洗顺序应先洗外生殖器，后洗肛门，避免交叉感染；禁止盆浴，尤其是女性，擦便纸要自前向后，防止污染尿道口，月经期应增加清洗外阴的次数；选择棉质内衣裤，勤更换。

（4）膀胱 - 输尿管反流者，需要"二次排尿"，即每次排尿后数分钟再排尿一次；与性生活有关的反复发作者，应注意性生活后立即排尿。

（5）腰部疼痛者采用屈曲位卧床休息，尽量不要站立或坐位以及弯腰，以减轻肾包膜的牵拉，必要时可行肾区热敷或按摩，以减轻疼痛。

按摩肾区方法：将双手摩擦生热，然后同时上下摩搓后腰两侧肋下（也就是肾区）36 次，每日早晚各一遍。（干手搓热捂肾，可促进肾循环，有很好的保健作用）

三、排便的评估与照护

（一）排便活动及粪便性状的评估

1. 排便次数及量

正常老人每日排便 1 ～ 2 次（平均每次的量为 150 ～ 300g），成人每日排便超过 3 次或每周少于 3 次，应视为排便异常。消化不良或急性肠炎，排便次数可增多；食物消化吸收未完全，也会致使排便总量增加。肠梗阻或便秘时排便次数减少甚至停止排便。随着年龄的增长，老人便秘更频繁，主要原因与肠道和腹部肌肉的肌张力下降、肠蠕动减慢及老人日常锻炼减少、液体摄入量不足、缺乏膳食纤维（水果和蔬菜）或服用某些药物有关。

2. 形状

正常的粪便柔软成形，主要为食物残渣，并含有极少量混匀的黏液，与直肠的形状相似。便秘时大便干结、坚硬呈栗子样；肛门、直肠狭窄或部分肠梗阻时粪便呈扁条状、带状；消化不良或急性肠炎时，呈水样便或糊状。

3. 颜色

正常的粪便呈黄褐色或棕黄色。摄入食物或药物种类的不同，粪便颜色会发生变化。在病理情况下，漆黑光亮的柏油样粪便见于上消化道出血；暗红色便见于下消化道出血；果酱样便见于阿米巴痢疾或肠套叠；陶土色便见于胆道完全阻塞；粪便表面鲜红或排便后有鲜血滴出，见于肛裂、直肠息肉、痔疮出血；白色"米泔水"样便见于霍乱或副霍乱。

4. 气味

正常粪便有气味，是由蛋白质被细菌分解发酵产生的，气味因食物的种类而异。腐臭味见于直肠溃疡、肠癌老人；腥臭味见于上消化道出血的柏油样便；酸臭味见于消化不良者。

5.混合物

正常的粪便由食物残渣、细菌、部分白细胞、上皮细胞、水分及肠道分泌物构成，粪便中混有大量黏液见于肠炎；有脓血见于痢疾和直肠癌；肠道寄生虫感染时，粪便内可见蛔虫、绦虫等。

（二）排便异常的照护

（见第三章第六节排泄照护）

四、皮肤状况的评估与照护

皮肤具有保护机体、调节体温、吸收、分泌、排泄及感觉等功能。它是身体最大的器官，分为表皮、真皮和皮下组织三层。完整的皮肤具有天然的屏障作用，可避免微生物入侵。

（一）皮肤评估

皮肤状况可反映个体健康状态。健康的皮肤温暖、光滑、柔嫩、不干燥、不油腻，且无发红、破损、肿块和其他疾病征象。自我感觉清爽、舒适，无任何刺激感，对冷、热及触摸等感觉良好。照护人员在评估老人皮肤时，应仔细检查皮肤的颜色、温度、湿度、清洁度、感觉、弹性及有无皮疹、出血点、紫癜、水肿和瘢痕等皮肤异常情况。

1.颜色

皮肤颜色与种族和遗传有关，受毛细血管分布、血红蛋白含量、皮肤厚度、皮下脂肪含量和皮肤色素含量等因素影响。因此，同一个人不同部位、不同生理及疾病状态、不同环境下，皮肤颜色也各不相同。常见的异常皮肤颜色包括：

（1）苍白：皮肤苍白由贫血、末梢毛细血管痉挛或充盈不足所致，如寒冷、惊恐、休克、虚脱以及主动脉瓣关闭不全等。

（2）发红：皮肤发红由毛细血管扩张充血，血流加速、血量增加及红细胞含量增多所致。生理情况见于运动、饮酒后；病理情况见于发热性疾病，如肺炎球菌性肺炎、肺结核及猩红热等。

（3）发绀：皮肤呈青紫色，由于单位容积血液中还原血红蛋白含量增高所致，常见于口唇、耳廓、面颊和肢端。

（4）黄染：皮肤黏膜发黄称为黄染。常见原因如下：

黄疸：由于血清内胆红素浓度增高致使皮肤黏膜发黄称为黄疸。当血清总胆红素浓度超过 34.2mol/L 时，可出现黄疸。其皮肤黄染特点是：

①首先出现于巩膜、硬腭后部及软腭黏膜，随胆红素浓度的继续增高，黏膜黄染更明显时，方出现皮肤黄染；

②巩膜黄染呈连续性，近巩膜缘处黄染轻、黄色淡，远角巩膜处黄染重、黄色深。

胡萝卜素增高：因过多食用胡萝卜、南瓜、橘子导致血中胡萝卜素增高，当超过 2.5g/L 时可出现皮肤黄染。其皮肤黄染特点是：

①首先出现于手掌、足底、前额及鼻部皮肤；

②一般不出现巩膜和口腔黏膜黄染；

③血中胆红素浓度不高；

④停止食用富含胡萝卜素的蔬菜或果汁后，皮肤黄染逐渐消退。

长期服用含有黄色素药物：如米帕林、呋喃类等药物可引起皮肤黄染。其皮肤黄染特点是：

①首先出现在皮肤，严重者也可出现在巩膜。

②巩膜黄染的特点是近角巩膜缘处黄染重，黄色深；离角巩膜缘越远，黄染越轻，黄色越淡，此点与黄疸不同。

（5）色素沉着：由于皮肤基底层黑色素增多而导致局部或全身皮肤色泽加深。生理情况下，身体的外露部分及乳头、腋窝、生殖器官、关节、肛门周围等处皮肤色素较深。若上述部位色素明显加深或其他部位出现色素沉着，则提示为病理征象。常见于慢性肾上腺皮质功能减退、肝硬化等。

（6）色素脱失：正常皮肤均含有一定的色素，是由于皮肤和毛囊的黑色素细胞内酪胺酶系统的功能减退或丧失，进而影响黑色素形成时，可发生色素脱失。常见于白癜风、白斑和白化病。

2. 温度与湿度

皮肤温度有赖于真皮层循环血量，可提示有无感染和循环障碍。如局部炎症或全身发热时，循环血量增多，局部皮温增高；休克时，末梢循环差，皮温降低。另外，皮肤温度受环境的影响，并伴随皮肤颜色变化。环境较冷皮肤温度降低，颜色苍白；环境温度较高，皮肤温度升高，颜色发红。

皮肤湿度与皮肤排泌功能有关，排泌功能由汗腺和皮脂腺完成，其中汗腺起主要作用，出汗多者皮肤湿润，出汗少者皮肤干燥。手足皮肤发凉大汗淋漓称为冷汗，常见于休克和虚脱老人。

3. 感觉与弹性

当皮肤对温度、压力和触摸存在感觉障碍时，表明皮肤有广泛性或局限性损伤；皮肤有瘙痒感表明皮肤干燥或有过敏现象的发生。

皮肤弹性与年龄、营养状态、皮下脂肪及组织间隙所含液体量有关。老人皮肤组织萎缩，皮下脂肪减少，弹性减弱。检查皮肤弹性时，常选择手背或上臂内侧部位，以拇指和示指将皮肤提起，松手后若皮肤皱褶迅速平复为弹性正常，若皱褶平复缓慢为弹性减弱，皮肤弹性减弱常见于长期消耗性疾病的老人或严重脱水者。

4. 完整性与清洁度

通过检查皮肤有无破损、皮疹、水疱、硬结和斑点，皮肤受损的部位及范围评估老人皮肤的完整性；通过检查皮肤的湿润度、污垢和油脂情况及嗅到老人身体的气味来评估皮肤的清洁度。

（二）皮肤异常（压疮为例）照护

（1）卧位 2 小时翻身一次，有红斑时翻身时间应明显缩短。必须注意压力越大，或皮肤血液循环已经有障碍的情况下，产生压疮所需的时间会明显缩短，必要时应增加翻身频率。翻身时要特别注意防止摩擦力造成的皮肤损害，因而应避免在床上直接拖拉老人，使臀部皮肤受到过度牵拉造成臀沟（肛门后上侧）皮肤受摩擦力损伤而形成压疮（有裂口，长时间难以愈合）。对卧床时间比较长的瘫痪老人，经常翻身是简单而有效地解除局部压力的方法，翻身后应仔细检查受压部位皮肤有无发红、肿胀、起泡，一旦发现应及时处理；也可以使用软枕、海绵垫将身体容易受压的部位托起，不宜使用气垫圈，因其会使圈内皮肤循环不良，使中心区域皮肤呈淤血状态。

（2）注意保持床面平整、干燥，保护骨突部位。要采用适当的卧位姿势，必要时加软垫，注意局部过分衬垫反而会增加皮肤压力，必须避免。侧卧位时大转子的压力最大，也最容易形成压疮，因此，要注意将下面的腿屈髋屈膝 20°，上面的腿屈髋屈膝 35°，确保两脚位于身体中线前或适当缩短侧卧位的时间。仰卧位时脚跟和骶部压力最大，可以在脚跟处加一衬垫，对于骶部要注意在抬高或降低床头时，骶部与床产生摩擦（剪切力），亦容易形成压疮。

（3）坐位时间不宜太长。坐位起初不超过 30～60min，每 15～30min 要有 15s 重量转移的时间，对于自己不能独立完成重量转移的老人，需要他人每 1h 协助进行重量转移 30s，适当的椅垫对预防压疮有重要意义。

（4）补充足够的营养、维生素及微量元素，治疗贫血等。蛋白的摄入，可以预防压疮性损伤，并可以保证老人获得足够的热量，有助于提高老人皮肤对缺血的耐受性。某些维生素和矿物质有利于构建新组织和对损伤组织的愈合，应尽可能在食物中补充。

（5）转移和安置老人时要注意避免剪切力对皮肤血液循环的影响。

（6）积极防治其他并发症。要注意在感染或其他疾病状态下（痉挛或挛缩、异位骨化、感染和水肿等），皮肤对压力的耐受性有所降低，因而需要缩短翻身或改换体位的时间间隔。

（7）注意皮肤清洁卫生，保持皮肤干燥。避免皮肤过度暴露，过度肥胖者要减肥，控制体重；少吃甜食和碳水化合物，增加活动、运动，体重过大也是造成压疮原因之一。如果尿失禁是潮湿的来源，应对老人作膀胱训练或用其他方法以减少失禁的发生。如果大便失禁或大便含有未消化的食物，对老人皮肤的损害很大，应及时消除其原发病因。必要时经常洗澡，勤换内衣、床单，服装宜宽松肥大，避免过紧，也要注意防止皮肤过于干燥，寒冷时注意皮肤保暖，从而改善皮肤代谢。

（8）每天早晚各检查 1 次，以确定有无肤色改变，以便早期处理。如果出现皮肤变红或其他异常，而且 30min 内不能恢复，就应该高度重视，并采取适当的减压措施，直到皮肤恢复正常为止。

（9）注意假肢、支具、鞋、拐杖、轮椅等的使用。支具使用不当时均可能造成皮肤压力过度而造成压疮，特别是在感觉障碍的情况下，因此，在开始使用支具时需注意多次观察，以确认安全使用的时间。

五、口腔状况的评估与照护

（一）口腔状况的评估

评估老人口腔内的各种情况，根据老人口腔的具体情况，提供相应的口腔清洁照护措施，口腔状况评估内容如下：

评估部位	评估结果		
	好	较好	差
黏膜	湿润、完整	干燥、完整	干燥、黏膜破损或有溃疡
牙龈	无出血、萎缩	轻微萎缩、出血	萎缩、容易出血、肿胀
唾液	中量、透明	少量或多量	半透明或黏稠
腭部	湿润、无或有少量碎屑	干燥、有少量或中量碎屑	干燥、有大量碎屑，有破溃
舌	湿润、少量舌苔	干燥，有中量舌苔	舌面干燥有溃疡或炎症，有大量舌苔或覆盖黄色舌苔
气味	无味或有味	有难闻的气味	有刺鼻的气味
牙、义齿	齐全、无龋齿或有脱落佩戴义齿合适	脱落较多、中量牙垢、无龋齿或牙齿间引流、义齿不合适	大部分或全部脱落；有许多空洞，有裂隙，义齿不合适，牙齿间流脓液
唇	湿润、质软、无裂口	粗糙干燥有少量痂皮，有裂口，有出血倾向	干燥，有裂口，有大量的痂皮，有分泌物，易出血
损伤手术	无	小面积损伤/小手术	大面积损伤/大手术
pH	正常值（6.6～7.1）	偏酸性或偏碱性	偏酸性或偏碱性

（二）口腔保健知识评估

评估老人对口腔卫生重要性的认识程度，对口腔保健知识的了解程度。根据老人情况采取相应的健康指导与照护。

（1）老人是否有刷牙、漱口的习惯，方法是否正确，对于义齿的清洁是否正确。

（2）老人对于口腔保健用品的选择、使用、保养是否得当。

（3）老人对预防口腔疾病知识的了解程度。

（三）义齿状况评估

（1）了解老人有无活动性义齿及义齿佩戴的情况。

（2）评估老人掌握活动性义齿的保养知识情况。

（四）老人牙齿的常见问题

1. 牙齿磨损

经过六七十年的使用，牙齿表面的牙釉质基本上已磨耗殆尽，没有了这一坚固的保护层，较软的牙本质外露后，对冷、热、酸、甜都会很敏感；此外，本来磨牙的咬合面是有尖嵴窝沟的，就像一座小山有好几个山峰和山谷一样。但是，在天长日久的咀嚼过程中，这些"山峰"也逐渐被磨短磨平，牙冠的咬合面因此失去了高低起伏，咀嚼效率自然就变低了。

2. 楔状缺损

它是出现在牙齿颈部的"V"状缺口，由于外形酷似木匠用的楔子，便称之为楔状缺损，其形成的主要原因是长期使用横刷法刷牙，且用力过大，牙刷毛过硬。因为尖牙与前磨牙的牙颈部是最突出的地方，所以在刷牙时与牙刷接触最多，也最容易被磨损，就像成语"水滴石穿""绳锯木断"一样，即使牙釉质再坚硬，也经不起小小的刷毛几十年如一日般错误的拉锯运动，所以也有医生将楔状缺损称为"刷牙缺损"。

3. 食物嵌塞

食物嵌塞也就是我们常说的"塞牙"，主要是两个原因：一是因牙齿磨损、缺损造成的牙齿外形改变，失去了正常的牙齿之间的接触，使食物容易进入牙缝；二是老年性牙周萎缩，牙槽骨吸收，牙齿松动或牙根外露，造成牙缝变大。

4. 残根残冠，根面龋

残根残冠是由于长期的龋齿、楔状缺损、牙裂、牙折等未得到有效控制和治疗造成的。根面龋则是因为牙周萎缩，牙根暴露，口腔卫生状况欠佳，被致龋的细菌钻了空子。

（五）老人口腔照护措施

口腔卫生可以促进人体的舒适与健康，健康人的口腔内存有大量的致病性和非致病性微生物。健康状态时，机体抵抗力强，通过每天进食、饮水、刷牙和漱口等活动可以清除或减少病菌，一般不会出现口腔健康问题。但当患病时，由于机体抵抗力降低，饮水、进食、刷牙等活动的减少，口腔内的细菌大量繁殖，可引起口臭、口腔炎症、溃疡及其并发症，还可能影响个人形象，降低食欲及消化功能。因此，为保持口腔清洁，照护人员应提供口腔清洁的指导，使老人了解口腔健康的重要性，进而自觉维持良好的口腔卫生，预防感染，促进舒适与健康。

1. 培养良好的口腔卫生习惯

指导老人早、晚刷牙，餐后漱口以减少龋齿的发生。睡前不应进食对牙齿有刺激性或腐蚀性食物，减少食物中精制糖及糖类的量，当口腔过于干燥时，鼓励老人多饮水，保持口腔湿润，勤刷牙、勤漱口。

2. 饮食方面

（1）奶与奶制品：这类食物富含钙和磷，既可以促进牙体硬组织的康复，又可抑制细菌性酸化，从而有效保护牙齿。此外，奶中所含有的其他成分如免疫球蛋白、维生素、蛋白质和酶等物质能促进钙、磷的吸收，并且抑制口腔中微生物的生长。因此，这类食品有利于对抗龋齿。

（2）蔬菜：蔬菜中富含膳食纤维，通过对牙面的机械性摩擦，清洁牙齿表面。通过咀嚼刺激唾液腺分泌减少牙菌斑的形成，所以膳食纤维被称为"防龋营养素"。另外，黄绿色蔬菜中富含的钙，是珐琅质（牙釉质）和牙本质钙化所必需的营养物质。蔬菜中还含有很多其他的营养物质如矿物质和维生素，在抗龋中起着不可忽视的作用。

（3）葱、姜、蒜：这类食物具有特殊的辣味，能抑制口腔中细菌的生长繁殖，因此能抗龋。如葱、大蒜含有天然物质"大蒜素"，生姜含有"姜辣素"等。因此，在膳食中适当吃这类食物，有助于预防龋齿。

（4）豆类：扁豆、蚕豆等食物富含磷，磷是骨骼和牙齿的必要成分，能促进牙齿和牙床的健康发育；磷酸盐可以形成缓冲系统，防止口腔过度酸化。因此，这类食物具有防龋作用。

3. 指导老人正确使用牙线

对牙齿、牙龈的损伤较小，并且可以清除牙齿间的牙菌斑和碎屑预防牙周病。每次餐后应用牙线剔牙，不宜用牙签剔牙，防止损伤牙龈。

（1）牙线材料：尼龙线、丝线、涤纶线、棉线等。

（2）方法：拉取出一段约40cm长的牙线，将线头两端分别以线压线的方式在两手食指第一指节上绕2～3圈，两食指间的距离约5～10cm，用拇指或中指支撑将牙线拉直，将牙线沿牙齿侧面滑进牙缝内，上下左右轻柔地刮动，清洁牙的表面、侧面及牙龈深处的牙缝。反复数次，之后漱口。牙线为一次性使用，避免重复使用。

六、老人心理状态的评估

随着生活的发展我国老龄化越来越严重，又因生活节奏的越来越快，大部分子女不得不在外打工，所以陪伴父母的时间越来越少，子女不在身边以及年龄的增大等因素都会增强老人的孤独感。随着孤独的时间越来越长，严重地影响老人的心理健康，那么老人常见心理问题有哪些？

（一）老人常见心理问题

1. 黄昏心理

因为丧偶、子女离家工作、自身年老体弱或罹患疾病，感到生活失去乐趣，对未来丧失信心，甚至对生活前景感到悲观等，对任何人和事都怀有一种消极、否定的灰色心理。

2. 自卑心理

由于退休后经济收入减少，社会地位下降，感到不再受人尊敬和重视，而产生失落感和自卑心理，表现为发牢骚、埋怨，指责子女或过去的同事和下属或是自暴自弃。

3. 无价值感

对退休后的无所事事不能适应，认为自己成了家庭和社会的累赘，失去了存在的价值，对自己评价过低。

4. 不安全心理

有些老人对外界社会反感，有偏见，从而封闭自己，很少与人交流，同时，也容易产生孤独无助的感觉，变得恐惧外面的世界。

5. 老年性精神障碍

有些老人，如果缺少规律的生活，又很少参加群体活动，或是家庭中夫妻关系、亲子关系不和，生活没有愉悦感，就可能诱发各种精神障碍，如神经衰弱、焦虑症、抑郁症、疑病症、恐惧症、强迫症、癔症等。总的看来，老人的精神障碍发病率略高于其他年龄。

6. 老年性精神病

近年来，老年性精神病发病率也有增加趋势，常见的有：老年性情感性精神病、老年性痴呆、老年性精神分裂症、由某些慢性疾病引起的大脑衰退和心理变态等。

（二）空巢老人心理问题

1. 一般孤独感强

社会化生活方式，子女不在身边以及年龄的增大等因素都会增强老人的孤独感。有些空巢老人一直过着"出门一把锁，进门一盏灯"的生活，每日除了进餐和睡觉外，别无他事，这种生活产生孤独感也就不足为奇了。对于空巢老人的孤独感，需要社会、政府和个人共同努力。个人方面：多参加社区活动，丰富娱乐生活，可以和同社区的老人结成对子，互帮互助，互相照顾。政府方面：可以健全养老机制，在精神上、心理上给予更多支持。社会方面：可以动用社会力量，筹集社会资金，动员社会志愿者帮助老人。

2. 容易患抑郁症

抑郁症，是一种以持续的心境低落为主要特征的情感性精神障碍疾病，空巢老人抑郁症是老人群体中最常见的一种心理疾病。有调查结果显示，空巢老人患抑郁症的比例远远高于非空巢家庭，空巢老人抑郁症的产生显然与他所处的环境有很大的关系。空巢老人由于缺乏子女的陪伴，又退休在家，一天没有事情可做，很容易产生抑郁症。

3. 失落感强

大多空巢老人没有工作，没有事业，特别容易产生失落感，对于那些退休前担任领导职务的人，这种感觉会更强。这时的空巢老人会感觉自己老了，没有用处，情绪低落。对于这种失落感，老人可以适当找些自己力所能及的工作，让自己过得更加充实。

4. 容易产生衰老感

空巢老人衰老感是指老人自我感觉体力和精力大不如前，做事力不从心。人生进入老年，衰老是不可逆转的过程，当空巢老人出现这种衰老感时，要正确认识，坦然面对，也可以适当加强身体锻炼。

（三）老人心理评估的基本方法

1. 注意倾听老人的心声

倾听老人的心声，如老人退休前后的适应或居住、经济生活、人际关系等的情形，以及老人对其生活的满意度等。从这些方面可以了解老人的心理状况。另外，倾听本身就是一个帮助老人进行心理疏导的过程。有时候，老人通过一番絮絮叨叨的述说之后，心情就变得格外愉快了。

2. 注意观察老人的神态

要注意观察老人的不安神态，了解是什么原因导致老人不安的。一般可以从下列因素找到原因：老人的文化背景，老人的价值判断与态度，社会对老人的看法与偏见，老人对社会的反应以及老人适应社会环境的情形。

3. 了解老人的交往

通过了解老人的亲友交往状况来了解老人的心理，了解老人结交朋友的状况，老人对友谊，尤其是异性友伴的需求，与人相处或学习、做事情形以及老人是否会关怀别人，是否喜欢与人接触，是否喜欢运动散步，生活是否充满了生气等。

4. 创造轻松的环境

越为拘束所困，对其潜在心理活动的发掘影响越大，对老人叙述的问题和看法，要注意倾听，不要立即评论，更不要表现出漠不关心，应尽量创造出一种轻松的氛围。

七、老人一般状况评估的注意事项

（一）重视老人的主观感觉

随着年龄的增长，老人机体必然发生全身各种退行性的生理性或病理性变化，这两种变化过程往往在多数老人身上同时存在、相互影响，有时难以严格区分，使老人主观感受增强。因此，在采集病史中要注意老人的主观感受，学会辨别生理性与病理性的健康问题。

（二）合理运用沟通技巧

使用老人能够理解的语言或非语言进行沟通。一些老人由于视力、听力等感觉功能下降，智力和思维能力改变，记忆力尤其是近期记忆明显下降，因而反应速度减慢，在限定的时间内接受新知识和新事物的能力较年轻人差。因此，在采集病史资料时，要用简单、明了、易懂的语言与老人交流，并可运用肢体语言如手势、写字等方式与老人沟通，收集健康资料。

（三）评估环境适宜、时间充分

老人基础代谢下降，感觉功能下降，血流缓慢，体温调节功能降低，怕冷，耐力差，皮肤干燥，视力和听力下降。所以，养老机构在评估过程中要注意为老人保温，室内温度以 18～26℃、湿度以 40%～60% 为宜。环境安静、安全；光线柔和、适度，必要时应在私密的环境下进行。同时，老人思维能力下降，多种慢性疾病并存，很容易感到疲劳。因此，照护人员应根据老人的具体情况，保持老人舒适的体位，分次进行健康评估，让其有充足的时间回忆过去发生的事件，这样既可以避免老人疲惫，又能获得详尽的健康史。

（四）保证评估资料的完整、客观、真实

评估资料要实事求是，不可主观臆断，以防影响下一步的照护。

（五）及时准确记录评估结果

老人入住养老机构后的首次评估应及时进行，评估记录在 24h 内完成。照护评估和及时记录要贯穿于老人在养老机构的全过程，以及技术操作前、中、后，随时反映身体的动态变化。

（李玉翠）

第三章　老年照护常用技术

第一节　感染的预防与控制

一、清洁、消毒、灭菌的概念

（一）清洁

清洁是指去除物体表面有机物、无机物和其他可见污垢，如尘埃、油脂、血迹等，同时去除或减少微生物的方法。常用于家具、餐具等的处理，或用于医疗器械在消毒、灭菌前的处理。

（二）消毒、灭菌

消毒是清除或杀灭除芽孢外的所有病原微生物，使其数量减少到无害化的方法。

灭菌是指杀灭包含芽孢在内的一切微生物的方法。经过灭菌的物品称为无菌物品。

消毒和灭菌的结果不同，消毒处理不一定能达到灭菌的程度，但是灭菌一定能达到消毒的目的。

二、清洁、消毒、灭菌的意义

随着年龄的增长，老人的机体防御能力及抵抗力逐渐减弱，被病原微生物入侵而感染疾病的概率大大增加，加之养老机构是易感人群聚集的场所，一旦出现传染性疾病容易导致爆发，所以清洁、消毒、灭菌工作是老年照护工作中非常重要的工作。

三、常用清洁、消毒灭菌的方法

（一）常用的清洁方法

常用的清洁方法有水洗、去污剂去污和机械去污。适用于物体表面的处理，如地面、墙壁、家具等以及物品消毒灭菌前的处理。如用清水或用肥皂水、洗洁精等，刷洗物品表面及其轴节、齿牙，使其光洁，无血渍、污渍、水垢等残留物质和锈斑。特殊污渍如碘酊可以用乙醇擦拭；甲紫可以用乙醇或草酸溶液擦拭；陈旧血渍可以用过氧化氢溶液浸泡后清洗；高锰酸钾可以用维生素 C 溶液或 0.2% ～ 0.5% 过氧乙酸溶液浸泡后清洗；墨水可以用肥皂、清水搓洗，不能洗净时用稀盐酸或草酸溶液清洗，或用氨水或过氧化氢溶液使其褪色；铁锈可以浸入 1% 热草酸溶液中，再用清水洗净，或者用热醋酸浸泡。

（二）常用的消毒灭菌方法

常用消毒灭菌的方法有两大类：物理消毒灭菌法和化学消毒灭菌法。

1. 物理消毒灭菌法

物理消毒灭菌法是利用热力、光照、辐射、过滤等物理因素作用于病原微生物，将之清除或杀灭的方法。

（1）焚烧法

焚烧法是将物品进行焚烧的一种方法。它是一种简单、迅速、彻底的灭菌方法，但对物品的破坏性大，多用于没有保留价值的物品，如污染的敷料、纸屑等，也可用于金属器械和搪瓷类物品在紧急情况下的消毒，如坐浴盆的消毒：先将盆洗涤干净，倒入少许 95% 乙醇，点燃后慢慢转动容器，使内面全部被火焰烧到，以达到消毒目的。

注意事项：必须远离易燃、易爆物品如氧气、汽油等。在燃烧过程中不可以添加乙醇，熄灭时不可用口吹，以免火焰窜动引起烧伤和火灾。

（2）煮沸消毒法

煮沸消毒法是应用最早的消毒方法之一，不仅经济方便而且杀菌效果好，广泛被家庭及社区使用。可用于不怕潮湿、耐高热的物品，如搪瓷、金属、玻璃、餐饮器具、织物等。使用时先将物品清洁干净，然后将盖子和轴节等全部打开，每个部位都浸没在水中，在水煮沸后保持 5 ～ 10min 即可达到消毒目的，煮沸 15min 可以杀灭多数细菌芽孢。

注意事项：①大小样式相同的物品如碗、盆等不能叠放在一起；②煮沸以后又加入物品，要等水再煮沸以后重新计时；③玻璃类物品要在冷水时放入，以免骤冷骤热导致炸裂；④加入碳酸氢钠，配成 1% ～ 2% 的浓度，可以使沸点提高到 105℃，增强消毒效果；⑤海拔高的地区，气压低，水的沸点也低，需适当延长煮沸时间，海拔每增高300m，消毒时间延长 2min。

（3）日光暴晒法

日光曝晒是通过日光中的紫外线来杀灭物品表面病菌的一种方法，可用于被褥、床垫、毛毯、衣服等的消毒。

注意事项：将物品直接暴露在日光下暴晒，每隔2h翻动1次,6h即可达到消毒目的。

（4）微波消毒法

微波炉也可以用来消毒餐具，是一种简捷、快速、均匀而且高效的家庭消毒方法。可用于毛巾、纱布、餐具、抹布等的消毒。

注意事项：①干燥的瓷碗、竹筷及洗碗布等应用水浸湿后消毒，玻璃、塑料餐具应浸泡于水中或用湿布包裹后再消毒；②干燥金属餐具不能在微波炉中消毒，因为可能产生电火花，损坏磁控管。

（5）紫外线消毒法

紫外线消毒法使用的是 C 波紫外线，紫外线杀菌作用最强的波段是 250 ～ 270nm。临床常用的有紫外线灯、紫外线消毒器。常用于空气、液体、物品表面的消毒。

方法：

①空气消毒：首选紫外线空气消毒器，也可用室内悬吊式紫外线消毒灯照射。照射时间不少于 30min。每 10m² 面积安装 1 支 30W 的紫外线灯，有效距离不超过 2m；

②物品表面消毒：最好使用便携式紫外线表面消毒器近距离移动照射，也可采取紫外线消毒灯悬吊照射，有效距离为 25 ～ 60cm，充分暴露照射，消毒时间为 20 ～ 30min。

注意事项：

①为了保持紫外线灯的清洁，每周用无水乙醇棉球擦拭灯管表面两次，发现灯管表面有油污或灰尘时应及时擦拭；

②紫外线穿透力比较弱，需要直接照射消毒物品的表面并定时翻动；

③紫外线对人的眼睛、皮肤均有强烈的刺激作用，应注意保护眼睛及皮肤，照射时尽量让老人离开房间，不能离开时双眼戴防护镜，或用纱布遮盖双眼，肢体用被单遮盖，不应使紫外线光源直接照射到人体表面，防止发生紫外线眼炎及皮肤红斑；

④消毒室内空气时，应关闭门窗、人员停止走动，并保持房间清洁、干燥；

⑤消毒时间应从灯亮 5 ～ 7min 后开始计时，关灯后如需再开启，应间隔 3 ～ 4min；

⑥紫外线灯管使用时间超过 1 000h，则需要更换；或每隔 3 ～ 6 个月定时检测灯管照射强度，如灯管强度低于 70μW/cm 时应更换。

2. 化学消毒灭菌法

化学消毒灭菌法是采用各种化学消毒物品来清除或杀灭微生物的方法，所用的化学物品称为化学消毒剂。有的消毒剂杀菌能力较强，可以达到灭菌的效果，也可以称为灭菌剂。

（1）消毒剂按杀菌能力强弱一般可分为三级

一级：为高效消毒剂，它们能杀灭各种细菌繁殖体、真菌、病毒和细菌芽孢。如过氧乙酸、漂白粉、过氧化氢、臭氧、甲醛、碘酊等。

二级：为中效消毒剂，它们能杀灭细菌繁殖体、结核分枝杆菌、病毒，但不能杀灭芽孢。如高锰酸钾、乙醇等。

三级：为低效消毒剂，它们能杀灭细菌繁殖体、部分真菌和亲脂性病毒，不能杀灭结核分枝杆菌、亲水性病毒和芽孢。如新洁尔灭、氯己定（洗必泰）等。

（2）化学消毒剂的使用原则

①根据物品的性能、各种病原微生物的特性以及消毒剂的杀菌能力选择合适的消毒剂。

②严格掌握消毒剂的有效浓度、消毒时间及使用方法。

③消毒剂应定期更换，易挥发的要加盖，并定期检测，调整浓度。

④待消毒的物品必须先洗干净、擦干，去除物品表面的油脂等污物，以免影响消毒剂和物品的接触。消毒物品应当全部浸没在消毒剂液面以下，管腔内应灌满消毒液，保证消毒剂和物品充分接触。

⑤消毒液中不能置放纱布、棉花等物，因这类物品可吸附消毒剂而降低其消毒效力。

⑥消毒后的物品在使用前用无菌生理盐水冲干净，以避免消毒剂刺激人体组织。

（3）常用的化学消毒剂

① 2.5%～ 5%碘酊：用于皮肤消毒。

② 75%乙醇：用于皮肤消毒、器械浸泡 30min 以上。

③漂白粉：常用于排泄物的消毒。

④含有效氯的消毒液：一般物品消毒时含有效氯溶液的浓度为 250 ～ 500mg/L。常用于地面、家具、餐（饮）具、便器等的浸泡消毒。

（4）化学消毒剂的消毒方法

①浸泡法：将被消毒的物品洗净、擦干后浸没在消毒液中。按被消毒物品和消毒液的种类不同，确定消毒溶液浓度和浸泡时间。适用于耐湿不耐热物品的消毒。

②擦拭法：用化学消毒液擦拭被污染物体表面或进行皮肤消毒的方法。应选用易溶于水、穿透性强、无显著刺激性的消毒剂。常用于地面、家具、墙壁等的消毒。

③喷雾法：用喷雾器将化学消毒剂均匀喷洒在空气中和物体表面进行消毒的方法。常用于空气和物品表面（如墙壁、地面）的消毒。

④熏蒸法：利用消毒药物产生的气体，对空气、物品进行消毒。常用于室内空气的消毒。在消毒间或密闭的容器内，也可用熏蒸法对被污染的物品进行消毒灭菌。

3. 常用物品的清洁、消毒方法

（1）室内空气的清洁与消毒

①自然通风法：每日早晨起床后打开门窗通风半小时，可使室内空气净化。

②紫外线消毒法：家庭常用低臭氧紫外线灯，每 5～15m² 面积安装 1 只 30W 灯管。通常只要灯管紫外线强度不低于 $100\mu W/cm^3$，照射 1h 以上，就可杀灭室内空气中 90% 以上的病原微生物。

③喷雾法：0.2%～0.4% 过氧乙酸用于空气消毒，喷雾 30～60min。溶液具有刺激性和腐蚀性，配置时需佩戴口罩及橡胶手套，防止溅到皮肤上或眼内，一旦溅到应立即使用清水反复冲洗。

④化学熏蒸法：

a. 使用 15% 过氧乙酸熏蒸：$7mL/m^3$，加热蒸发，密闭门窗，将室内湿度保持在 60%～80%，室温熏蒸 2h。

b. 使用纯乳酸熏蒸：$0.12mL/m^3$，加等量水，加热熏蒸，密闭门窗 30～120min。

c. 使用食醋熏蒸：5～$10mL/m^3$，加热水 1～2 倍，加热熏蒸，密闭门窗 30～120min，可用于流感、流脑、H1N1 感染的预防与消毒。

（2）餐具和茶杯的清洁与消毒

①煮沸消毒法：将待消毒物品完全浸没水中，加热水煮沸以后维持 15min 以上。消毒时间从水煮沸以后开始计算，如果中途又加入物品应等水再煮沸以后重新计时；消毒物品应先清洁干净，所消毒的物品应全部浸没在水面以下，可拆卸物品应拆开，碗和杯子等不可叠放，管腔内应灌满水；高海拔地区，应适当延长煮沸时间；煮沸消毒用的水最好使用软水。

②蒸汽流通消毒：家庭可使用蒸锅消毒。当水煮沸产生水蒸气以后开始计时，消毒时间为 15～30min；消毒前物品应清洁干燥，垂直放置的物品之间要留出一定空隙，方便蒸汽流通起作用；高海拔地区应适当延长消毒时间。

③化学消毒剂浸泡法：用含有效氯 500mg/L 的消毒液浸泡＞10min。怀疑有传染性疾病病原微生物污染的餐具：应先消毒，然后清洁干净，之后再消毒，防止在清洁过程中导致病原微生物传播；使用含有效氯 2 000～5 000mg/L 消毒液，浸泡 30min 以上。

④食用消毒柜消毒法：应严格按照厂家提供的消毒柜说明书使用。

（3）衣物被褥的清洁与消毒

①衣物的消毒：

a. 日光暴晒：将物品放在直射阳光下曝晒 6h，需要定时翻动，保证物品每个表面都能被日光晒到。

b.浸泡法：可使用含有效氯 250 ～ 500mg/L 的消毒液浸泡。怀疑有传染性疾病病原微生物污染时，可以使用含有效氯 2 000mg/L 的消毒液浸泡 30 ～ 60min。

②被褥的消毒：

a.日光暴晒：将物品放在阳光直射下曝晒 6h，需要定时翻动，保证物品每个表面都能被日光晒到。

b.臭氧消毒：在密闭空间内，保湿室内湿度≥ 70％，采用 20mg/m³ 浓度的臭氧，作用 60 ～ 120min。臭氧为强氧化剂，使用时对多种物品有损坏，包括使铜片出现绿色锈斑，橡胶老化、变色、弹性降低，织物漂白褪色等。

（4）地面和物体表面的清洁与消毒

①湿式拖地：地面和物体表面无明显污染时，采用湿式清洁，避免尘埃或微生物飞扬。

②喷洒：有污染时使用含有效氯 250 ～ 500mg/L 的消毒液喷洒作用 30min。喷雾消毒时，要求地面表面均匀湿透。

怀疑有传染性疾病病原微生物污染的地面用含有效氯 1 000mg/L 的消毒剂浸泡后的拖把湿式拖地或喷洒作用 30min。

（5）便器和排泄物的消毒

①便器的消毒：使用浸泡法。用含有效氯 500 ～ 1 000mg/L 的消毒剂浸泡 30min。水剂应于阴凉处避光、密闭保存。使用液应现配现用，使用时限≤ 24h。

②分泌物、排泄物的消毒：使用干粉搅拌法。将含氯消毒剂干粉加入分泌物、排泄物中，使有效氯含量达到 10 000mg/L（比例为 1 ： 20），搅拌后作用＞ 2h。

（6）清洁用品的清洁与消毒

①擦拭布巾的手工清洗与消毒：清洗干净，在含有效氯 250mg/L 的消毒剂（或其他有效消毒剂）中浸泡 30min，冲净消毒液，干燥备用。

②地巾的手工清洗与消毒：清洁干净，在含有效氯 500mg/L 的消毒剂中浸泡 30min，冲净消毒液，干燥备用。

③擦拭布巾与地巾的自动清洗与消毒：将使用后的布巾、地巾等清洁用品放入清洗机内，按照清洗器产品使用说明进行清洗与消毒。一般程序包括水洗、洗涤剂洗、清洗、消毒、烘干、取出备用。

四、无菌技术

（一）概念

无菌技术是防止发生感染和交叉感染的一项重要的基本操作。照护人员必须加强无菌观念，在工作中能熟练正确地使用无菌技能，严格遵守工作规范，以保证老人的安全。

1. 无菌技术

无菌技术是指在医疗护理操作过程中，防止一切微生物侵入人体和防止无菌物品、无菌区域被污染的技术。

2. 无菌物品

无菌物品是指经过物理或化学方法灭菌处理后未被污染的物品用于需进入人体内部，包括进入血液、组织、体腔的医用器材，如手术器械、注射用具、一切置入体腔的引流管等，要求绝对无菌。

3. 无菌区域

无菌区域是指经过灭菌处理后未被污染的区域。

4. 非无菌物品或非无菌区域

非无菌物品或非无菌区域是指未经过灭菌处理或经过灭菌处理后被污染的物品或区域。

（二）无菌技术操作原则

1. 操作前准备

（1）操作区域要清洁、宽敞，无菌操作前 30min 通风，停止清扫地面，减少人员走动，以降低室内空气中的尘埃。

（2）操作者应修剪指甲，洗手，戴好帽子、口罩。必要时穿无菌衣，戴无菌手套。

2. 操作中保持无菌

（1）操作者应面向无菌区域，手臂须保持在腰部或操作台面以上，不可跨越无菌区域。操作时，不可对着无菌区域谈笑、咳嗽、打喷嚏。

（2）用无菌持物钳夹取无菌物品，不能直接用手拿取。无菌物品一旦被取出，即使没有使用，也不能放回无菌容器内，因为有被污染的可能。一套无菌物品，只供一位老人使用，使用后不可再给其他老人使用，防止交叉感染。

（3）操作中，无菌物品疑有污染或已被污染，不可再用，应立即更换或重新灭菌。

3. 无菌物品保管

（1）无菌物品和非无菌物品应分开放置，并有明显标志。

（2）无菌物品必须存放在无菌包或无菌容器内，并在外面注明灭菌日期、物品名称，物品按有效期或失效期先后顺序摆放，快失效的先用，避免资源浪费。

（3）定期检查无菌物品保存的情况，使用纺织品材料包装的无菌物品普通环境下有效期为 7 天，如符合存放环境要求，有效期可以达到 14 天；医用一次性纸袋包装的无菌物品，有效期可达 1 个月；使用一次性医用皱纹纸、一次性纸塑袋、医用无纺布或硬质容器包装的无菌物品，有效期可达 6 个月；由医疗器械生产厂家提供的一次性使用无菌物品按包装上标识的有效期使用，无菌包过期或包布受潮均应重新灭菌。

（三）常用无菌技术操作法

1. 无菌容器的使用

〖照护目的〗使用无菌容器盛放无菌物品并保持无菌物品的无菌状态。

〖照护人群〗需要使用无菌容器相关操作进行照护的老人。

〖照护方法〗无菌容器使用法。

照护流程		照护步骤	关键点提示
照护前	评估	无菌容器的种类及有效期。	无菌持物钳只能用于夹取无菌物品，不能夹取油纱布，以免油粘于钳端，影响消毒效果。
	准备	照护人员准备：着装整洁，修剪指甲，洗手，戴口罩。	
		环境准备：光线适宜，环境整洁、宽敞。	
		物品准备：盛有无菌持物钳的无菌罐、盛放无菌物品的容器。	
照护中	检查标识	检查无菌容器标记、灭菌日期、失效期、灭菌标识。	应同时查对无菌持物钳，以确保在有效期内。
	正确开盖	打开容器盖，平移离开容器，内面向上，拿在手中或置于稳妥处。	盖子不得在无菌容器上方翻转，以防灰尘落于容器内造成污染。拿盖时，手勿触及容器盖的边缘及内面，防止污染盖的内面。
	夹取物品	用无菌持物钳从无菌容器内垂直夹取无菌物品。	无菌持物钳及物品不可触及容器边缘。
	正确盖盖	取物后立即将盖翻转，使内面向下，由近向远或从一侧向另一侧盖严。	避免容器内无菌物品在空气中暴露过久。
	持好容器	手持无菌容器时（如无菌碗），应托住容器底部。	手指不可触及容器边缘及内面。
照护后	整理	按无菌技术操作原则安置并处理相应物品。	无菌容器第一次使用，应记录开启日期、时间并签名，24h内有效。
	记录	记录为老人使用无菌持物钳与无菌容器的原因及老人情况。	

〖注意事项〗

（1）拿盖时手不可触及盖的边缘及内面。

（2）取出无菌物品时不可触及容器的边缘。

（3）避免容器内无菌物品在空气中暴露过久。

（4）手指不可触及容器边缘及内面。

2. 无菌溶液的取用

〖照护目的〗保持无菌溶液不被污染。

〖照护人群〗需要使用无菌溶液相关操作进行照护的老人。

〖照护方法〗取用无菌溶液法。

照护流程		照护步骤	关键点提示
照护前	评估	操作环境，无菌溶液的名称及有效期。	有效期检查
	准备	照护人员准备：着装整洁，修剪指甲，洗手，戴口罩。	
		环境准备：光线适宜，环境整洁、宽敞。	
		物品准备：无菌溶液、弯盘、无菌容器、无菌持物钳、消毒液、棉签、启瓶器、记录纸、笔等。	
照护中	清洁瓶外	取盛有无菌溶液的密封瓶，擦净瓶外灰尘。	
	核对检查	核对瓶签上的药名、剂量、浓度、有效期，检查瓶盖有无松动，瓶身有无裂缝，对光检查溶液的澄清度。	核对无误，确定溶液无变色、无浑浊、无沉淀、无絮状物，质量好方可使用。
	消毒开瓶	用启瓶器撬开瓶盖，消毒瓶塞，待干后盖上无菌纱布，打开瓶塞。	手不可触及瓶口及瓶塞的内面，防止污染。
	冲洗瓶口	手握溶液瓶的标签面，倒出少量溶液于弯盘内。	避免沾湿标签，少量溶液冲洗瓶口。
	倒出溶液	由原处倒出所需溶液于无菌容器中。	瓶口不能接触容器，液体流出处应小于冲洗处。
	盖好瓶塞	倒液后立即塞好瓶塞。	必要时消毒后盖好，以防溶液污染。
照护后	记录	在瓶签上注明开瓶日期、时间并签名，放回原处。	已开盖无菌溶液瓶内的溶液，只能保存24h，余液只作清洁操作用。
	整理	按无菌技术操作原则安置并处理相应物品。	

〖注意事项〗

（1）应认真核对瓶签上的药名、剂量、浓度和有效期，检查瓶盖有无松动，瓶身有无裂缝，以及溶液有无沉淀、浑浊或变色，以确定溶液正确，质量可靠。

（2）手不可触及瓶口及瓶塞内面，防止瓶塞被污染。

（3）倒溶液时，勿将瓶签沾湿，勿使瓶口接触容器口周围。

（4）不可将物品伸入无菌溶液瓶内蘸取溶液，已倒出的溶液不可再倒回瓶内。

（5）倒后立即塞好瓶塞，以防污染。

（6）已开启的溶液瓶内的溶液，可保存24h。

五、隔离技术

（一）概念

隔离是将传染源传播者和高度易感人群，安置在指定地点和特殊环境中，暂时避免与周围人群接触，其目的是控制传染源，切断传染途径，保护易感人群，避免疾病传播扩散。

（二）隔离区域的划分

（1）清洁区：未被病原微生物污染的区域，如厨房、其他卧室等。

（2）半污染区：有可能被病原微生物污染的区域，如客厅等。

（3）污染区：传染病老人直接或间接接触的区域，如患病老人居住的卧室、使用的厕所等。

（三）隔离的种类

1. 严密隔离

适用于经飞沫、分泌物、排泄物直接或间接传播的甲类传染病，如霍乱、鼠疫。但传染性非典型肺炎（SARS）、甲型 H1N1 流感、人感染高致病性禽流感等传染性强、病死率高的乙类传染病也需严密隔离。

2. 接触隔离

适用于经体表或伤口直接或间接接触而感染的疾病，如破伤风、气性坏疽、狂犬病等。

3. 呼吸道隔离

用于防止通过空气传播的感染性疾病，如流行性脑脊髓膜炎（简称流脑）、肺结核、百日咳、水痘、腮腺炎、麻疹等。

4. 肠道隔离

适用于通过消化道分泌物及粪便间接或直接污染的食物或水源而传播的疾病，如细菌性痢疾、伤寒、甲型肝炎、戊型肝炎、病毒性胃肠炎、脑膜炎、心包炎、脊髓灰质炎等。

5. 血液、体液隔离

适用于经直接或间接接触血液或体液传播的疾病，如病毒性肝炎、艾滋病、梅毒、黄热病、登革热等。

6. 昆虫隔离

用于预防以昆虫为媒介而传播的疾病，如流行性乙型脑炎、流行性出血热、疟疾、斑疹伤寒等。

7. 保护性隔离

保护性隔离也称反向隔离。适用于抵抗力特别低下的老人，如器官移植、大面积烧伤、白血病、免疫缺陷等。

（四）隔离的原则

1. 一般消毒隔离

（1）隔离标志明确，卫生设施齐全，房间门前及床尾应悬挂隔离标志，门口放置用消毒液浸湿的脚垫，门外设立隔离衣悬挂架（柜或壁橱）、流水洗手池，备有消毒液及手刷、干手设备、避污纸。

（2）工作人员的要求：

①须戴口罩、帽子，穿隔离衣，在规定范围内活动；

②穿隔离衣前，须将所需物品备齐，各项操作有计划地集中进行，以减少反复穿脱隔离衣及消毒双手的次数；

③接触老人或污染物品后，离开隔离室前均须消毒双手。

（3）分类处理隔离内物品：

①污染物品不得带入清洁区，任何污染物品必须先严格消毒后再处理；

②病人接触过的物品或落地的物品均视为污染，须严格消毒后方可通交；

③病人的排泄物、分泌物、呕吐物及引流液须按规定消毒处理后方可排放；

④需送出病区处理的物品，应放入专用污物袋，且袋外要有明显标记。

（4）房间用物及空气消毒：每日用紫外线照射或消毒液喷雾；每日晨间护理后，用消毒液擦拭病床及床旁桌椅。

（5）加强被隔离老人的心理护理，了解老人的心理状态，严格执行探视及陪伴制度，做好老人及探视者的宣教和解释工作，以解除老人的恐惧、孤独、自卑等心理反应。

（6）解除隔离的标准：老人的传染性分泌物连续三次培养结果均为阴性或已度过隔离期，医生开具医嘱后，方可解除隔离。

2.终末消毒处理

终末消毒是指对已经度过隔离期或死亡后的老人及其所住病室、用物、医疗器械等进行的消毒处理。

（1）老人的终末消毒处理

老人解除隔离应沐浴更衣，个人用物经消毒后一并带出。若老人不幸死亡，须用消毒液作尸体护理，伤口更换敷料，并用浸透消毒液的棉球填塞口鼻、耳、阴道、肛门等孔道，最后用一次性尸单包裹尸体后再进行转运。

（2）病室的终末消毒处理

将污被服放入污物袋，放入带盖的分类桶中进行消毒，经消毒后再清洗；关闭房间门窗、打开床旁桌、摊开棉被、竖起床垫，用环氧乙烷熏蒸或用紫外线照射，然后打开门窗通风；用 0.2%～0.5% 过氧乙酸溶液、0.1%～0.2% 有效氯溶液擦拭家具、地面；体温计用 1% 过氧乙酸溶液浸泡或 0.01% 有效氯溶液浸泡；血压计及听诊器用甲醛或环氧乙烷熏蒸或 0.2%～0.5% 过氧乙酸溶液擦拭。

（五）常用隔离技术

1.口罩的使用

〖照护目的〗保护照护对象和工作人员，防止飞沫污染无菌物品或清洁物品。

〖照护人群〗需要佩戴口罩进行照护的老人。

〖照护方法〗口罩的使用法。

照护流程		照护步骤	关键点提示
照护前	评估	口罩种类、有效期，老人身体状况、目前采取的隔离种类。	
	准备	照护人员准备：着装整洁，修剪指甲，洗手。	
		环境准备：光线适宜，环境整洁、宽敞。	
		物品准备：污物纸、污物桶。	
照护中	戴口罩	口罩要罩住口、鼻部位及下颌部，并系带；捏紧鼻夹塑型条，使口罩紧贴面部皮肤，保证呼吸空气的进出都经过口罩的过滤；戴上口罩后不可用污染的手接触口罩。	分别将系带系于左右耳后。两只手一起捏鼻夹，确保不漏气。不可用污染的手触摸口罩。
	脱口罩	脱口罩时应先洗手；捏取口罩系带或清洁面取下口罩，手不可接触污染面；将口罩取下后丢入垃圾桶，或双手捏住口罩系带或清洁面，将污染面向内折叠，放入胸前小口袋或小塑料袋内。	口罩潮湿或受到病人血液、体液污染后，应及时更换。
照护后	整理	按消毒隔离原则安置并处理相应物品。	

〖注意事项〗

（1）口罩用后取下，不能挂在胸前。

（2）纱布口罩使用 4～8h 应更换，潮湿后应立即更换。

（3）每次接触隔离对象后应立即更换口罩。

（4）使用一次性口罩不超过 4h，用毕丢入污物桶。

2. 避污纸的使用

〖照护目的〗用避污纸垫着拿取物品或作简单操作时，可保持双手或物品不被污染，以省略消毒程序。

〖照护人群〗需要使用避污纸进行照护的老人。

〖照护方法〗避污纸的使用法。

照护流程		照护步骤	关键点提示
照护前	评估	老人身体状况、目前采取的隔离种类。	
	准备	照护人员准备：着装整洁，修剪指甲，洗手，戴口罩。	
		环境准备：光线适宜，环境整洁、宽敞。	
		物品准备：备好清洁纱布口罩或外科口罩、污物袋。	
照护中	取用避污纸	直接用手从页面抓取（保证手只接触避污纸的一面），不可掀开撕取。	使用前应保持避污纸清洁。
	避污纸用后	用后应立即丢入污物桶，集中焚烧处理。	避污纸放入医用污物或污物袋内，不可随意丢弃。
照护后	整理	按消毒隔离原则安置并处理相应物品。	

〖注意事项〗

在使用过程中，应注意避免避污纸和非操作物体的接触，保持避污纸清洁以防交叉感染。

3. **手的清洁（七步洗手法）**

洗手是预防疾病传播最重要、最经济、最简单有效的一种措施。

〖照护目的〗清除手部皮肤污垢和大部分暂住菌，避免病原微生物通过手的途径进行传播，防止感染。

〖照护人群〗所有需要照护的老人。

〖照护方法〗七步洗手法。

照护流程		照护步骤	关键点提示
照护前	评估	手污染的程度，老人身体状况、目前采取的隔离种类。	
	准备	照护人员准备：着装整洁，修剪指甲，取下手表。	
		环境准备：光线适宜，环境整洁、宽敞。	
		物品准备：流动洗手池设备、洗手液、干手器或纸巾、消毒小毛巾。	
照护中	打开水龙头	打开水龙头，调节合适水流和水温。	水龙头最好是感应式或用肘、脚、膝控制的开关。
	洗手	湿润双手，涂上肥皂或洗手液，按内、外、夹、弓、大、立、腕七个步骤揉搓，每个步骤至少要来回揉搓五次，然后将手冲洗干净并擦干。 ①内：掌心相对，手指并拢，相互揉搓； ②外：手心对手背，沿着指缝相互揉搓，双手交换进行； ③夹：掌心相对，双手交叉指缝相互揉搓； ④弓：弯曲各手指关节，使关节在另一手掌心旋转揉搓，互搓指背，双手交换进行； ⑤大：一手握住另一只手大拇指旋转揉搓，双手交换进行； ⑥立：将五个手指尖并拢，立放在另一手掌心旋转揉搓，交换进行； ⑦腕：螺旋式擦洗手腕，交替进行。	认真揉搓双手至少15s应注意揉搓双手所有皮肤包括指背、指尖和指缝。
	冲洗擦干	在流动水下彻底冲净双手，用毛巾擦干。	避免溅湿工作服，冲水后立即关闭水龙头。
照护后	整理	按消毒隔离原则安置并处理相应物品。	毛巾应保持清洁、干燥，每日消毒。

〖注意事项〗

（1）不留长指甲，不仅容易产生损伤，还易存污纳垢滋生病菌。

（2）尽量用流动的水洗手。

（3）冲洗时污水应从前臂流向指尖。

（4）注意不遗留拇指、小指的侧面、指关节背面及指甲下面。

（5）搓揉时间至少10～15s。

（6）当手部接触血液或手上有伤口时，要及时进行手消毒，使用含有乙醇的手消毒剂于掌心，双手相互揉搓覆盖整个双手表面，并按照七个步骤来搓洗。

4. 隔离衣的穿脱方法

〖照护目的〗保护老人和照护人员，免受病原体的侵袭；防止病原体的传播，避免交叉传染。

〖照护人群〗需要穿隔离衣进行照护的老人。

〖照护方法〗穿脱隔离衣法。

照护流程		照护步骤	关键点提示
照护前	评估	老人身体状况、目前采取的隔离种类。	
	准备	照护人员准备：穿好工作服，洗手，戴隔离帽、口罩，取下手表，卷袖过肘。	
		环境准备：光线适宜，环境整洁、宽敞。	
		物品准备：隔离衣、挂衣架、刷手及洗手设备、污物袋。	
照护中	穿隔离衣	①穿好工作服，洗手，戴隔离帽、口罩，取下手表，卷袖过肘（冬季卷过前臂中部）； ②检查隔离衣的完整性和清洁情况，核对长短是否适合； ③手持衣领取下隔离衣，清洁面朝向自己（衣领及隔离衣内面为清洁面），将衣领两端向外折齐，露出肩袖内口，右手持衣领，左手伸入袖内，右手将衣领向上拉使左手露出； ④换左手持衣领，右手伸入袖内，左手将衣领向上拉使右手露出； ⑤举双手将袖抖上，露出手腕，衣袖勿触及面部、衣领； ⑥两手持衣领，由领子中央顺着边缘向后将领带（扣）系（扣）好； ⑦扣袖口或是系上袖带，此时手已被污染，手不可触及隔离衣内面； ⑧将隔离衣一边（约在腰下5cm处）渐向前拉，见到边缘则捏住衣外面边缘，同法捏住另一侧边缘； ⑨双手在背后将边缘对齐，向一侧折叠，隔离衣应能遮盖背面的工作服，勿使折叠处松散； ⑩以手按住折叠处，另一手将腰带拉至背后，压住折叠处，将腰带在背后交叉，回到前面打一活结。	隔离衣的长度需全部遮盖工作服，有破损时则不可使用； 系领子时注意污染的袖口不可触及衣领、帽子、面部和颈部； 穿上隔离衣后不得再进入清洁区。
	脱隔离衣	①解开腰带的活结； ②解开袖口，在肘部将部分衣袖塞入工作服衣袖下，露出双手； ③消毒浸泡双手5min； ④用刷手法刷洗双手，刷洗每个手臂30s，各两遍，共计2min。 ④打开水龙头，在流动水下彻底冲净双手，冲洗时手指向下，从肘部向指尖方向冲洗，冲洗彻底，隔离衣不能被溅湿，然后用擦手毛巾擦干； ⑤解开领带（或领扣），解开时需要保持衣领清洁； ⑥一手伸入一侧衣袖内，拉下衣袖过手，用衣袖遮盖着的手握住另一衣袖的外面将袖子拉下； ⑦双手轮换拉下袖子，渐从袖管中退至衣肩； ⑧再以一手握住两肩缝撤出另一只手； ⑨双手握住衣领，将隔离衣两边对齐，挂在衣钩上； ⑩需更换的隔离衣，脱下后清洁面向外，卷好投入污衣袋中，再次洗手。	勿将衣袖外面塞入工作服袖内； 刷手按前臂→腕部→手背→手掌→手指→指缝→指甲顺序彻底刷洗。
照护后	整理	按消毒隔离原则安置并处理相应物品。	

〖注意事项〗

（1）穿隔离衣前，应将进入病室操作所需一切用物备齐。

（2）隔离衣的长短要合适，需全部遮盖工作服，有破损时不可以使用。

（3）必须分清隔离衣的清洁面与污染面，保持清洁面不被污染。

（4）隔离衣每天更换一次，如有潮湿或被污染时，应该立即更换。

（5）穿隔离衣后，双臂保持在腰部水平以上视线范围内；不得进入清洁区，只能在规定区域内活动。手的消毒方法正确，冲洗彻底，隔离衣未被溅湿。

5. 防护服的穿脱方法

（1）穿防护服流程

①取出防护服，从上往下拉开拉链，使衣服松散，准备穿上工作。

②绷住脚尖，双腿依次伸入防护服裤腿中。

③上拉防护服，依次将胳膊伸入防护服衣袖中。

④弯腰整理裤脚松紧，将裤腿整理到最舒适状态。

⑤选择正确的口罩和眼部防护，用正确的佩戴方法佩戴好。

⑥将帽子佩戴好，整理到最佳舒适状态。

⑦将拉链从上而下，依次拉上。拉好拉链，将防护服整理到最佳状态。

⑧在穿戴好防护服之后，可通过以上三个动作（举双臂，弯腰，下蹲），检查防护服是否合适，并且看是否穿戴方法正确。

（2）脱防护服的流程

①将拉链拉开，拉到底，向上提拉帽子，使头部脱离帽子，脱衣袖。

②从上向下边脱边卷。脱下后，将污染面向里卷好放入医疗废物袋内扔进垃圾桶。

（3）注意事项

①在工作的过程中，要注意化学防护服被化学物质持续污染时，必须在其规定的防护时间内更换，若化学防护服发生破损，应立即更换。

②对气密性防护服或密封性很好的非气密性防护服，由于处于相对隔离的空间工作，建议遵循两人伴行的原则，即至少两人一起共同进入工作区域，以备在万一发生状况时可以及时救助。

③化学防护服面料可以提供数小时的有效防护，但是如果在佩戴空气呼吸器的时候，工作时间受空气呼吸器的工作时间决定。要注意空气呼吸器的有效使用时间，要在气瓶用完之前更换，并且在计算有效工作时间时，应当考虑行走和在脱下防护手套前要尽量避免接触防护服的外表面，手套脱下后要尽量接触防护服的内表面，防护服脱下后应当是内表面朝外，将外表面和污染物包裹在里面，避免污染物接触到人体和环境。脱下的

防护用品要集中处理，避免在此过程中扩大污染。

④对于气密性或液密性防护服等穿着比较复杂、笨重的防护服，穿脱防护服都建议有另一个人进行辅助，比如帮助穿着者进行一些防护服手脚的调整和拉拉链等比较困难的工作，最后检查防护服穿上去之后的状况。在辅助脱下防护服时，由于可能接触到污染物，助手也要进行适当的防护，以免被污染。

6. 穿脱防护用品的程序

个人防护装备（PPE），是指用来保护照护工作者，使他们避免接触感染性因子的各种防护用品，包括帽子、口罩、手套、护目镜、防护面罩、防水围裙、隔离衣、防护服等。

（1）穿防护用品应遵循的程序

①清洁区进入潜在污染区：洗手→戴帽子→戴医用防护口罩→穿工作衣裤→换工作鞋→进入潜在污染区（手部皮肤破损的戴乳胶手套）。

②潜在污染区进入污染区：穿隔离衣或防护服→戴护目镜/防护面罩→戴手套→穿鞋套→进入污染区。

（2）脱防护用品应遵循的程序

①离开污染区进入潜在污染区前：摘手套、消毒双手→摘护目镜/防护面罩→脱隔离衣或防护服→脱鞋套→洗手和（或）手消毒→进入潜在污染区，洗手或手消毒。

②从潜在污染区进入清洁区前：洗手和（或）手消毒→脱工作服→摘医用防护口罩→摘帽子→洗手和（或）手消毒后，进入清洁区。

③沐浴、更衣→离开清洁区。

（庞洪垒）

第二节　老人起居照护

老人身体各方面的功能随着年龄的增长而逐渐衰退，尤其是感官系统功能的减退，使老人对周围环境信息的接收和判断能力下降，直接影响老人的安全，使意外事故的发生率远高于其他成年人。老人的日常生活环境应从健康、安全、便利、无障碍化四个方面考虑，以促进生活质量的提高。

一、老人起居环境

（一）室内环境

1. 光线

老人视力下降，应保证足够的亮度。进门处和卧室床头要有开关，应选用宽板防漏电式按键开关或带照明的开关，总开关可安装在床头，方便老人操作；在走廊、卫生间和厨房的局部、楼梯、厨房操作台和水池上方、卫生间化妆镜和盥洗池上方、室内转弯、高低差变化处、易于滑倒处等安排一些灯光；走廊、楼梯卧室、客厅等主要空间设置起夜灯或有光感控制，便于老人起夜通往卫生间。对于视力减弱的老人，白天也应该开灯，以防跌伤。

2. 温度和湿度

老人的居室要特别注意室温恒定，避免忽高忽低，一般室温以 22～24℃ 为宜。室内保持一定的湿度，有助于维持呼吸道的正常功能，一般湿度以 50%～60% 为宜。夏季使用空调或风扇时温度调节不宜太低，避免冷风直接吹在老人的身体上。老人冬季取暖应选用安全的设施，有暖气的房间要保持一定的湿度，并经常通风换气。

3. 日照及通风

每天日照时间不少于 3 小时。老人的居室要常开窗通风，上午 9～11 时、下午 2～4 时是开窗换气的最佳时间。居室要每日通风 2～3 次，每次 15～30min。冬季或为体质较弱的老人居室通风时，要为老人添加衣物或临时调整房间，避免着凉。

4. 色彩

为使老人心情愉快，老人的居室色彩宜以温馨、淡雅、明快的暖色调为主，色彩搭配不宜过多、过乱，应考虑到居室整体的美感。老人房间宜选用温暖的色彩，整体颜色不宜太暗，因老人视觉退化，室内光亮度应比其他年龄段的使用者高一些。如起居室可选择高雅、明快或沉着、稳重色调，并考虑整体色调的调和，努力营造出一个明亮、开朗、舒适的环境，以使老人的心情放松，身心舒缓。

（二）室内设施

1. 门窗

为保证老人安全，选择较矮的窗台加防护栏，窗户设有防蚊蝇纱窗，要双层保暖。门最好采用推拉式，门窗隔音效果要好，方便开关，老人一只手操作就能开启。居室不设门槛，便于轮椅通行。

2. 地面与墙

老人行动迟缓，其卧室、出入通行的厅廊、楼梯等地面应平整、防滑、无障碍。地面材料应选择防滑、防跌倒、防撞伤的安全材料，地面材料统一，避免凹凸花纹，地毯应拿走或固定。墙面不选反光性强和质地粗糙坚硬的材料，应选即使碰撞刮擦也不会受伤的材料，墙上无凸出物和锐角。

3. 家具

老人居室内应选择沉稳、不宜移动、无棱角的木制家具，尽量避免采用玻璃或金属材质，家具转角处应注意弧形设计，以免给老人带来伤害。家具最好沿房间墙面周边放置，避免突出的家具挡道，且摆放固定，便于轮椅通过。

4. 床

床应高矮适中，必要时配床栏。座面高度与老人小腿长度基本相等。床最好摆放在靠近窗户的位置，以保证阳光充足。老人的床应软硬适宜，有腰椎问题的老人可以选择木板床，被褥柔软舒适，床单清洁干燥，平整无褶皱，床上用品以全棉的天然材料为宜。床上方应设有床头灯和呼叫器，经济允许时，长期卧床的老人可使用能调节高低、姿势的全自动护理床，既能防止压疮，也可以为照护人员提供方便。如使用轮椅，应注意在床前留出足够的供轮椅旋转和照护人员操作的空间。

5. 桌椅

老人使用的桌椅适宜高度差为 35～42cm，使用轮椅时，桌子下方要有足够的高度与空间，桌椅一定要稳，防止老人不小心摔伤，椅子也最好有椅背与扶手；老人使用的沙发则不宜过于柔软，也不能过低。

6. 隐私保护

多人合住的房间应注意利用家具、隔帘等隔开，以保护老人居住的私密性。

（三）卫生间

卫生间应进行方便、无障碍设计，满足老人轮椅出入需要，通行净宽应不小于80cm。老人使用的卫生间应设在卧室内或尽量靠近卧室，保持卫生间与卧室之间通道通畅无障碍物。从卧室到卫生间的地面应符合防滑、无台阶或其他障碍物的要求。卫生间应设有扶手，能符合使用轮椅进出的需求，使用推拉门或向外的平推门，安装双向开启的门锁。浴室地面须防滑，墙上无凸出物和锐角，保证即使摔倒刮擦也不受伤。坐便器以白色为佳，两旁设扶手和紧急呼救装置；浴室设洗浴椅，旁边设扶手。坐便器和浴室旁应有足够的空间，方便轮椅转动和照护人员照护。

（四）厨房

厨房要有足够的轮椅转动空间，地面须防滑，与入口处无垂直型高低差，与餐厅距离合适。厨房内光线明亮，安装燃气泄漏报警装置、火灾警报器，操作台、收纳区域、换气扇和油烟机开关位置高度合适，方便功能障碍老人使用，为方便老人观察与调节火候，灶具的控制开关体积要大且标识清楚。

（五）更换床单位照护技术

〖照护目的〗使居室整洁美观，使床单位平整、舒适，预防压疮。

〖照护人群〗需要更换床单位的卧床老人。

〖照护方法〗

照护流程		照护步骤	关键点提示
照护前	沟通	向老人说明要更换床单位了，征求老人意愿。 向老人介绍更换床单位的目的。	与老人沟通时注意语言清晰准确，语速适中，态度真诚和蔼。
	评估	评估老人意识状况及自理能力。 评估环境是否安全，以及室内的温度。	
	准备	环境准备：关闭门窗，调节室温至 24～26℃。环境安静，光线明亮且不刺眼，适合更换床单位。 物品准备：扫床车 1 辆、床刷 1 把、一次性床刷套、清洁床单、被罩、枕套，必要时备清洁衣裤。 老人准备：询问老人是否需要大小便，根据需要协助排便，协助老人洗净双手。	
照护中	更换床单	物品按使用顺序放在床尾椅上（上层床单，中层被罩，下层枕套）。 立起对侧床档，照护人员站在床右侧，一手托起老人头部，一手将枕头平移到床左侧，协助老人翻身侧卧于床左侧（背向照护人员）盖好盖被。从床头至床尾松开近侧床单，将床单向上卷起至老人身下。 床刷套套在床刷外面，从床中线开始清扫床褥，从床头扫至床尾，每扫一刷要重叠上一刷的 1/3，避免遗漏。	协助老人翻身侧卧时注意老人安全，防止发生坠床，必要时使用床挡。
	铺清洁床单	将清洁床单的中线对齐床中线，展开近侧床单平整铺于床褥上，对侧床单向上卷起塞于老人身下，分别将近侧床单的床头、床尾部分反折于床褥下绷紧床单，将近侧下垂部分的床单平整塞于床褥下。 将枕头移至近侧，协助老人翻转身体，侧卧于清洁床单上（面向照护人员），盖好被子，立起近侧床挡。 照护人员转至床对侧，放下床挡，从床头至床尾松开床单，将原床单从床头、床尾向中间卷起放在污衣袋内，清扫褥垫上的渣屑（方法同上），撤下床刷套。 拉平老人身下的清洁床单，平整铺于床褥上（方法同上）。协助老人平卧于床中线上，盖好被子。	一床一刷套，不可重复。
	更换被套	照护人员站在床左侧，将棉被展开，打开被尾开口，一手揪住被罩边缘，一手伸入被罩中分别将两侧棉胎向中间对折，一手抓住被罩被头部分，一手抓住棉胎被头部分，将棉胎从被罩中撤出，折叠于床尾，被罩仍覆盖在老人身上。	更换被罩时，避免遮住老人口鼻。
		取清洁被罩平铺于原被罩上，被罩中线对准床中线，床罩的被罩被头置于老人颈肩部，打开清洁被罩被尾开口端，将棉胎装入清洁被罩内，并将棉胎向两侧展开，将原被罩从床头向床尾方向翻卷撤出，放于污衣袋内。	棉胎装入被罩内，被头部分应充满，不可有虚沿。
		棉被两侧分别向内折叠，被尾塞于床垫下。	操作动作轻稳，不要过多暴露老人身体并注意保暖。
	更换枕套	照护人员一手托起老人头部，另一手撤出枕头。 将枕芯从枕套中撤出，原枕套放在污衣袋内。 在床尾部，取清洁枕套反转内面朝外，双手伸进枕套内撑开揪住两内角。 抓住枕芯两角，反转枕套套好。 将枕头从老人胸前放至左侧头部旁边，照护人员右手托起老人头部，左手将枕头拉至老人头下适宜位置。	套好的枕头四角充实，枕套开口背门；必要时，为老人更换衣裤；注意避免污染清洁床单、被套、枕套等，如原衣服已明显被污染，应予整体更换。

（续表）

照护流程		照护步骤	关键点提示
照护后	取舒适位	支起床头、床尾支架，协助老人取舒适卧位。	
	整理用物	物品集中处理，用物按要求先清洗再消毒处理，如有传染病，先消毒，再清洗，再消毒处理。	

（六）常见安全风险及处理办法

常见跌倒原因	防止跌倒措施
地面光滑，有台阶	地面作防滑处理，不设梯级，有水迹及时擦干
台阶标识不醒目	有台阶的地面用颜色醒目标识
宠物到处乱跑	专人看管宠物
光线不足	室内光线要充足，转弯处有足够照明
物品摆放混乱	常用物品位置固定，摆放有序，电线应收好或固定在角落

（七）知识拓展

1. 公共卫生间设置

（1）公共卫生间应设功能障碍老人厕位，留有 150cm×150cm 轮椅回转面积。

（2）厕位应安装坐便器，宜采用活动帘子或隔间，与其他部分分隔。

（3）隔间的门向外开时，隔间内的轮椅面积不应小于 120cm×80cm。男卫生间应为功能障碍老人设小便器。

（4）在坐便器、小便器比邻的墙壁上，应安装能支撑身体重量的安全抓杆，抓杆直径为 3～4cm。

2. 公共浴室设置

（1）公共浴室应在出入方便的位置设功能障碍老人浴位，在靠近浴位处应留有轮椅回转面积。

（2）功能障碍老人的浴位与其他部分之间应采用活动帘子或隔断间加以分隔。

（3）隔断间的门向外开时，隔断间内的轮椅活动空间不应小于 120cm×80cm。

（4）在浴盆的一端宜设宽 30cm 的洗浴站台，在沐浴室喷头的下方应设可移动或墙挂折叠式的安全座椅。

（5）沐浴宜采用冷热水混合器。

（6）在浴盆及淋浴器邻近的墙壁上，应安装安全抓杆。

二、老人体位变换

（一）常用体位

根据老人的活动能力，体位通常分为站位、坐位、卧位，卧位可分为仰卧位、侧卧位、半坐卧位。要经常对老人进行体位变换，以促进血液循环，预防压疮、肌肉萎缩、深静脉血栓等并发症发生。

1. 仰卧位

（1）仰卧位：仰卧，两臂放在身旁，两下肢伸直（昏迷老人需将头偏向一侧）。

（2）屈膝仰卧位：仰卧，两臂放于身体两侧，两膝屈起并稍向外分开。适用于足浴、卧床排便。

2. 侧卧位

侧卧，两臂屈肘，一手放于枕旁，另一手放于胸前，下腿伸直，上腿弯曲，必要时放置软枕，预防压疮并适用于简易通便法。

3. 半坐卧位

先摇起床头支架 30°～50°，再摇起膝下支架（防止身体下滑）；放平时，先放平膝下支架，再放床头支架。若无摇床，可用靠背架、棉被或枕头将上半身抬高，下肢屈膝，用膝枕垫或圆枕垫垫高，以免下滑，床尾足底垫软枕。适用于呼吸困难、进食、进水或学习看报时等。

（二）体位变换照护技术

〖照护目的〗（1）协助老人在床上更换舒适的体位。

（2）通过更换体位，预防各种并发症。

〖照护人群〗各种原因导致不能独立完成体位变换的老人。

〖照护方法〗

1. 协助老人翻身侧卧

照护流程		照护步骤	关键点提示
照护前	沟通	征询老人意愿，解释操作目的及注意事项，取得老人配合。	与老人沟通时注意语言清晰准确，语速适中，态度真诚和蔼。
	评估	了解老人身体状况及自理能力、配合程度。	
		了解老人皮肤情况（皮肤有无压疮，肢体活动度、有无疼痛感）。	
	准备	环境准备：环境清洁，关闭门窗，避免对流风。	如果老人身上留有胃管、尿管等导管，翻身时应先将导管安置妥当。
		物品准备：小枕头、软枕（长圆枕）或毛毯卷（数目根据需要准备）、床头支架或棉被和床档。	
		老人准备：老人有翻身意愿或能配合翻身。	
照护中	协助老人翻身侧卧	掀开被角，协助老人双手放于腹部，两腿屈膝，协助老人将双下肢移近照护人员一侧的床边，再将老人肩部移近照护人员。	翻身时动作应轻、缓，以免引起老人不适。
		照护人员一手扶助老人的肩部，另一手扶助老人的膝部，轻推老人翻向对侧，背向照护人员。	翻身后根据需要可为老人拍背部。
		整理好老人的衣服，用软枕分别支托在老人的颈部凹陷处、背部、胸部，以保持体位的稳定与舒适。	观察体位是否舒适、正确，如有不适，应及时调整体位。
		嘱老人一上臂放胸前方枕上以支托上臂，另一手臂弯曲放于枕边，再将老人上腿弯曲下腿稍伸直，用一软枕垫于膝下。	如留有导管，翻身后检查导管有无折叠、扭曲，注意保持通畅。
照护后	妥善安置老人	整理老人的衣服、床铺使其平整并为老人盖好棉被，必要时加床档。	记录准确全面。
	记录	记录老人翻身的时间、体位、皮肤情况。	

2. 协助老人移至床边

照护流程		照护步骤	关键点提示
照护前	沟通	征询老人意愿，解释操作目的及注意事项，取得老人配合。	与老人沟通时注意语言清晰准确，语速适中，态度真诚和蔼。
	评估	了解老人身体状况及自理能力，配合程度。	
	准备	环境准备：清洁，关闭门窗，避免对流风。	如果老人身上留有胃管、尿管等导管，操作前应先将导管安置妥当。
		物品准备：小枕头、软枕、床杠和床档（根据需要准备）。	
		老人准备：老人有移至床边的意愿。	
照护中	协助老人移至床边	老人取仰卧位，将老人双手交叉置于腹部，将枕头自头部下移至肩下与上背部，以抬高老人的上半身。	照护时动作应轻、缓，以免引起老人不适。
		照护人员用手拉动枕头，用枕头将老人移向床边，再以双手移动老人的两腿，将头部的枕头放回原位。	不抬高老人，减少摩擦力及地心引力，以达到省力及减少不舒适。也可用两手环抱老人，将老人移向床边。
照护后	妥善安置老人	整理老人的衣服、床铺使其平整，必要时加床档和床杠。	如留有导管，操作后检查导管有无折叠、扭曲，注意保持通畅。
	记录	记录老人照护过程中出现的各种情况，注意观察老人的面色、呼吸。	

3. 协助老人床边坐起

照护流程		照护步骤	关键点提示
照护前	沟通	征询老人意愿，解释操作目的及注意事项，取得老人配合。	与老人沟通时注意语言清晰准确，语速适中，态度真诚和蔼。
	评估	了解老人身体状况及自理能力，配合程度。	
	准备	环境准备：清洁，关闭门窗，避免对流风。	一定要确认好老人是否有不适。
		物品准备：小枕头、软枕、床档。	
		老人准备：老人有坐起的意愿。	
照护中	协助老人床边坐起	将老人移至床边，拉上床档将床头抬高60°角（防止老人坠落）。	使用普通床具时，可使用棉被支撑老人背部，使其上身抬起。
		放下床档将老人双膝微屈，照护人员面向老人，两脚分开，双膝微屈，将一只手伸入老人颈肩下，另一只手托住老人腘窝处将老人扶起，照护人员利用身体作为转轴转身协助老人坐于床边。	也可不托住老人腘窝，而是托住小腿或者环抱老人双膝将老人扶起。
照护后	妥善安置老人	整理老人的衣服、床铺使其平整，加床档保护老人。	记录准确全面。
	记录	记录老人操作过程中出现的各种情况，注意观察老人的面色、呼吸、防范体位性低血压。	

4. 协助老人站立后下床

照护流程		照护步骤	关键点提示
照护前	沟通	征询老人意愿，解释操作目的及注意事项，取得老人配合。	与老人沟通时注意语言清晰准确，语速适中，态度真诚和蔼。
	评估	了解老人身体状况及自理能力，配合程度。	
	准备	环境准备：清洁，关闭门窗，避免对流风。	一定要确认好老人是否有不适。
		物品准备：轮椅，扶腰带。	
		老人准备：老人有下床的意愿。	
照护中	协助老人站立后下床	协助老人坐在床边，照护人员面对老人，老人用双手环抱照护人员的颈部。	双手合拢抱住老人腰部时，若老人体重较重，可给老人系上扶腰带，用双手拉住老人的腰带。
		照护人员两腿分开，双手合拢抱住老人腰部，固定住老人，照护人员将双脚分开夹住老人双腿，以膝盖抵住老人的膝部利用自身站立的动作协助老人站立后下床。	
照护后	妥善安置老人	老人站立后根据实际情况选择将老人安置于轮椅或者进行行走训练。	记录准确全面。
	记录	记录老人操作过程中出现的各种情况，注意观察老人的面色、呼吸、防范体位性低血压。	

（三）常见安全风险及处理办法

常见压疮原因	防止压疮措施
局部组织持续受压	定时翻身，解除局部组织持续受压
潮湿对皮肤的刺激	大小便失禁、出汗及分泌物多的老人应及时擦洗干净
全身营养不良	增进营养摄入，选择适合老人的食物
使用夹板衬垫不当，松紧不宜	衬垫应平整、松软适度，并严密观察局部状况及皮肤颜色

（四）知识拓展

1. 压疮的好发部位

压疮好发于受压和缺乏脂肪组织保护、无肌肉包裹或肌层较薄的骨隆突处。

（1）仰卧位：枕骨粗隆、肩胛部、肘、脊椎体隆突处、足跟、骶尾部。

（2）侧卧位：耳部、肩峰、肘部、髋部、膝关节的内外侧、内外踝。

（3）俯卧位：耳、颊部、肩部、女性乳房、男性生殖器、髂嵴、膝部、脚趾。

（4）坐位（半卧位）：坐骨结节。

2. 压疮的分期

（1）淤血红润期：局部皮肤受压或受到潮湿刺激后，出现暂时性循环障碍。

（2）炎性浸润期：红肿部位继续受压，血循环仍未得到改善，静脉回流受到阻碍，局部静脉出现淤血。

（3）溃疡期：静脉血回流严重受阻，局部淤血导致血栓形成，组织缺血、缺氧。

知识链接：压疮照护最新进展

1. 侧卧位30°现已作为有效预防压疮的方法被广泛应用。

2. 可喷康复新，干燥后，将诺氟沙星胶囊打开，把诺氟沙星粉撒在创面上，如创面干燥则不必天天换药，效果较好。

3. 对于已发生的压疮，过去普遍认为创面干爽清洁有利于愈合，目前则认为无菌湿润条件有利于创面上皮细胞形成，可促进肉芽组织生长和创面的愈合。

（王瑞丽）

第三节　休息与活动照护

休息与活动是人类生存和发展最基本的生理需要，同时也是维持人体健康，使机体处于最佳生理和心理状态的必备条件。通过适当的活动，机体可较好地适应内外环境的变化，增强体质，并且会使人精神焕发，增强自信。但只重视活动而不注意休息和睡眠，又容易超过身体的负荷能力，引起过度劳累、损伤或其他意外。老人相对来说需要较多的休息，照护人员应为老人创造一个良好的休息环境，并根据老人具体情况，协助和指导老人进行适当活动，预防各种并发症的发生。

一、休息

休息是指通过改变当前的活动方式，使身心放松，处于一种没有紧张和焦虑的松弛状态。休息包括身体和心理两方面，通过休息可以减轻疲劳，缓解紧张情绪。休息的方式因人而异，取决于个体的年龄、健康状况、工作性质和生活方式等因素。休息与活动、工作和劳动是相对而言的，休息并不意味着不活动，有时变换一种活动方式也是休息，如老人长时间躺着或坐着，可以坐起来，或站起来活动一下或散散步等。睡眠是最常见也是最重要的一种休息方式，睡眠质量的好坏直接影响老人休息的质量。

（一）休息的意义

充足的休息是维持老人身心健康的必要条件。休息可以减轻或消除疲劳，缓解精神紧张和压力，恢复体力和精力；同时可以促进机体的生理性调节，增强机体抵抗力。良好的休息有利于工作、生活和学习，缺少休息会使人疲倦、劳累、乏力、注意力不集中。

长期休息不良会使机体生理功能紊乱、抵抗力下降，甚至生病。

对于患病的老人，充足的休息是促进疾病康复的必需措施。休息可以减少机体的消耗，提高治疗效果，缩短病程；同时可以促进蛋白质的合成，利于组织修复。良好的休息有利于疾病的恢复，在卧位时，肝脏及肾脏的血流量会比站着时多50%，可以使脏器得到充足营养，利于组织的修复和器官功能的恢复。

（二）老人休息的条件

1. 生理上的舒适

身体感觉舒适是保证休息有效的重要条件，包括各组织器官功能良好；皮肤完整，无破损；身体各部位清洁，无异味；体位舒适，疼痛得到控制或减轻；无其他不适等。

2. 心理上的放松

老年人的心理和情绪状态也会影响休息的质量。情绪紧张和精神压力会导致睡眠形态改变。老年人心情放松、愉悦，没有焦虑、烦躁不安、抑郁、沮丧、依赖等情绪变化，能适应生活中各方面的压力时，有助于获得较好的休息效果。

3. 睡眠充足

充足的睡眠是休息的最基本条件，满足一定的睡眠时间，才能得到充分的休息。老年人所需要的睡眠时间一般为 6～8h，良好的睡眠状态表现为入睡快，能够在 10min 以内入睡；入睡后不容易被轻微声响惊醒；睡眠过程中没有或者少有起夜；早起精神好，起床容易；白天精力充沛，无明显的困倦感，无全身疲乏、注意力不集中等现象。

4. 环境适宜

环境是影响老人休息的重要因素之一，环境中的空间、温度、湿度、光线、色彩、空气、声音等，对老人的休息、疾病康复均有不同程度的影响。良好的环境能为老人休息提供保障，应该积极为老人营造一个和谐、舒适的环境。

（三）老人休息注意事项

1. 休息要注意质量

有效的休息应满足三个基本条件：生理的舒适、心理的放松和充足的睡眠。所以，一直让老人卧床或让老人少活动，并不能保证老人处于良好的休息状态，有时过多的限制会让老人感到不舒服甚至导致焦虑而妨碍休息的效果。

2. 避免卧床时间过长而导致并发症的发生

长时间卧床会导致运动系统功能障碍，甚至出现压疮、静脉血栓、坠积性肺炎等并发症，因此，应尽可能对老人的休息方式进行适当调整，尤其是长期卧床者，可以增加翻身活动和进行合适的床上运动。

3. 预防意外的发生

老人在改变体位时，要注意预防直立性低血压或跌倒等意外的发生。老人避免突然改变体位，如早上醒来时，不应立即起床，而需在床上休息片刻，伸展肢体，再准备起床。老人活动时的动作要慢，幅度要小，避免剧烈动作，没有头晕等不适表现，再进行下一个动作，尤其是晚上起夜时。起床时需要逐渐改变体位，醒后30s再坐起，坐起后30s再站立，站立30s后再行走；出现头晕、下肢无力、步态不稳、不能移动时，立即原地坐下或躺下，并呼喊别人来帮助。

4. 看书和看电视的注意事项

看书和看电视是一种休息方式，但时间不能太长，应适时地举目远眺或闭目养神来调节一下视力。看电视不应过近，避免光线的刺激引起眼睛的疲劳，看电视的角度也要合适，不宜过低或过高。看书和看电视坐时间长了，应该站起来活动活动或外出散步，也可以听一听音乐、下下棋等。

（四）老人的睡眠

1. 老人睡眠特点

睡眠是周期发生知觉的特殊状态，睡眠时对周围环境可相对地不作出反应。睡眠时许多生理功能都会发生变化，如嗅、视、听、触等感觉功能暂时减退，骨骼肌反射运动和肌张力减弱，同时伴有一系列自主神经功能的改变，表现为血压下降、心率减慢、体温下降、代谢率降低、呼吸变慢等。个体在睡眠中对特殊刺激会产生选择性的知觉，甚至被惊醒，而个体是否被惊醒，与刺激来源的音量、强度及刺激源对其是否有特殊意义有关，例如老人因为生理机能减退常常有起夜上厕所的问题。

睡眠是人重要的生理需要之一，也是休息的一种重要形式，睡眠不仅可以使个体消除疲劳，更好地恢复精力和体力，还对脑发育和记忆信息在脑内的加工及激素的分泌有重要作用。对于生病的老人，充足的睡眠则可以促进机体康复。睡眠由两种不同时相组成，一是慢波睡眠，二是快波睡眠，睡眠过程中两个时相相互交替。慢波睡眠又称非快速动眼睡眠，特点是伴有慢眼球运动，全身肌肉松弛，但肌肉仍保持一定的紧张度。此期睡眠可分为入睡期、浅睡期、中度睡眠期、深度睡眠期四个时期，生命体征与新陈代谢逐渐减慢，全身肌肉逐渐松弛，有利于个体体力的恢复。在深度睡眠期，身体完全放松、无法移动、极难被唤醒，基础代谢率进一步下降，分泌大量生长激素，加速受损组织修复。快波睡眠又称快速动眼睡眠或异相睡眠，特点是身体各种感觉比慢波睡眠时进一步减退，肌肉几乎完全松弛，可有间断阵发性表现，如眼球快速运动、血压升高、心率加快、呼吸加快且不规则等，有利于精力恢复，对精神和情绪上的平衡十分重要。很多老人容易在快波睡眠时发作某些疾病，如心绞痛、哮喘等，可能与快波睡眠出现的间断阵发性表现有关。

随着年龄的增长，大脑皮质功能减退，新陈代谢减慢，体力活动减少，老人的睡眠潜伏期延长，睡眠中觉醒次数和时间增加，深睡眠明显减少，熟睡眠较差，快动眼睡眠减少，老人实际的睡眠时间也随之减少。60～80岁的健康老人就寝时间平均为7～8h，但睡眠时间平均为6～7h。有许多因素如疾病导致的疼痛、呼吸困难、情绪变化、环境改变、夜尿频繁等，均可影响老人的睡眠质量，甚至导致失眠。睡眠质量下降则可直接影响老人的身体状况，导致烦躁、精神萎靡、食欲减退、疲乏无力，甚至疾病的发生。

2.老人睡眠的一般照护

在日常生活中可采用以下措施来改善老人的睡眠质量，以确保获得良好的休息。

（1）评估

对老人进行全面的评估，找出其睡眠质量下降的原因并进行对因处理。

（2）提供良好的睡眠环境

为老人提供一个安静、舒适、整洁和安全的睡眠环境。对于行动不便的老人，在睡前将所需物品，如水杯、痰桶、便器等放置于适宜位置。老人的体温调节能力差，室内温湿度要适宜，夏季室内温度保持在22～24℃，冬季室温可在18～22℃，相对湿度夏季60%～70%、冬季55%～65%为宜。

窗户选用遮光性较好的深色窗帘以遮挡室外光线射入，在老人睡前关闭大灯，根据老人需要可适当开启壁灯或地灯。墙壁颜色淡雅，可避免老人过度兴奋或焦虑。老人睡眠易受声、光的影响，居住环境要保持安静，光线要暗，必要时可以使用隔音设备。选择软硬适中的床及枕头，保持床褥的干净整洁。老人睡前，卧室适当通风换气，避免空气污浊或异味影响老人睡眠。

（3）帮助老人养成良好的睡眠习惯

老人的睡眠存在个体差异，为了保证白天的正常活动及社交，使其生活符合人体的生物节律，应养成早睡早起和午睡的习惯。对于已养成的不良睡眠习惯，不能强迫立即纠正，需要多解释并进行引导，使其睡眠时间尽可能正常化。限制白天的睡眠时间在1h左右，同时注意缩短卧床的时间，以保证夜间睡眠的质量。

（4）排除影响睡眠的不良因素

晚餐宜清淡，避免吃得过饱，睡前不饮用咖啡、茶、酒或大量水，不吸烟、不看刺激性的电视节目、不用脑过度或过度思虑，提醒老人在入睡前如厕，以免夜尿增多而干扰睡眠。情绪对老人的睡眠影响很大，由于老人思考问题比较专一且比较固执，遇到问题常常会反复考虑而影响睡眠，特别是内向型的老人。所以调整老人的睡眠，首先要调整其情绪，进行必要的心理护理，以减轻其压力，稳定情绪。对可能造成情绪波动的一些问题和事情不宜在晚间告诉老人。

（5）指导老人促进睡眠的方法

向老人宣传规律锻炼对减少应激和促进睡眠的重要性，指导其坚持参加力所能及的日间活动，晚餐后进行轻微的活动或散步，睡前用温水泡脚、听轻音乐等。

（6）遵医嘱使用镇静剂

有些老人因入睡困难而自行服用镇静剂，镇静剂可帮助睡眠，但也有很多副作用，如抑制机体功能、降低血压、影响胃肠道蠕动及意识活动等，因此应尽量避免选用药物帮助老人入睡，必要时可在医生指导下根据其具体情况选择合适的药物。

3. 睡眠呼吸暂停综合征

（1）概念

睡眠呼吸暂停综合征（SAS）是以睡眠中呼吸反复停顿为特征的一组综合征，临床表现为时醒时睡，并伴有动脉血氧饱和降低、低氧血症、高血压及肺动脉高压。睡眠呼吸暂停综合征被认为是高血压、冠心病、脑卒中的危险因素，且与夜间猝死关系密切。

（2）诊断标准

睡眠呼吸暂停综合征的诊断标准是：每晚 7h 睡眠过程中，鼻或口腔气流暂停每次超过 10s，暂停发作超过 30 次以上（或每小时睡眠呼吸暂停超过 5 次以上，老人超过 10 次以上）。

（3）原因

睡眠呼吸暂停综合征多发生于老人，其主要原因有：

①肥胖老人，上呼吸道脂肪堆积，睡眠时咽部肌肉松弛，咽部活动减少，使上呼吸道狭窄或接近闭塞，而出现呼吸暂停。

②老人中枢神经系统调节功能减低、化学感受器对低氧和高碳酸血症的敏感性降低、中枢神经系统对呼吸肌的支配能力下降以及呼吸肌无力等易发生呼吸暂停。

（4）照护措施

①一般护理：老人尤其是肥胖者易出现 SAS，故应增加活动、控制饮食，以达到减肥的目的；养成侧卧睡眠习惯，不使气道狭窄加重；睡前应当避免饮酒和服用镇静、安眠药。

②积极治疗有关疾病，如肥胖症、扁桃体肥大、黏液性水肿、甲状腺肿大等。

③根据老人情况指导选用合适的医疗器械装置，如鼻扩张器适用于鼻前庭塌陷者，可改善通气；舌后保持器可防止舌后坠而引起的气道阻塞。

④根据老人情况指导选用合适的药物，包括呼吸刺激剂以及增加上气道开放的药物。

4. 阿森斯失眠自测量表

阿森斯（AthensAIS）失眠量表是主要用于自我评定睡眠质量的量表。应对老人过去 1 个月的睡眠情况进行评估，记录其每星期至少发生 3 次的项目。

阿森斯失眠自测量表

项目		分值
1. 入睡时间（关灯后到睡着的时间）	A. 没问题	0 分
	B. 轻微延迟	1 分
	C.显著延迟	2 分
	D. 延迟严重或没有睡觉	3 分
2. 夜间苏醒	A. 没问题	0 分
	B. 轻微影响	1 分
	C. 显著影响	2 分
	D. 严重影响或没有睡觉	3 分
3. 比期望的时间早醒	A. 没问题	0 分
	B. 轻微提早	1 分
	C.显著提早	2 分
	D. 严重提早或没有睡觉	3 分
4. 总睡眠时间	A. 足够	0 分
	B. 轻微不足	1 分
	C. 显著不足	2 分
	D. 严重不足或没有睡觉	3 分
5. 总睡眠质量（无论睡多长）	A. 满意	0 分
	B. 轻微不满	1 分
	C. 显著不满	2 分
	D. 严重不满或没有睡觉	3 分
6. 白天情绪	A. 正常	0 分
	B. 轻微低落	1 分
	C.显著低落	2 分
	D. 严重低落	3 分
7. 白天身体功能（体力或精神，如记忆力、认知力和注意力等）	A. 足够	0 分
	B. 轻微影响	1 分
	C. 显著影响	2 分
	D. 严重影响	3 分
8. 白天思睡	A. 无思睡	0 分
	B. 轻微思睡	1 分
	C. 显著思睡	2 分
	D. 严重思睡	3 分
评分标准： 总分小于 4 分：无睡眠障碍；总分在 4～6 分：可疑失眠；总分在 6 分以上：失眠。		

二、活动

生命在于运动，活动刺激是人最基本的一种需求。人体的活动与其生理功能和新陈代谢等存在着密切的联系，可以使机体在生理、心理及社会各方面获得益处，坚持活动是促进人类健康长寿的重要手段。活动能力是与生俱来的，是个体维持身心健康的最基本条件。由于疾病的影响，人的活动能力可能会下降或丧失，从而引发健康问题。老人的活动能力与其生活空间的扩展程度密切相关，进而可影响其生活质量。了解影响老人活动的因素，评估老人的活动能力，选择适合老人的活动方式，指导和协助老人活动是日常生活照护的重要内容。

（一）活动的意义

活动可促进人体的新陈代谢，使组织器官充满活力，而且能增强和改善机体的功能，从而延缓衰老。老人活动减少，往往会影响机体各系统的生理功能及心理状态，无论是对疾病的恢复还是情绪状态的稳定，都会带来不好的影响。例如，长期卧床的老人，在躯体方面会产生压疮、坠积性肺炎、肌肉萎缩、便秘等并发症；在心理方面会产生焦虑、自卑、抑郁等问题，使老人的日常生活能力、社交能力、自我概念等受到影响。适当的运动有助于缓解心理压力，促进身心放松，有助于睡眠，并能减慢老化过程和慢性疾病的发生。

1.心血管系统

活动可促进血液循环，提高机体氧合能力，加快血流速度，增加心输出量，增强心肌收缩能力，改善心肌缺氧情况，促进冠状动脉侧支循环，增加血管弹性。此外，活动还可以降低血液中的胆固醇含量，促进脂肪代谢，预防动脉硬化和高血压。因此，活动可预防和延缓老年心血管疾病的发生和发展。

长期卧床的老人全身肌肉张力和神经血管反射降低，影响血液回流，容易发生体位性低血压，由卧位突然直立时，血管无法适应神经血管的反射，处于扩张状态，致使血液滞留在下肢，造成血压突然下降，脑供血不足，出现眩晕等低血压症状；长期卧床还容易引起静脉血栓病变，主要累及四肢浅静脉或下肢深静脉，老人卧床时间越长，发生血栓的危险性越高，特别是肥胖、脱水、贫血及休克的卧床老人发生率更高。

2.呼吸系统

活动可提高胸廓活动度，增加肺活量，改善呼吸功能，使更多的氧气进入机体与组织交换，保证脏器和组织的需氧量。此外，运动可使呼吸加深加快，改善肺组织的收缩和膨胀，延缓老人肺组织纤维化的进程。

长期卧床老人呼吸道内堆积大量黏液，使气道内纤毛排除异物功能下降，同时由于老人虚弱，无力咳出，大量痰液因重力作用流向肺底，容易发生肺部感染，导致坠积性肺炎；长期卧床老人身体虚弱，无力作有效深呼吸；胸部扩张受限，使有效通气减少；同时肺部排除异物功能下降，使分泌物增多，影响气体正常交换，可导致二氧化碳潴留。

3. 消化系统

老人由于活动量的减少和疾病的消耗，会出现食欲不振、营养不良。适当活动可促进胃肠道的蠕动，改善胃肠道的血液循环，增强消化液的分泌，有利于消化和吸收并可以预防便秘；同时，促进机体的新陈代谢，改善肝与肾的功能，减少体内脂肪组织堆积，保持合适的体重，避免肥胖。

4. 神经系统

可通过肌肉活动的刺激，协调大脑皮质兴奋和抑制过程，促进细胞的供氧能力，也可维持老人运动的协调性和灵活性，尤其是对从事脑力工作的老人，活动可有利于智能的发挥，有助于休息与睡眠，解除大脑疲劳。

5. 肌肉骨骼系统

运动可以维持肌量，使肌肉纤维变粗，保持良好的肌张力，也可使老人骨质密度增厚，韧性和弹性增加，延缓骨质疏松的发生，加固关节，增强运动系统的强度和耐力，增加关节的灵活性，预防和减少老年性关节炎的发生。

6. 其他

活动可以增强机体的免疫功能，提高机体抗病能力，对于患有糖尿病的老人来说，活动可以维持血糖稳定。此外，活动可以调节积极的情绪，缓解老人的心理压力。

总之，活动对人体各个系统的功能都有促进作用，有利于智能和体能的维持和促进，可以预防身心疾病的发生。

（二）影响老人活动的因素

1. 心血管系统

（1）最快心率下降

经研究发现，当老人做最大限度的活动时，其最快心率要比成年人低。一般来说，老人的最快心率大约是 170 次 /min。这是因为老人的心室壁弹性比成年人差，导致心室的再充填时间延长。

（2）心搏出量下降

当老人增加其活动量时，血管因老化而弹性变差，血管扩张和收缩能力下降，引起回心血量减少，造成心搏出量减少。

（3）心输出量下降

老人因心排血量减少，最大搏出量减少，当其在最大活动量时，可导致心输出量无法上升到预期值。

（4）最大耗氧量下降

经研究发现，老人活动时的最大耗氧量会下降，且会随着年龄的增长而递减，可能因为老人身体功能受限而造成长期的活动量减少。

2. 神经系统

老人神经系统的改变多种多样，但是对其活动的影响程度却因人而异，如对某些老人可能造成功能受限，对另外一些老人可能造成严重的损伤。老化会造成脑组织血流减少、大脑萎缩、运动纤维丧失、神经传导速度变慢等，导致对事情的反应时间或反射时间延长，这些都会从老人的姿势、平衡状态、运动协调及步态中看出来。此外，老人因为前庭器官过分敏感，可导致对姿势改变的耐受力下降及平衡感缺失，所以老人应注意活动的安全性。

3. 肌肉骨骼系统

肌细胞因老化而减少，再加上肌张力下降，使老人的骨骼支力下降，活动时容易跌倒。老化对骨骼系统的张力、弹性、反应时间以及执行功能等都存在负面的影响，这是造成老人活动量减少的主要原因之一。

4. 其他

老人常患有多发性的慢性病，使其对于活动的耐受力下降，如帕金森病对神经系统的侵犯可造成步态的迟缓及身体平衡感的丧失；骨质疏松症可造成活动受限，且容易跌倒造成骨折等损伤。此外，老人还可能因为孤独、抑郁、自我满意度低、所服用药物的作用或副作用、疼痛等原因而不愿意活动。不仅如此，随着科学技术的发展，消耗自身热量的活动越来越少，如由于时间和空间的限制，通过电视看比赛比直接参与运动更普遍；电梯的使用减少了爬楼梯的机会等。因此，适当安排一些体育活动是维持良好身体状况的必要途径。

（三）老人活动能力的评估

尽管活动对老人的健康有益，但如果活动不当就会对身体造成危害，有时甚至会危及生命。因此，照护人员需要对老人的活动能力进行评估。

1. 评估一般资料

评估的一般资料包括老人的年龄、性别、文化程度、职业等。年龄决定机体对活动的需要及耐受程度。性别使运动方式及运动强度产生区别。文化程度和职业，可以帮助照护人员分析和预测其对活动的态度和兴趣。

2. 了解老人现存的生活状态

通过对老人日常活动情况的评估来判断其活动能力。

日常生活活动评估表

项目	评分	说明
1. 进食： 指用餐具将食物由容器送到口中、咀嚼、吞咽等过程	□分	10分，可独立进食（在合理的时间内独立进食准备好的食物）
	□分	5分，需部分帮助（进食过程中需要一定帮助，如协助把持餐具）
	□分	0分，需极大帮助或完全依赖他人，或有留置营养管
2. 洗澡	□分	5分，准备好洗澡水后，可自己独立完成洗澡过程
	□分	0分，在洗澡过程中需他人帮助
3. 修饰： 指洗脸、刷牙、梳头、刮脸等	□分	5分，可自己独立完成
	□分	0分，需他人帮助
4. 穿衣： 指穿脱衣服、系扣、拉拉链、穿脱鞋袜、系鞋带	□分	10分，可独立完成
	□分	5分，需部分帮助（能自己穿脱，但需他人帮助整理衣物、系扣/鞋带、拉拉链）
	□分	0分，需极大帮助或完全依赖他人
5. 大便控制	□分	10分，可控制大便
	□分	5分，偶尔失控（每周<1次），或需要他人提示
	□分	0分，完全失控
6. 小便控制	□分	10分，可控制小便
	□分	5分，偶尔失控（每天<1次，但每周>1次），或需要他人提示
	□分	0分，完全失控，或留置导尿管
7. 如厕： 包括去厕所、解开衣裤、擦净、整理衣裤、冲水	□分	10分，可独立完成
	□分	5分，需部分帮助（需他人搀扶去厕所、需他人帮忙冲水或整理衣裤等）
	□分	0分，需极大帮助或完全依赖他人
8. 床椅转移	□分	15分，可独立完成
	□分	10分，需部分帮助（需他人搀扶或使用拐杖）
	□分	5分，需极大帮助（较大程度上依赖他人搀扶和帮助）
	□分	0分，完全依赖他人
9. 平地行走	□分	15分，可独立在平地上行走45m
	□分	10分，需部分帮助（因肢体残疾、平衡能力差、过度衰弱、视力等问题，在一定程度上需他人搀扶或使用拐杖、助行器等辅助用具）
	□分	5分，需极大帮助（因肢体残疾、平衡能力差、过度衰弱、视力等问题，在较大程度上依赖他人搀扶，或坐在轮椅上自行移动）
	□分	0分，完全依赖他人
10. 上下楼梯	□分	10分，可独立上下楼梯（连续上下10～15个台阶）
	□分	5分，需部分帮助（需他人搀扶，或扶着楼梯、使用拐杖等）
	□分	0分，需极大帮助或完全依赖他人
日常生活活动总分	□分	上述10个项目得分之和
日常生活活动分级	□级	0 能力完好：总分100分 1 轻度受损：总分65～95分 2 中度受损：总分45～60分 3 重度受损：总分≤40分

3. 进行基本的体格检查

基本的体格检查包括心血管系统、神经系统、肌肉骨骼系统等，特别是对老人的协调情况和步态进行检查，了解其对活动产生的影响。

（1）心肺功能状态评估

活动会增加机体对氧的需要量，机体出现代偿性心率呼吸加快，血压升高，给呼吸和循环系统带来压力和负担；老人有循环系统或呼吸系统疾病时，不恰当的活动会加重原有疾病，甚至会发生心搏骤停。因此，活动前应评估血压、脉搏、呼吸等指标，根据心肺功能确定活动负荷量的安全范围，并根据病人反应及时调整活动量。

（2）骨骼肌肉状态评估

机体若要完成日常的各种活动，除具有健康的骨骼组织以外，还应具有良好的肌力。肌力评估可以通过个体收缩特定肌肉群的能力来判断，肌力程度一般分为6级：

0级：完全瘫痪、肌力完全丧失

1级：可见肌肉轻微收缩但无肢体运动

2级：肢体可移动位置但不能抬起

3级：肢体能抬离床面但不能对抗阻力

4级：能作对抗阻力的运动，但肌力减弱

5级：肌力正常

（3）关节功能状态评估

评估关节功能状况时要根据疾病和卧床对关节的具体影响进行评估，通过老人自己移动关节的主动运动和照护工作者协助老人移动关节的被动运动，观察关节的活动范围有无受限，是否僵硬、变形，活动时关节有无响声或疼痛不适。

4. 评估老人社会心理状况

心理状况对活动的完成具有重要影响。如老人情绪低落、焦虑，对活动缺乏热情，甚至产生厌倦或恐惧时，会严重影响活动的进行及预期效果。若老人心境开朗，对各种活动积极热情，对疾病的治疗充满信心，则会很好地完成各种活动。另外，老人家属的态度和行为也会影响老人的心理状态，照护人员应指导家属给予老人充分的理解和支持，帮助其建立广泛的社会支持系统。

5. 其他

（1）了解老人目前的用药情况，作为活动后用药的参考。

（2）了解老人的活动史，包括目前的活动程度、过去的活动习惯、对活动的态度和有关知识等内容。

（3）了解老人活动前后的情况，如活动前是否作热身运动，活动后是否缓慢停止等。

（4）评估老人的兴趣爱好及目前活动耐受力，与老人共同制订其感兴趣的和个性化的活动计划，并随时根据其对这一计划的适应状况而进行调整。

（5）每次给予新的活动内容时，都应评估老人对该项活动的耐受性，是否出现间歇性跛行、异常心率、疲惫不堪及呼吸急促等情况。

（6）评估老人活动的环境是否便利和安全。

（四）老人活动的指导

1. 老人的活动种类和强度

老人的活动种类和强度可根据个体能力和身体状况来选择。

（1）老人的活动种类

老人的活动种类可分为日常生活活动、家务活动、职业活动和娱乐活动四种。对于老人来说，日常生活活动和家务活动是最基本的生活活动，职业活动是属于发展自己潜能的有益活动，娱乐活动则可以促进老人的身心健康。比较适合老人锻炼的项目应是动作缓慢柔和，可使全身各关节和肌肉都得到活动，活动量易于调节且简便易学，以低、中强度的有氧运动为主，如散步、慢跑、游泳、跳舞、球类运动、医疗体育、太极拳与气功等。

（2）老人的活动强度

锻炼要求有足够而又安全的活动强度，这对于患有心血管疾病、呼吸系统疾病及其他慢性疾病的老人尤为重要。运动时的最高心率可反映机体的最大吸氧力，而吸氧力又是机体对运动量负荷耐受程度的一个指标，所以可通过心率情况来控制运动量。最简单方便的监测方法是以运动后心率作为衡量标准，即运动后最适宜心率（次/min）=170-年龄。身体健壮的老人可用：运动后最适宜心率（次/min）=180-年龄。计算运动时心率一般采取测10s心率乘以6的方法。

观察活动强度是否适合，除了采取客观监测的同时，还应结合自我感觉进行综合判断，其方法有：运动后的心率达到最适宜心率；运动时身体不发热或不出汗，脉搏次数不增或增加不多，运动结束后在3min内心率恢复到运动前水平，则表明运动量较小、强度不够，应加大运动量、增加活动强度；运动时全身有热感或微微出汗，在3～5min之内恢复到运动前水平，同时运动后感到轻松或稍有疲劳，食欲增加，睡眠良好，精神振作，则表明运动适宜，强度适当，效果良好；运动后感到很疲乏、头晕、气促、胸闷、心悸、食欲减退、睡眠不良，而在10min以上才能恢复者，则表明活动强度太大，应适当降低运动强度；如果在运动中出现严重的胸闷、气喘、心绞痛或心率反而减慢、心律失常等情况应立即停止运动，并及时就医。

2. 老人活动的原则

（1）正确选择运动项目和运动量

老人可以根据自己的年龄、体质、场地条件，选择适当的运动项目，并控制好适当的运动量。活动的设计应符合老人的兴趣并且是在其能力范围内，而活动目标的制订则必须考虑到他们对自己的期望，这样制订出来的活动计划老人才会觉得有价值而容易坚持。

（2）保持脊柱的正常生理弯曲和各关节的功能位置

脊柱对行走、跑跳时产生的震动具有缓冲作用，并对脊髓和脑组织起着重要的保护作用。长期卧床老人由于缺乏活动，或长时间采取不适当的被动体位或强迫体位，脊柱会受压变形，失去正常的生理弯曲及功能，出现局部疼痛、肌肉僵硬等症状。因此，应注意在老人颈部和腰部用软枕支托，如病情允许，应经常变换体位并给予背部按摩，促进局部血液循环。同时指导老人增强腰背肌的锻炼，保持脊柱的正常生理功能和活动范围，防止关节畸形和功能丧失。

（3）循序渐进

参加运动绝不能急于求成，而应有目的、有计划、有步骤地进行，要日积月累，这样才能取得满意的运动效果，而偶尔剧烈运动反而有损健康。因为偶尔运动者其体内的氧气比长期坚持适宜运动的人要多，随着呼吸频率加快，各种组织代谢加快耗氧量骤增，容易破坏人体正常的新陈代谢过程，造成细胞的衰老而危害机体。此外，断断续续的无规律运动还将导致免疫系统受到明显抑制，为保证机体对运动有一个逐步适应的过程，所以应先选择不费力的活动开始，再逐渐增加运动的量、时间、频率，并且每次给予新的活动内容时，都应该评估老人对于此项活动的耐受性。因此，老人的活动量应由小到大，动作由简单到复杂，由慢到快，时间要逐渐增加。如开始锻炼时运动量宜少，待适应后再逐渐增加。经过一段时间的运动锻炼后，如果运动时感到发热、微微出汗，运动后感到轻松、舒畅、食欲及睡眠均好，说明运动量适当，效果良好，就要坚持下去。

（4）持之以恒

通过锻炼增强体质、防治疾病，要有一个逐步积累的过程，并且取得疗效以后，仍需坚持锻炼，才能保持和加强效果。因此，要想通过体育锻炼取得良好的效果，必须持之以恒，绝不能"三天打鱼，两天晒网"。最好是每日锻炼，合理地安排好时间，养成按时锻炼的良好习惯。

（5）因人而异

像医生为患者治病一样，一张处方不一定适合所有患者。由于各方面的原因，老人的运动处方也不会完全一致。

①年龄不同：如果让 60 ～ 90 岁的老人采用同一项运动项目、同样强度的运动量进行锻炼，显然是不合适的。

②性别不同：一般来讲，男性体力比女性要好一些，运动量也该大一些。

③健康状况不同：老人身体有强有弱，即使同一年龄的老人，身体状况也有所不同，有些老人甚至患有慢性疾病。因此，在选择运动项目、锻炼方法、运动量等方面也不应完全相同。

④工作性质不同：脑力劳动者比体力劳动者需要多参加运动锻炼。体力劳动者，由于工作的不同造成身体的各个部位发展不平衡，更应该采取有针对性的锻炼。

⑤锻炼基础不同：有些老人从少年或中年时就开始锻炼，因此所选择的运动项目、锻炼方法、运动量等，也要有所不同。

⑥兴趣爱好不同：应根据每个老人的兴趣爱好选择合适的运动项目，这样不仅容易坚持，而且锻炼效果也会好些。

（6）运动时间

老人运动的时间以每日1～2次，每次30min左右，一天运动总时间不超过2h为宜，确实有困难时，每周锻炼不少于3次，每次30min左右即可。并要注意以下几点：

①运动时间不宜早：通常人们以为早晨锻炼好，其实不然。早晨锻炼时，心率与血压的升幅较傍晚明显升高，会对健康构成潜在威胁。傍晚锻炼可使体内化解血栓的能力增加39%，而早晨跑步反而可使血栓形成的危险增加6%。初春，晨间气温低、湿度大、雾气重，室内外温差悬殊，人体骤然受冷，容易患伤风感冒可使哮喘、慢性支气管炎、肺心病等病情加重，因此老人应在太阳初升后外出锻炼为宜。此外，由于冬季清晨雾多，污染物会通过呼吸道进入人体，因此冬季忌晨练。另据美国科学家研究认为16时至18时是体育锻炼的最佳时间，专家指出：无论是人的体力发挥，还是身体的适应能力，都以下午接近黄昏的时候为宜。在这段时间内，人的听觉、视觉等感官最敏锐，全身的协调能力最强，尤其心率与血压均较低且平稳，从而最适合锻炼。

②运动不宜空腹：对于老人来说，空腹运动实在是一种潜在的危险。老人不进食就进行运动，热量不足，再加上体力的消耗，会使大脑供血不足，最常见的症状就是头晕，严重的会感到心慌、腿软、站立不稳，心功能不太好的老人会突然摔倒甚至猝死。因此，运动前应喝些热饮，如牛奶、蛋汤、咖啡、麦片等，以补充水分，增加热量和血容量，加速血液循环，防止脑血管意外的发生。如果在饭前锻炼，至少要休息30min，才能用餐。如果在饭后则不宜立即运动，至少休息1h才能锻炼，因为运动可减少对消化系统的血液供应及兴奋交感神经而抑制消化功能，从而影响消化吸收，甚至导致消化系统疾病。

（7）运动场地与气候

运动场地尽量选择空气新鲜、安静清幽的公园、庭院、湖滨等地，如果在工厂和住宅区锻炼，应注意远离正在排烟的烟囱，并避免在高架桥下锻炼，注意应在上风向运动；注意气候变化，夏季户外运动要防止中暑，冬季则要防跌倒和感冒。

（8）自我监护

活动锻炼要求有足够而又安全的活动量，这对患有心血管疾病、呼吸系统疾病和其他慢性疾病的老人尤为重要。自我监护可结合活动的适宜心率和自我感觉综合判断。

（9）运动的注意事项

①运动的服饰要合适：所穿衣裤要宽松和舒适，最好是穿运动服，冬季要注意衣服

的增减。运动鞋的选择应大小合适、穿着舒适，鞋底软、防滑、有弹性，鞋帮稍有硬度，有利于保护踝关节又便于活动，患有糖尿病的老人更应注意鞋的选择，保护好足部，避免损伤。

②运动前和运动后的活动：注意运动前不应喝含咖啡因的饮料，以免运动时心率增加过快。运动前应排便，因运动时会出汗，身体损失水分后，会自然地从肠道中吸收部分水分，这样就会促使粪便变得干结而不易排出，随着水分的吸收，有可能也吸收回一些存在于粪便中已被分解出来的毒素，久而久之就会给身体健康带来危害。运动前要作 5～10min 的准备活动，轻柔地活动躯体，扭动腰部，放松肌肉，活动关节，以提高运动的兴奋性，缓解肌肉松弛、关节韧带僵硬、四肢功能不协调，防止因骤然锻炼而诱发意外伤害。运动后不宜立即停下蹲坐休息，应该逐渐放松，作慢步走、甩手等活动，直到心率降至比静息状态下的心率高 10～15 次/min 为止；运动后不要立即洗热水澡，以防虚脱与晕倒；不宜立即大量饮水、啤酒，吃饭，吹风或用空调，游泳。

③不宜练腿功：人到老年，整个骨质变得疏松、脆弱而无弹性，承受能力随着年龄的增长大大降低。同时，肌肉、韧带也都趋于萎缩和僵化，肌纤维缩短，韧带松弛变长。稍有不慎，一旦跌倒，不仅有发生骨折、脱臼的危险，而且还可能在顷刻间导致颅内出血、半身不遂、偏瘫、全瘫甚至死亡的意外。

④不宜露：活动时不要顶风跑，更不宜脱衣露体锻炼。当感到太热出汗时，运动强度可小些，速度慢些或休息一会儿，千万不可忙于脱衣服，让寒风直吹，这样寒气侵袭，易使老人致病。

⑤注意呼吸方式：运动时要用鼻子吸气，因为空气经鼻吸入，鼻毛可挡住灰尘，鼻腔黏膜可调节空气的温度和湿度。同时呼吸要自然，因为憋气时胸腔内的压力大，不利于血液流至心脏。

⑥夏天锻炼防中暑：避免在 11：00～16：00 等炎热的时间内进行锻炼，减少外界的高温直接辐射在身体上。室外锻炼时要戴遮阳的白帽或用树枝、竹叶编成的凉帽；宜穿白色或淡色、透气性能好、服质柔软、宽松和整洁的运动服。在运动过程中要增加间歇次数，每次 10～15min，并设法在阴凉、安静处休息，锻炼时间不宜过长。间歇时可饮淡盐水或清凉祛暑的饮料，如绿豆汤、果汁、金银花水等。若锻炼中出现中暑症状，应立即终止运动，将老人转移到阴凉通风处，呼吸新鲜空气，脱去运动服，松解衣扣，并在额头部或腋下进行冷敷。对头晕、头痛、恶心的老人可服用藿香正气水等祛暑药物，也可配合刮痧治疗；重度中暑应直接送医院医治。

⑦异常情况应及时就诊：年老体弱、患有多种慢性病的老人，运动中出现胸闷、心慌、气促或全身不适等情况，应及时请医生检查，并根据医生建议实施运动，以免发生意外。

⑧遇到下列情形之一应暂停锻炼：体温过高，如感冒、急性扁桃体炎等症状；各种内脏疾病的急性发作阶段；身体某一部位具有出血倾向者；运动器官外伤未愈时（功能恢复锻炼除外）；各种传染性疾病未愈时；运动前或运动中出现有头晕、胸痛、心悸、面色苍白、盗汗等情况；平时有心绞痛或呼吸困难；精神受刺激、倾向激动或悲伤时，应暂停锻炼。

⑨体力劳动不能完全取代运动锻炼：体力劳动仅是部分肢体参加的紧张性、强制性的运动，而体育锻炼是全身关节、肌肉参与的协调性运动。因此，除了进行体力劳动之外，还应进行体育锻炼。

（五）关节活动度练习

关节活动范围（ROM）是指关节运动时所通过的运动弧，常以度数表示，也叫关节活动度，是衡量一个关节活动量的尺度。

在运动中，当平衡发生变化时，人体通过三种调节机制或姿势性协同运动模式来应变，包括踝调节机制、髋调节机制及跨步调节机制。踝调节机制：是指人体以踝关节为轴进行前后转动或摆动（类似钟摆运动），以调整重心，保持身体的稳定性。髋调节机制：是指人体通过髋关节的屈伸活动，使身体重心重新回到双足范围内，调整身体重心和保持平衡。随着年龄增长与疾病影响，老人关节功能退化，关节活动范围减小，直接影响老人对自身运动的控制，使协调和平衡稳定能力下降，容易跌倒。

关节活动度练习简称 ROM 练习，是根据每一特定关节可活动的范围，通过应用主动或被动的练习方法，维持关节正常的活动范围，恢复和改善关节功能的锻炼方法。

1. 关节活动度练习的目的

（1）维持关节活动度。

（2）预防关节僵硬、粘连和挛缩。

（3）促进血液循环，有利于关节营养的供给。

（4）恢复关节功能。

（5）维持肌张力。

2. 关节活动度练习的分类

（1）主动性 ROM 练习

主动性 ROM 练习指老人可以独立完成全关节范围运动。老人消耗自己的能量来移动身体各部分，既可维持关节功能，又可维持肌肉力量。适用于躯体能够移动的老人。

（2）被动性 ROM 练习

被动性 ROM 练习指老人依靠照护人员才能完成的全范围关节运动。对于活动受限的老人，应尽早开始 ROM，每天 2～3 次，可在为老人进行清洁护理、翻身和更换卧位时同时完成。

3. 关节活动度练习的照护方法

（1）各关节活动形式的注释

动作	定义
屈曲	关节弯曲或头向前弯
伸展	关节伸直或头向后弯
伸展过度	超过一般的范围
外展	远离身体中心
内收	移向身体中心
内旋	转向中心
外旋	自中心向外旋

（2）各关节活动形式和范围

部位	屈曲	伸展	过伸	外展	内收	内旋	外旋
脊柱	颈段前屈35°	后伸35°			左右侧屈30°	旋转120°	
	腰段前屈45°	后伸20°			左右侧屈30°	旋转90°	
肩部	前屈135°	后伸45°		90°	45°	135°	45°
肘关节	150°	0°	5°～10°				
前臂						旋前80°	旋后100°
腕关节	掌屈80°	背伸70°		桡侧偏屈30°		尺侧偏屈50°	
指关节	掌指关节90°；近侧指间关节120°；远侧指间关节60°～80°				45°		
髋	150°	0°	15°	45°	30°	40°	60°
膝	135°	0°	10°				
踝关节	背屈25°	跖屈45°					

（3）关节活动度练习操作方法

照护流程		照护步骤	关键点提示
照护前	核对解释	解释关节运动目的及方法。	与老人沟通，取得合作。
	操作准备	帮助老人穿上宽松衣服；调节床至合适高度，移开床边椅，盖被折向床尾。	便于老人活动和操作。
照护中	调整体位	老人取自然放松姿势，面向照护人员；抬起老人手足，移动自身重心。	使老人尽量靠近照护人员；尽量用足部力量，减少疲劳。
	活动关节	了解老人原来关节活动程度，并比较两侧关节的活动。操作时关节前后应予以支托，用手做环状或支架以支撑关节远端肢体。依次对颈、肩、肘、腕、手指、髋、膝、踝、趾关节，作外展、内收、伸展、屈曲、内旋、外旋等关节活动范围运动。观察老人反应，出现疼痛、疲劳、痉挛或抵抗反应时，应停止。	对急性关节炎、骨折、肌腱断裂、关节脱位者，应在临床医生和康复医生指导下完成，避免出现再次损伤。对心脏病者，应注意观察老人胸痛、心律、心率、血压等方面的变化，避免因剧烈活动诱发心脏病发作。
照护后	整理记录	测量老人生命体征，整理床单位，协助老人取舒适卧位。洗手，记录。	应记录运动的项目、次数、时间以及关节活动度的变化。

（六）肌力训练

肌肉收缩有等长收缩和等张收缩两种形式。因此，可将肌肉运动分为等长练习和等张练习两类。

1. 等长练习

等长练习又称静力练习，肌肉收缩时张力明显增加，肌肉长度不改变，因不伴有明显的关节运动。如膝关节完全伸直定位后，作股四头肌的收缩放松运动，即为等长练习。主要用于长期卧床的老人，目的是加强肌肉力量的锻炼，减少肌肉萎缩，增加肌力。

2. 等张练习

等张练习又称动力练习，肌肉收缩的同时肌纤维缩短，由于肌纤维长度发生变化，引起关节运动，如肌肉的屈曲和伸展。等张练习既可增加肌肉力量，又可促进关节功能，最为常用。

3. 进行肌力训练的注意事项

（1）根据肌力运动的基本原则，掌握运动量及频度，使每次练习达到肌肉适度疲劳，每次运动后有适当间歇让肌肉充分复原，一般每日或隔日运动一次。

（2）肌肉运动效果与运动者的主观努力密切相关，需要老人充分理解合作，并使其掌握练习要领。要经常进行鼓励，及时显示练习效果，以增强其信心。

（3）肌力运动不应引起明显疼痛。疼痛常为损伤信号，且反射性地引起前角细胞抑制，妨碍肌肉收缩，无法达到运动效果。

（4）老人在运动前后应作准备及放松运动。

（5）注意肌肉等长收缩引起的升压反应及增加心血管负荷的作用，有轻度高血压、冠心病或其他心血管病的老人需慎用肌力运动，有较严重心血管病变的老人禁止作肌力运动。

（七）渐进式肌肉放松训练

〖照护目的〗渐进式肌肉放松训练既可以让老人缓解疲劳，改善睡眠质量，又可以让老人释放压抑的情绪，促进心理健康。

〖照护人群〗睡眠质量不好及需要放松的老人。

〖照护方法〗

照护流程		照护步骤	关键点提示
照护前	沟通	告知肌肉放松运动的目的； 告知肌肉放松运动的方法，取得老年人的理解和配合。	与老人沟通，取得合作。
	评估	评估老年人的年龄、身体状态、心理状况等。	
	准备	照护人员准备：衣着干净、整洁。	使老人感觉安全和便于放松。
		环境：安静、整洁，通风良好，光线柔和，保证在训练的时间内没有外界干扰。	
		老人：衣着干净、整洁、宽松。	
		用物：床或沙发干净、舒适。	

（续表）

照护流程		照护步骤	关键点提示
照护中	引导放松	照护人员用合理的语言引导老人进行肌肉放松训练。例：现在我们开始进行肌肉放松训练，请深呼吸三下。每一次吸入后，尽可能忍气不呼出，忍受不住时，再将气缓缓呼出，尽量感受紧张的不适感与松弛的舒适感的强烈对比，领受松弛的妙处。	要注意语音、语速、语调和节奏的正确性。
	松弛催眠命令	按身体部位逐一发布"松弛催眠命令"。这些部位顺序依次是手指及掌、前臂、手臂、头皮、前额、眼、口、鼻、下腭、颈、背、前胸、后腰、肚、臀、耻骨及生殖器、大腿、小腿、脚和脚趾。依循这些部位的次序，发布以下的命令："放……松……松……弛……现在感到非常舒畅，（部位）现在是非常的松弛，明显地感觉到这个部位有一种沉重而舒服的感觉。当完成手指到脚趾的松弛过程，想象一股暖流，由头顶缓缓地流向你的头、胸、肚、腿以及脚尖。"这暖流带来的舒适，会大大地加深全身的松弛度。	在发布这些命令的同时，老年人要逐一体验全身松弛的感受。
	放松休息	静静地躺在床或沙发上，尽情享受这难得的松弛，体会这状态的美好。	
照护后	整理	整理用物，协助老人取舒适卧位，结束后引导老人离开。	向老人作健康宣教。
	记录	记录训练结果，训练过程中老人出现的问题与处理方法。	询问老年人对训练的满意度。

〖注意事项〗

（1）在照护中，由手至脚整个逐步放松的过程一般需时6～7分钟，老人初次训练若时间太短，说明老年人还未达到松弛状态，可以根据老人情况循序渐进，耐心指导。

（2）保证在训练时间内没有外界环境干扰。

（3）坚持练习一周，每天2次，就能较好地掌握渐进式肌肉放松运动。

（八）床上活动训练

1.运动方式

（1）主动运动

主动运动是由老人在完全不依靠外力辅助的情况下独立完成的运动。主动练习主要适用于肌力3级以上者，通过主动练习达到增强肌力、改善肢体功能的作用。

（2）被动运动

被动运动是指老人肌肉不收缩，肢体处于放松不用力状态，整个运动完全依靠外力作用来帮助完成。

2.偏瘫老人良肢位的摆放

〖照护目的〗保持患侧肢体处于功能位，预防压疮、肺部感染及肌肉痉挛。

〖照护人群〗偏瘫的老人。

〖照护方法〗

照护流程		照护步骤	关键点提示
照护前	沟通	向老人及家属解释操作目的、方法、注意事项及配合要点。	与老人沟通，取得合作。
	评估	评估老人的病情、意识状态、功能障碍情况，评估老人及家属的心理状态与配合程度。	便于老人活动和操作。
	准备	环境准备：环境安全、光线适宜、温湿度适宜。	
		人员准备：着装整洁、洗手、戴口罩。	
		用物准备：数个软枕（视病人情况而定）、翻身卡。	
照护中	核对检查	携用物至床旁，查对老人。询问老人是否舒适，被子是否太重，查看老人体位是否安全、稳固，查看床单位周围的安全状况。	
	仰卧位	患侧上肢：患侧肩胛骨尽量前伸，抬高向前，在肩胛骨下垫一软枕使肩略高于躯体，预防肩关节后缩，肩关节外展外旋与躯干成45°角；肘关节、腕关节背伸，整个患侧上肢置于枕上，掌心向上，手指伸展略分开，拇指外展。患侧下肢：在患侧腰和髋部下面偏外侧垫软枕，预防骨盆后缩及下肢外展。髋关节稍内收内旋；膝关节屈曲，膝下可垫一小枕；踝关节背屈，足尖向上，防止足下垂。脚底不要接触任何东西。头部：置于枕上，不要明显的左右偏斜，可稍向患侧，避免使用过高枕头。	肩胛骨向前、肩外旋、伸肘、前臂旋前后、腕背伸或指伸展；髋内收内旋稍屈曲、膝稍屈曲、踝中立位。（肩及膝后各放一枕头）
	健侧卧位	健侧肢体在下方，可放在自觉舒适的位置。患侧上肢：肩向前伸，肘及腕关节均保持自然伸展位，腋下的胸侧壁置一软枕，使肩及上肢保持外展与躯干角度约100°。患侧下肢：髋略屈，屈膝，踝略背屈。患侧膝关节和小腿垫一软枕。	患肩在上，前屈，肘稍屈、前臂旋前、手伸展或握毛巾卷；健侧下肢稍后伸屈膝、患肢屈髋屈膝踝中立位。
	患侧卧位	患侧肢体在下方，躯干稍为后仰，背后和头部放一软枕固定。患侧上肢：肩和肩胛骨向前伸直，将患肩拉出，避免受压和后缩，前臂旋后，使肘和腕伸展位，掌心向上，手指伸开。患侧下肢：健肢在前，患肢在后，患侧膝、髋关节屈曲，踝背屈，足掌与小腿尽量保持垂直。健侧下肢由膝至脚部用软枕支持，避免压迫患侧下肢。	患肩前伸前屈、伸肘、前臂旋后，手伸展或握毛巾卷；健侧下肢放于患侧前面、屈髋屈膝，下肢稍后伸、屈膝、踝中立位。
	坐位	上肢良肢位：背部放一软枕使上身直立，臀部90°屈曲，重量均匀分布于臀部两侧。患侧前臂、肘和手前伸放于桌上并用软枕支撑。下肢良肢位：双腿自然下垂或伸直，在患侧下肢外侧垫软枕，防止患侧腿的外旋，达到两侧足尖对称，避免患侧足尖外旋。	手指自然伸展，避免过度屈曲，可手握毛巾卷。
照护后	整理记录	整理用物，安好床档，告知病人及家属注意事项。再次查对病人，签翻身卡，置翻身卡于床尾，洗手，记录病人体位于记录单上。	

〖注意事项〗

（1）每1～2小时变换一次体位。

（2）在坚持原则的基础上，以老人舒适为宜。

（3）保持功能位，避免患者受压。

（4）桥式运动。

〖照护目的〗帮助老年人增加躯干的运动，抑制下肢伸肌痉挛模式，有利于提高骨盆对下肢的控制和协调能力，是成功站立和步行训练的基础。

〖照护人群〗需要进行肌力锻炼的老人。

〖照护方法〗

照护流程		照护步骤	关键点提示
照护前	沟通	解释桥式运动的目的及方法。	与老人沟通，取得合作
	评估	评估老人身体活动功能与意愿。	
	准备	帮助老人穿上宽松衣服，调节床至合适高度，移开床边椅，盖被折向床尾。	
照护中	双桥运动	老年人仰卧，双腿屈曲，然后伸髋、抬臀并保持，如此反复。	观察老人反应，出现疼痛、疲劳、痉挛或抵抗反应时，应停止。
	单桥运动	老年人患侧腿屈曲，伸直健侧腿，然后伸髋、抬臀并保持，如此反复。	
照护后	整理记录	整理床单位，协助老人取舒适卧位。洗手，记录。	应记录运动的项目、时间以及老人的感受。

〖注意事项〗

（1）训练应根据老人身体状况循序渐进。

（2）让老人在运动过程中不要憋气，要平稳地进行，或者语言、听力、认知功能好的患者可以让他自己数数。

（3）要让老人的重心平均分配。

（4）在训练过程中我们要提醒老人双膝分开，大约一个拳头的距离。

（九）日常生活活动训练

1. 定义

日常生活活动（ADL）训练，是为了提高老人的生活质量，对生活不能自理或残疾的老人进行训练。包含以改善或恢复衣、食、住、行、个人卫生等基本的活动能力为目的而进行的一些针对性训练。

2. 训练目的

（1）建立或维持老人基本的日常生活活动，调动或发展体内潜能，使其能生活自理或把生活依赖降低到最低限度。

（2）改善老人的躯体功能，如灵活性、协调性、增加活动能力，使其能独自或借助最少的帮助，完成各种体位转移，在社区内进行社会活动。

（3）对不能自己完成某些 ADL 的老人，通过对其 ADL 能力评估，找出存在的主要问题及解决问题的简易方法，决定何时给予何种帮助，并训练老人学会使用各种基本的

ADL 辅助器具。

3.训练计划的制定

（1）了解老人病情。

（2）准确掌握老人全身功能状态、个人需要及愿望。

（3）熟悉老人住宅环境和家庭条件。

4.ADL 训练的实施原则

（1）早期开始。

（2）简单→复杂。

（3）重点突出。

（4）分解活动的步骤。

5.常用训练指导

（1）进食训练

〖照护目的〗改善老人的躯体功能，帮助老年人增强进食自理能力，提高老人对生活的掌控力。

〖照护人群〗需要进行进食训练的老人。

〖照护方法〗

照护流程		照护步骤	关键点提示
照护前	沟通	解释进食训练的目的及方法。	与老人沟通，取得合作。
	评估	评估老人现存进食状况与老人肢体功能。	
	准备	适用餐具、食物。	
照护中	固定餐具	将食物及餐具放在便于取放的位置，必要时将碗、盘用吸盘固定或嵌入饭桌。	
	健手用餐	用健手握持叉子（匙），把叉子（匙）放进碗内，用叉子（匙）取适量食物放进口中，咀嚼、吞咽食物。	
	患手用餐	帮助老人用健手把食物放在老人患手中，再由患手将食物放于口中，以训练健、患手功能的转换。开始训练时，健手托住患侧前臂近肘关节处，协助将食物送进口中，当患侧上肢恢复一定主动运动时，训练完用患手进食。	观察老人反应，出现疼痛、疲劳、痉挛或抵抗反应时，应停止。
	餐具选择	开始训练时使用叉或匙（尽量选用长粗柄、匙面小、边缘圆、不易粘上食物的硬塑匙），而后逐渐改用筷子（可以将 2 根筷子顶端用 1 根小弹簧连接起来）。丧失抓握能力、协调性差或关节活动受限者，应将食具加以改良，如筷子加弹簧、使用盘档、加长叉和勺的手柄或将其用活套固定于手上、使用前臂或手掌支架。	
照护后	整理	整理用物，协助老人取舒适卧位。	应记录训练的内容、时间以及老人的感受。
	记录	洗手，记录。	

〖注意事项〗

① 食物温度要适宜。

② 应循序渐进，保持老人的自信心。

③ 开始时指导老人动作要慢，取食量要大小合适，便于老人掌控。

④ 要逐渐加强患肢功能的锻炼，必要时选用合适的辅助工具。

（2）饮水训练

〖照护目的〗改善老人的躯体功能，帮助老年人增强饮水的自理能力，提高老人对生活的掌控力。

〖照护人群〗需要进行饮水训练的老人。

〖照护方法〗

照护流程		照护步骤	关键点提示
照护前	沟通	解释饮水训练的目的及方法。	与老人沟通，取得合作。
	评估	评估老人现存饮水状况与老人肢体功能、吞咽能力、头颈活动度。	
	准备	适用水杯、水。	
照护中	单手功能障碍	杯中倒入适量的温水，放于适当的位置。可用患手持杯，健手轻托杯底以协助稳定患手，端起后送至嘴边。缓慢倾斜茶杯，倒少许温水于口中，咽下。	观察老人反应，出现疼痛、疲劳、痉挛或抵抗反应时，应停止。
	双手功能障碍	双手功能障碍者用吸管饮水；震颤麻痹和共济失调者则可在杯盖上开一小孔，插入吸管吸水，或使用挤压式柔软容器饮水。	
照护后	整理	整理用物，协助老人取舒适体位。	应记录训练的内容、时间以及老人的感受。
	记录	洗手，记录。	

〖注意事项〗

① 避免使用易碎的玻璃水杯。

② 调好水的温度，以免烫伤。

③ 训练前照护者先示范一下，老人先做模拟动作，然后再用实物练习。

（3）排便、如厕训练

〖照护目的〗改善老人的躯体功能，帮助老年人增强排便的自理能力，提高老人对生活的掌控力。

〖照护人群〗需要进行排便训练的老人。

〖照护方法〗

照护流程		照护步骤	关键点提示
照护前	沟通	解释排便训练的目的及方法。	与老人沟通，取得合作。
	评估	评估老人现存排便状况与老人肢体功能。	
	准备	适用便器、轮椅。	

（续表）

照护流程		照护步骤	关键点提示
照护中	床上使用便器训练	卧床者床上使用便器时，患膝、患髋锁定在屈曲位，自己双手交叉抬高臀部，就可进行便器的插进和拉出。随着床上体位转移能力的增强和抓握功能的恢复，由他人协助逐步过渡到自己取放便器。	观察老人反应，出现疼痛、疲劳、痉挛或抵抗反应时，应停止。
	轮椅转移至马桶训练	对于从轮椅转移到马桶排便的老人，马桶最好高于地面50cm，且厕座的两侧必须安装扶手。将轮椅靠近厕座，刹住车闸，双足离开踏脚板，借助轮椅扶手支撑解开裤带，躯干交替向左右倾斜抬起臀部，顺势把裤子退到大腿中部。以健手支撑轮椅扶手站起，然后握住厕座旁扶手，旋转身体坐在厕座上（双上肢均有力者，可一手按住椅面，另一手拉住马桶远侧的边缘，用两上肢支撑起两髋部后向马桶移动）。调整身体坐姿，使两下肢位置摆放合适。	
照护后	整理	整理用物，协助老人取舒适体位。	应记录训练的内容、时间以及老人的感受。
	记录	洗手，记录。	

〖注意事项〗

① 便器应完好，避免损伤老人皮肤。

② 训练前照护者先示范一下，示范时讲解要领便于老人理解掌握，然后再进行练习。

③ 轮椅转移时注意保持稳固，防止老人摔跌。

（十）老年抚触保健操

〖照护目的〗老年抚触保健操可有效改善老人睡眠障碍、提高老人睡眠质量、降低焦虑情绪，是一项值得在睡眠障碍老年人群体中推广的措施。

〖照护人群〗睡眠质量不好或其他愿意进行抚触减压的老人。

〖照护方法〗

照护流程		照护步骤	关键点提示
照护前	沟通	充分向老人介绍老年抚触保健操的过程、时间、配合要点，在保证老人舒适前提下完成。	与老人沟通，取得合作。
	评估	评估老人的睡眠状态与配合程度。	
	准备	环境准备：安静、舒适，光线温和，温度通过空调控制在24～26℃。	老年人皮肤松弛、干燥，为增加抚触舒适度，选择某品牌主要成分为矿油的非芳香类舒眠润肤油。
		物品准备：有靠背的椅子，或桌椅一套，抱枕一个；大毛巾一个；抚触油。	
		照护者准备：清洁双手、修剪指甲；揉搓增加手掌温度。	
		老人准备：老人取坐位，身体自然前倾俯于桌上，或侧卧于床上；充分暴露抚触部位。	

（续表）

照护流程		照护步骤	关键点提示
照护中	背部抚触	照护者取适量精油润滑抚触者双手和抚触部位，开始抚触。照护者双手手指呈自然合拢式，分别放于老人两侧肩部，指尖向前至锁骨处，静置10s。抚触者双手同时向肩胛骨移动，双手停在肩胛骨之间，从肩胛骨沿顺时针方向逐渐由内向外对整个背部进行画圆状抚触后双手回到左右肩膀。双手同时向肩胛骨移动，聚合后双手横向沿脊柱向下移动至背中；位于下方的手沿着脊柱慢慢向下移动到低腰中央位置，停止；位于上方的另一只手也向下移动到另一只手的旁边；位于下方的手不动，上方的手回到肩胛骨之间，再次向下移动；按照此要领，交替左右手的位置，以背中为起点向后背的最外侧轮廓呈放射状移动，像放射线一样画完时钟一圈后，双手停在低腰位置的中央。双手横向转为指尖向上，一起沿着脊柱向脖颈方向移动；到了脖颈处，双手分别向各自的方向分开，边抚触锁骨边移动到肩膀，握住肩膀；找到后背最宽的范围，从肩膀到身体的两侧抚触，手包围左右髂骨，双手停在低腰中央位置。双手放于低腰中央位置，分别向各自方向打开，从低腰位置向脖子进行，在整个后背部像画圆一样，自下而上环环相扣抚触。双手保持竖向，一起沿着"右肩侧→脖颈后→左肩侧→脖颈后→右肩侧"的顺序接触抚触，沿着"右髂骨→低腰位置→左髂骨"的顺序，回到低腰位置中央，停留两秒。双手并列横放在一起，位于下方的手放在低腰位置不动，位于上方的手横向向脖颈移动并停于脖颈处；手横放着像画线一样沿着脊柱下降，与放于腰部的手交换；放开的手放到肩膀处，握住肩膀，沿着身体外侧画线，经由髂骨移动到另一只手处，与另一只手交换位置；另一只手同法，并经由髂骨返回到低腰中央位。重复进行。配合老人视线高度，告知抚触结束，手慢慢离开其肩部。	温暖老人双肩并促进其适应接触。
照护后	手部抚触	将大毛巾平铺于桌面或膝盖，然后包裹老人双手（老人双手手掌向下），静置10s，告知开始抚触。解开将要抚触的手的毛巾。照护者掌部全部蘸取精油，放到老人的手背上。一只手放到老人的手腕下，另一只手横向放到老人手腕上，双手紧贴老人的手，同时向老人手指方向移动；到指尖后，用手背一侧的手轻轻捏住老人的指尖，位于下侧的手沿着指尖方向从老人的手下直接滑出。双手从两侧包住老人的手，双手的大拇指放在老人的手背侧的手腕中央，左右大拇指仿佛向手外侧滑动一样移动，到手背和手掌的界限处停止，沿着手腕侧面、中央、手指侧面的顺序，分3次抚触整个手背；接触指侧的手背时，一只手的大拇指在小指侧的手背和手掌的交界处，另一只手的大拇指在老人手的大拇指与食指之间。用大拇指和中指（或者食指），夹在手背的骨头与骨头之间（大拇指在手背侧，中指在手掌侧），使指腹贴合，从手腕侧开始向手指一侧，在骨头和骨头之间像稍微拉伸的感觉一样移动；大拇指和中指到了指骨间后，用抚触者大拇指第一关节的侧面轻按指骨间2s。以同样的手法于同一处按3次，在所有4个指骨间都进行。用大拇指和其他手指夹住完成拔筋一侧的指骨，从指骨根部向指尖沿着手指侧面慢慢画圆接触；到指尖后，大拇指的指腹轻轻压老人指尖2s；继续，同一根手指的上下面也从手指的根部向指尖，画圆接触；到指尖后，将接触过的手指呈包围状轻握，慢慢向旁边的手指移动。用此手法对全部5根手指进行抚触。旋转手掌。像握手一样，双手包住老人的手，将手慢慢翻转，使老人的手掌朝上。沿着手腕、中央、手指的顺序，分3次接触手掌全部；接触手腕的时候，用自己的手掌包裹住老人的大拇指，支撑住大拇指进行。触到中央和指侧的时候，将自己的大拇指插入老人的大拇指下，定好大拇指的位置，将自己的大拇指放到老人的大拇指和食指间的指骨根部。用一只手从下方支撑着老人的手，另一只手的食指、中指、无名指聚到一起，使指腹与手掌紧密接触，以老人的手掌中央为起点，顺时针画圆移动；到老人的手腕和手掌边缘，不留空隙地进行两圈抚触。一只手从下方支撑老人手背，老人手腕与自己手腕互相接触后，使自己手上下与老人手紧密接触，向老人指尖移动；到了指尖处后，下方的手呈包裹状轻轻握住老人的指尖，上方的手到指尖尾部停止。注意不要遗漏大拇指和小拇指的抚触。旋转手掌，像握手一样，双手包裹住老人手部，将手慢慢翻转，使老人手背朝上。双手包裹住老人的手，大拇指放到老人手腕上，右手大拇指向右，左手大拇指向左，边画小圆，边沿手腕向下移动；大拇指到了老人的手腕侧面后，将大拇指换成食指和中指。同法，抚触手背的内侧。双手于老人手腕内侧中央处相遇后，双手大拇指放在比刚才稍微靠下的位置，变换手指，逐渐抚触至手腕内侧中央处。一只手放到老人手腕下，另一只手横向放到老人手腕上；双手与老人的手紧密接触的同时，移动到老人的手的中央位置并停止；双手轻柔地包住老人的手，静置2s。用毛巾包裹被抚触过的手，保持接触的同时，逐渐慢慢向另一只手移动，同法抚触另一只手。重复进行。用毛巾包裹老人的手，将自己双手放于包裹了毛巾的老人的双手上，静置10s，告知抚触结束，慢慢将手拿开。	注意不要有明显停顿。

（续表）

照护流程		照护步骤	关键点提示
照护后	整理	协助老人取舒适体位，促进老人入睡。	
	记录	及时记录操作时间、地点、具体治疗方案、老人主诉和建议，以保证治疗效果和老人依从性。	

〖注意事项〗

（1）照护者的指甲不要碰到老人，以免引起不适甚至导致皮肤损伤；

（2）进行背部抚触时手指不要分开；手掌应与背部完全贴合，两侧抚触指尖不应超过腋中线，避免老人不适。

（3）手部抚触时不要按到老人的指甲，以免引起不适；

（4）抚触过程中不应使接受抚触的老人感觉压力，平稳地进行。

（十一）适合老年人的几项运动项目

1. 太极拳

此运动柔中带劲，重心转移的流畅有助于肌肉的协调和平衡的训练，是很好的一项运动。但因为多在屈膝的状态下转移重心，属于单脚承重，关节的负荷很大，因此，膝关节有问题的老人不适宜采用此种运动项目。

2. 瑜伽

瑜伽对关节肌肉的柔软度帮助最大，但一定要缓慢进行，每个人的柔软度不同，不要心急，不应与他人相比，否则很容易拉伤肌肉和韧带。

3. 韵律舞、社交舞

适合喜欢跳舞，不喜欢机械化、公式化动作的老年人配合音乐的节律活动，可以放松心情。

4. 其他

快走、骑脚踏车、游泳等也都很合适，但慢跑、爬山对膝关节的负荷较大，膝关节有问题的老人不太适宜。

（庞洪垒）

第四节　衣物更换

衣物的更换对于老人是非常重要的，即使是自理能力有损的老人，也要尽量鼓励与指导其参与衣物的更换过程，以尽可能最大限度地保持和发挥其残存功能。在更换衣物时，要遵循"脱健穿患"的原则，即脱衣裤时，先脱健侧肢体，再脱患侧肢体；穿衣裤时，先穿患侧肢体，再穿健侧肢体。服装的设计上要便于更换，如拉链上应留有指环，便于老人拉动；上衣的设计应多以前开襟为主，减少纽扣使用，尽量使用橡皮筋代替，或可选用魔术贴取代纽扣。对于行动不便的老人更换衣物直接影响到老人的舒适度，因此，要采用正确的操作方法来满足老人的需求，尽量做到轻柔、快捷。

一、帮助卧床老人更换衣物

〖照护目的〗保持老人清洁卫生，使其感到舒适。

〖照护人群〗因衰弱或者失能，无法独立完成穿衣的老人。

〖照护方法〗

照护流程		照护步骤	关键点提示
照护前	沟通	对于能够有效沟通的老人，照护人员应询问老人床号、姓名，并向老人解释操作的目的和方法，以取得老人的配合。	与老人沟通时注意语言清晰准确，语速适中，态度真诚和蔼。
	评估	评估环境：关闭门窗、拉上窗帘，冬季调节室温至 22～26℃。光线充足，适合操作。	
		评估老人：照护人员应评估老人的意识状态、身体状况、受压局部皮肤和会阴部皮肤情况等。	
	准备	环境准备：关闭门窗，拉上窗帘或屏风遮挡。	注意给老人保暖。
		物品准备：清洁干燥、柔软的衣裤。	
		老人准备：询问老人是否需要大小便，根据需要协助排便，协助老人取舒适体位。	
照护中	更换开襟上衣	解衣，侧卧。 掀开盖被，解开上衣纽扣，拉起对侧床档。 一只手扶住老人肩部，另一只手扶住老人髋部，协助老人向照护人员一侧平移，然后翻身侧卧，背对照护人员，使老人侧卧于床中间。 脱旧穿新 脱去上侧衣袖，取清洁开襟上衣，穿好上侧的衣袖，其余部分（清洁及被更换的上衣）平整地掖于老人身下。协助老人取平卧位。从老人身下拉出清洁及被更换的上衣。脱下被更换上衣的另一侧衣袖。穿好清洁上衣另一侧衣袖，整理、拉平衣服，扣好纽扣。	避免拖、拉、推，以免损伤老人皮肤，注意节力原则。 如老人一侧肢体不灵活时，应先脱健侧，再脱患侧，先穿患侧，再穿健侧。操作轻柔快捷，注意保暖，避免老人受凉。
	更换套头上衣	脱衣 老人平卧位，将套头上衣的下端向上拉至胸部，从背后向前脱下衣身部分。 一手扶住老人肩部，一手拉住近侧袖口，脱下一侧衣袖，同法脱下另一侧衣袖。	
		穿衣 辨别上衣前后面，照护人员一手从衣袖口处伸入至衣身开口处，握住老人手腕，将衣袖套入老人手臂，同法穿好另一侧。 握住衣身背部的下开口至领口部分，套入老人头部。	
	更换裤子	脱裤 为老人松开裤带、裤扣。协助老人身体右倾，将裤子左侧部分向下拉至臀下；协助老人身体左倾，将裤子右侧部分向下拉至臀下。照护人员两手分别拉住老人两侧裤腰部分向下褪至膝部，抬起一侧下肢，褪去一侧裤腿。同样方法，褪去另一侧裤腿。	注意保护老人隐私。清洗被尿液浸润的皮肤，擦干，抹润肤油。
		穿裤 取清洁裤子辨别正反面，照护人员一手从裤管口套入至裤腰开口，轻握老人脚踝，另一手将裤管向老人大腿方向提拉。同样方法穿上另一条裤管。照护人员两手分别拉住两侧裤腰部分向上提拉至老人臀部。协助老人身体左倾，将右侧裤腰部分向上拉至腰部，再协助老人身体右倾，将裤子左侧部分向上拉至腰部。系好裤带、裤扣。	

（续表）

照护流程		照护步骤	关键点提示
照护后	整理	鼓励老人参与收拾整理用物，以锻炼上肢活动能力，提升自我认同感。	记录衣物更换时间及老人身体状况
	妥善安置老人	整理老人的衣服、床铺使其平整并为老人盖好棉被。	
	记录	记录老人更衣表现和照护措施。	

二、指导偏瘫老人坐位更换衣物

〖照护目的〗保持老人清洁卫生，使其感到舒适。

〖照护人群〗偏瘫老人。

〖照护方法〗

照护流程		照护步骤	关键点提示
照护前	沟通	对于能够有效沟通的老人，照护人员应询问老人床号、姓名，并向老人解释训练的目的和方法，以取得老人的配合。	与老人沟通时注意语言清晰准确，语速适中，态度真诚和蔼。
	评估	评估环境：关闭门窗、拉上窗帘，冬季调节室温至 22～26℃。光线充足，适合训练。	
		评估老人：照护人员应评估老人的意识状态、身体状况、心理状况，适合训练。	
	准备	环境准备：关闭门窗，拉好窗帘或遮挡屏风。	保护老人隐私。
		物品准备：清洁干燥、柔软的衣裤。	
		老人准备：询问老人是否需要大小便，根据需要协助排便，协助老人取舒适体位。	
照护中	更换开襟上衣	脱衣 指导老人取坐位，并保证安全。 让老人用健侧手解开纽扣，先脱健侧肢体的衣袖，然后用健侧手将衣服从后颈部绕过抓住对侧（患侧衣袖），将衣服拉出。	先脱健侧，再脱患侧，先穿患侧，再穿健侧。
		穿衣 指导老人用健手将衣服的衣袖置于患侧手腕处使患侧手伸入衣袖。用健侧手将衣服从后颈部绕过，再将健侧手伸入衣袖后向上提拉，健手整理衣领，扣好纽扣。	
	更换套头上衣	脱衣 指导老人取坐位，保证安全。 指导老人用健侧手将套头上衣的下端向上拉至胸部。先脱下健侧肢体的衣袖，再用健侧手脱患侧肢体的衣袖，最后将衣服从头颈部脱下。	
		穿衣 辨别套头衣服前后面，指导老人用健侧手先穿患侧肢体，再穿健侧肢体，再用健侧手将衣服套入头部，用健侧手向下拉平衣服。	
	更换裤子	脱裤子 老人取坐位，保证安全。指导老人用健侧手松开裤带、裤扣。用健侧手将裤子褪至腰部，然后身体向左倾斜褪去右侧髋部裤子，再向右倾斜褪去左侧髋部裤子，继续向下脱去健侧裤筒，再脱去患侧裤筒。	保证老人安全
		穿裤子 取清洁裤子辨别正反面，指导老人用健侧手把患侧腿架到健侧腿上面，用健侧手先套患侧裤筒，放下患腿穿入健腿，健侧手支撑床面站稳后用健侧手将裤子上提至裤腰，系好裤带、裤扣。	清洗被尿液浸润的皮肤，擦干，抹润肤油。

（续表）

照护流程		照护步骤	关键点提示
照护后	整理	鼓励老人参与收拾整理用物，以锻炼上肢活动能力，提升自我认同感。	
	妥善安置老人	整理老人的衣服、床铺使其平整并为老人盖好棉被。	
	记录	记录老人衣物更换训练时间及效果。	

三、常见安全风险及处理办法

常见坠床原因	防止坠床措施
翻身未拉床档	及时拉起床档
变换体位过快	体位变换时动作要缓慢
老人过于高估自己的能力，不愿接受他人帮助	加强与老人的沟通，正确评估老人的身体状况，主动做好协助工作，杜绝坠床情况发生
老人烦躁，未系约束带	老人精神状态不好时，遵医嘱使用约束带

四、知识拓展

（一）穿脱鞋袜方法

1. 穿鞋袜 患侧→健侧

（1）坐位，患腿放健腿上，健手穿上袜或鞋。

（2）放下患腿，脚掌着地，重心移至患侧。

（3）健腿放患腿上，穿好健侧袜或鞋。

2. 脱鞋袜 健侧→患侧

（1）坐位，健腿放患腿上，脱下健侧袜或鞋。

（2）患腿放健腿上，脱下患侧袜或鞋。

（3）必要时选用穿袜辅具。

3. 更换衣物注意事项

（1）操作前要关闭门窗，以防老人受凉。

（2）操作前应向老人作好解释，以取得老人的合作。

（3）操作中注意老人的安全、舒适与保暖，随时与老人沟通并询问老人的意愿，及时满足老人的需要。

（4）协助老人翻身时注意操作的姿势、用力要正确，避免拖、拉、推，以免损伤老人的皮肤。

知识链接：老人服装的选择

1.款式的选择应尊重老人的意愿，符合老人的个性

衣服的款式以老人感到舒适、庄重、合体为原则，合适的装扮可增强老人在参与社会活动时的自信心。

2.服装的式样要符合安全、舒适的原则

如大小要合适，过大过长的衣裤容易绊倒，过长过宽的衣袖洗漱、做饭时会给老人带来不便，且容易引发事故。

3.服装的色彩多样化

选择柔和、不变色、不褪色并容易观察到是否弄脏的颜色，照护人员不要以为所有的老人都喜欢穿黑、蓝、灰色的衣服，有的老人喜欢穿色彩鲜艳的衣服，使老人显得年轻、有朝气，尤其是穿着色彩鲜艳的服装，看起来比较醒目，对于预防交通事故有一定作用，但同时也有不少老人喜欢穿庄重、大方的深色调衣服。

4.穿、脱、活动要方便

老人的视力差，手指活动不太灵巧，选择衣服的袖口、内裤的腰口以松紧带为宜。

（赵秀娟）

第五节 饮食照护

饮食是人们维持生命不可缺少的日常活动，人们每天都要通过饮食摄取水分、碳水化合物、蛋白质、脂肪、维生素和矿物质等营养。老人是一个特殊群体，随着年龄的增加，身体机能会出现退行性改变，或者由于疾病造成饮食自理能力逐渐降低或者丧失，饮食照护成为老人的重要需求。饮食照护包括进食照护、进水照护和特殊进食照护。

一、进食照护

（一）进食照护技术

〖照护目的〗补充营养，不发生误咽，能愉悦、安全地进餐。

〖照护人群〗各种原因导致不能独立完成进食的老人。

〖照护方法〗

照护流程		照护步骤	关键点提示
照护前	沟通	向老人说明要进餐了，征求老人意愿。	若情绪不稳定，用语言沟通或者用肢体抚触老人，待其情绪稳定再进食。
		向老人介绍本次进餐的食物供老人选择。	
	评估	评估老人身体状况及吞咽能力，意识清晰、清醒状态，情绪平稳，适宜进食。	
		评估食物种类、软硬度、大小是否符合老人。	
	准备	环境准备：环境安静、室内温度适宜，光线明亮且不刺眼，舒适，适合进餐。	保证安全的前提下，鼓励老人独立完成，与老人一起做口腔操。
		物品准备：轮椅或床上支架（或过床桌）、靠垫、枕头、毛巾、温水（水温40℃左右）、消毒适合老人的餐具。	
		老人准备：询问老人进食前是否需要大小便，根据需要协助排便，协助老人洗净双手。	
照护中	取舒适体位	根据老人身体条件，尽量选择坐位或者床上坐位，头稍前倾。身体较衰弱的老人可抬起床头60°，颈后及膝下垫软枕，保证身体舒适稳定，头部与床面垂直。	照护人员的视线应与老人视线平行，避免老人头处于仰位，使老人体位舒适。
		半卧位：使用可摇式床具时，将老人床头摇起，抬高至与床具水平面成30°～45°角。使用普通床具时，可使用棉被或靠垫支撑老人背部使其上身抬起。采用半卧位时，应在身体两侧及膝下垫软枕以保证体位稳定。	
		侧卧位：使用可摇式床具时，将老人床头摇起，抬高至与床具水平面成30°角。照护人员双手分别扶住老人的肩部和髋部，使老人面向照护人员侧卧，肩背部垫软枕或楔形垫。一般宜采用右侧卧位。	
	协助进餐	为老人戴上围裙或将毛巾垫在老人颔下及胸前部位，有需要的老人协助戴好假牙。照护人员将老人选择好的食物切成适合老人的大小盛入老人的餐具中并摆放在餐桌上，鼓励能够自己进餐的老人自行进餐，照护人员在旁观察、鼓励、协助。	叮嘱老人进餐时细嚼慢咽，不要边进食、边讲话，以免发生呛咳。观察老人进食状态，若有呛咳、表情痛苦，声音异常或者无法说话，疑似发生误咽，立即停止进、喂食，进行急救并及时汇报。
		无法自行进食的老人予以喂食，照护人员的视线应与老人视线平行，避免老人头处于仰位。食物温度以不烫嘴为宜，约40℃。先喝汤，后吃饭菜，润滑口腔，或者舌尖抵上腭数秒，刺激唾液分泌。用汤匙喂食时，每喂食一口，食物量为汤匙的1/3为宜，等看到老人完全咽下后再喂食下一口。	
照护后	整理	进食结束，鼓励或协助老人摘下围裙，并进行餐桌餐具整理工作。鼓励老人参与收拾餐具、擦餐桌的工作，以锻炼上肢活动能力及认知能力，增加生活参与度，提升自我认同感。	
	妥善安置老人	协助老人进餐后漱口，并用毛巾擦干口角水痕。清洁口腔或者假牙，协助老人清洗双手，涂抹护手霜。	不宜立即平卧，保持进餐体位30min后再卧床休息。
		叮嘱老人不宜立即平卧，保持进餐体位30min后再卧床休息，以防止食物反流，根据老人的状态调整到合适的休息体位。	
	记录	记录老人进食情况，包括食欲及进食、进水量，有否异常情况等。	

（二）常见安全风险及处理办法

常见误咽原因	防止误咽措施
老化造成咀嚼肌、吞咽肌功能减退	餐前做口腔操、吞咽时要用力
老人唾液分泌减少，不易吞咽	餐前饮水或喝汤
食物选择不当	选择适合老人的食物，如软饭、米糊、豆腐脑等
体位不当	根据老人身体状况选择适合老人的科学舒适体位
环境嘈杂、注意力不集中	保持环境安静、关闭电视或收音机，咀嚼和吞咽过程避免说笑
照护人员站立喂食	选择坐位，视线与老人平行或稍低
喂食速度过快，每口量过大	选择长把、尖头、浅平的勺子，选择固定毫升量的吸管，让老人充分咀嚼食物

（三）知识拓展

1. 口腔操

（1）鼓腮闭住口唇向外吹气，使腮部鼓起来，用手指轻轻按摩腮部，可防止腮部肌肉萎缩塌陷，有利于面容的健美。

（2）舐腭常用舌尖舐上腭，刺激唾液腺分泌唾液，唾液有杀菌和助消化作用。

（3）叩齿，常轻轻叩打牙齿（咬牙），每日两三次，每次一百下左右，有保护牙齿不易脱落的作用。

（4）搓唇，将口唇闭合，用右手两指轻轻在口唇外擦搓，直到局部发红、发热为止，能改善口腔及牙龈血液循环，增加口腔和牙齿抵抗力。

2. 常用吞咽评估技术

（1）反复唾液吞吸测试（PSST）是一种评定吞咽反射透发功能的方法。老人取坐位，检查者将手指放在老人的喉结及舌骨处，观察在30s内老人吞咽的次数和喉上抬的活动度，如喉上下移动范围小于2cm，视为异常。高龄老人30s内完成喉上抬动作2次即可。这是一种能评估反复吞咽能力且较为安全的吞咽功能筛查方法。

（2）饮水试验让老人在坐位状态下饮温水30mL，观察老人饮水过程有无呛咳并记录饮水所用时间。评定标准如下：①Ⅰ级（优）：5s之内，一饮而尽，无呛咳，诊断为正常。②Ⅱ级（良）超过5s分两次以上喝完，无呛咳，诊断为可疑。③Ⅲ级（中）：一饮而尽，但有呛咳。④Ⅳ级（可）：分两次以上喝完，且有呛咳。⑤Ⅴ级（差）呛咳多次发生，不能将水全部喝完。分级为Ⅲ、Ⅳ、Ⅴ级诊断为异常。此法简便易行，适于判断初次急性发病老人恢复期有无吞咽障碍，并可根据饮水后语言清晰度预测误咽是否存在。

3. 特殊老人进餐照护

（1）有视力障碍的老人

能自己进食的老人，照护人员将盛装温热食物餐碗放入老人的手中（确认食物的位置），再将汤匙递到老人手中，告知食物的种类，叮嘱老人缓慢进食。进食带有骨头的食物，要特别告知小心进食，进食鱼类要先协助剔除鱼刺。如老人要求自己进食，可按时钟平面图放置食物，并告知方法、名称，引导老人用汤匙确认位置利于老人顺利进食。

（2）上肢功能障碍老人

上肢功能障碍包含上肢残疾、脑血管病所致的偏瘫、上肢骨折石膏或支具固定等，对愿意自主进食的上肢功能障碍的老人，可自制或提供特殊的餐具，如老人专用的叉勺，或用婴儿的小勺加以改造。尽量鼓励老人自主进餐，锻炼上肢功能，可帮助老人设定目标，逐渐增强自主进餐能力，同时有助于帮助老人提高自信。

（3）认知症老人

由于认知障碍的老人判断力下降，要检查好家里存放的食物有无过期、蔬菜水果有无变质，不要摆放装饰用的蔬菜水果，防止老人误食。不要给老人吃坚果、爆米花之类的食物，做好的饭菜要在厨房凉至温度适宜后再端至老人面前。热水瓶要放置老人不能触及的地方。三餐帮助老人定时定量、控制好进餐速度，防止暴饮暴食。

> **知识链接：容易发生误咽的食物**
>
> 1.纯液体，如白开水、清汤。
>
> 2.粗颗粒坚硬的食物，如花生、瓜子。
>
> 3.松脆易掉渣的食物，如桃酥、饼干。
>
> 4.黏性太大的食物，如糯米类。
>
> 5.比较干燥的食物，如蛋糕、蛋黄。
>
> 6.带骨带刺食物，如鱼、肉骨头。
>
> 7.不易咀嚼的食物，如大块肉类。
>
> 8.纤维多的食物，如芹菜、菠萝、豆类、韭菜。

二、进水照护

（一）进水照护技术

〖照护目的〗补充水分，不发生呛咳，防止老人缺水或脱水。

〖照护人群〗各种原因导致的不能独立完成进水的老人。

〖照护方法〗

照护流程		照护步骤	关键点提示
照护前	沟通	向老人解释进水的目的，进水时需要配合的动作等，取得老人的配合。	
		提醒老人饮水并询问有无特殊要求。	
	评估	评估老人身体状况及吞咽能力，意识清晰、清醒状态，情绪平稳，适宜进水。	
	准备	环境准备：环境安静，温湿度适宜，室内空气清新，无异味。	
		物品准备：茶杯或小水壶盛装 1/2～2/3 满的温开水（触及杯壁时温热不烫手），准备吸管、汤匙及小毛巾。	
		老人准备：协助老人取坐位或半卧位，洗净双手。	
照护中	摆放体位	协助老人取安全、舒适、方便进水的体位（如轮椅坐位、床上坐位、半坐位、侧卧位或平卧位等），平卧位时面部偏向照护人员一侧。	
	测试水温	将小毛巾围在老人颌下，前臂试水温（以不烫手为宜）。	开水晾温后再递交到老人手中或进行喂水，防止发生烫伤。
	协助饮水	能够自己饮水的老人：鼓励手持水杯或借助吸管饮水，叮嘱老人饮水时身体坐直或稍前倾，小口饮用，以免呛咳。出现呛咳，应稍事休息再饮用。	老人饮水后不能立即平卧。饮水过程宜慢，防止反流发生呛咳、误吸。
		不能自理的老人：喂水时可借助吸管饮水；使用汤匙喂水时，水盛装汤匙的 1/2～2/3 为宜，见老人下咽后再喂下一口，不宜太急。饮水后用小毛巾擦拭口角水痕。	对不能自理的老人每日分次定时喂水。
照护后	整理	整理用物，将水杯或水壶放回原处。	
	记录	记录老人身体状况、饮水次数和饮水量。	

（二）常见安全风险及处理办法

常见风险点	防止措施
老人饮水时呛咳	饮水过程宜慢，身体允许时最好采取坐位
老人呛咳误吸同时伴有呼吸困难、面色苍白或紫绀等情况	立即按急救铃并第一时间对老人进行急救处理。同时报告上级养老照护人员，积极进行相关处理
老人被烫伤	开水晾温后再递交到老人手中或进行喂水
老人饮水不足引起脱水	要关注老人水的摄入情况，经常向老人解释喝水的重要性，督促、鼓励老人少量多次饮水。保证老人每日的饮水量，一般 1500mL 左右，并做好记录

（三）知识拓展

1. 老人进水分类

水占人体重量的 60%～70%，是维持人体正常生理活动的重要物质。水的来源主要通过喝水、菜汤、果汁、食物和体内代谢生成。水主要通过消化道（粪便）、呼吸道、皮肤（汗液）和泌尿系统（尿液）排出体外。

（1）白开水：对老人来说，不仅能稀释血液、降低血液黏稠度、促进血液循环，还能减少血栓危险，预防心脑血管疾病，最适合老人补充水分。

（2）豆浆：可强身健体，长期饮用可预防糖尿病（豆浆含有大量纤维素，能有效阻止糖的过量吸收）、高血压（豆浆中所含的豆固醇和钾、镁，是有力的抗钠盐物质。钠是高血压发生和复发的主要根源）。

（3）酸奶：易被人体消化和吸收，具有促进胃液分泌、增强消化功能、降低胆固醇的作用。

（4）鲜榨果汁：老人适当喝果汁可以助消化、润肠道，补充膳食中营养成分的不足。

（5）绿茶：具有延缓衰老、抑制心血管疾病、预防和抗癌、醒脑提神的作用。

2. 老人进水观察

（1）进水的总量：老人每日饮水量以 1 500mL 左右为宜。

（2）进水的温度：老人进水的温度以温热不烫嘴为宜，不宜过凉或过热。

（3）进水的时间：根据老人自身的情况指导其日间摄取足够的水分，晚上 7 点后应控制饮水，少饮咖啡和茶水，以免影响老人睡眠。

三、特殊进食照护

（一）特殊进食照护技术

〖照护目的〗为吞咽咀嚼功能减退或者疾病原因不能经口腔进食的老人补充营养。

〖照护人群〗各种原因导致不能经口腔进食的老人。

〖照护方法〗

照护流程		照护步骤	关键点提示
照护前	沟通	对于能够有效沟通的老人，照护人员应询问老人床号、姓名，并向老人讲解即将进食鼻饲的饮食种类和量，以取得老人的配合。	对于不能进行有效沟通的老人，应核对老人的房间号、床号、床头卡姓名、鼻饲饮食种类和量。
	评估	评估老人的意识状态、自理能力及身体状况，鼻饲饮食种类，鼻饲饮食时有无腹泻、便秘的情况等。	
	准备	环境准备：清洁、安静、室内空气清新，无异味、舒适、安全、光线充足、温湿度适宜，适合鼻饲。	
		物品准备：灌注器（或注射器）、毛巾、鼻饲饮食、温水、别针、皮筋或小线、纱布。	
		老人准备：取舒适卧位（半坐位或右侧卧位），戴眼镜或有义齿者取下，妥善放置。	

（续表）

照护流程		照护步骤	关键点提示
	摆放体位	根据老人身体情况，协助其摆放舒适的体位。	对长期鼻饲的老人，每日晨、晚间应做口腔照护，保持口腔清洁。随时清理鼻腔，保持通畅。
		对于上半身功能较好的老人，照护人员应协助老人采用坐位或半坐位。	
		对于平卧的老人，照护人员应将床头摇高或使用软枕垫起，使之与床水平线呈30°角。	
		在老人的颌下垫毛巾或治疗巾。	
	检查鼻饲管	为确保老人鼻饲饮食安全，每次鼻饲饮食前必须进行以下检查： 检查鼻饲管：首先应检查鼻饲管固定是否完好，插入的长度是否与鼻饲管标记的长度一致，如发现有管路滑脱，应立即通知医护人员处理。 检查鼻饲管是否在胃内：打开胃管末端盖帽，将灌注器与胃管末端连接并进行抽吸，有胃液或胃内容物被抽出，表明胃管在胃内。推回胃液或胃内容物，盖好胃管末端盖帽。	鼻饲管脱出应由护士重新留置胃管。
照护中	进行鼻饲	测试鼻饲饮食的温度，照护人员应将鼻饲饮食少量滴在自己的手腕部，以感觉温热、不烫手为宜。	鼻饲饮食的温度一般为38～40℃，不可过高或过低。
		照护人员用灌注器从水杯中抽取20mL温开水，连接胃管向老人胃内缓慢灌注，再盖好胃管末端盖帽。以确定胃管是否通畅，同时可以使老人管腔润滑、刺激胃液分泌。	
		照护人员抽吸鼻饲饮食（每次50mL/管），在水杯中轻沾灌注器乳头部分，涮下外壁鼻饲饮食残渣，打开胃管盖帽并连接，缓慢推注，灌食速度以老人喂食的反应及食物的浓度而定，一般用抬高和降低灌注器来调节，并随时观察老人的反应。速度为10～13mL/min。灌注后立即盖好胃管盖帽，再次抽吸鼻饲饮食，同法至鼻饲饮食全部推注完毕。	老人鼻饲过程中，若出现恶心、呕吐等情况，应立即停止鼻饲，并立即通知医护人员处理。
		每次鼻饲量不应超过200mL，推注时间以15～20min为宜，两次鼻饲之间间隔不少于2h。	为防止鼻饲管堵塞，鼻饲药物时，应将药物研碎，溶解后再灌入。
		鼻饲饮食完毕，照护人员用灌注器抽取30～50mL温开水缓慢注入，冲净胃管内壁食物残渣，防止食物残渣堵塞鼻饲管，盖好鼻饲管盖帽，将鼻胃管末端用无菌纱布包扎后固定在老人衣领。	鼻饲饮食应现用现配，未用完的鼻饲饮食放冰箱保存，24h内用完。禁止鼻饲变质或疑似变质的食物。
		叮嘱并协助老人进食后保持体位30min再卧床休息，这样有利于食物的消化与吸收，以防喂食后食物反流引发的误吸。	
照护后	整理	撤下毛巾，整理床单位。清洗用物，将灌注器在流动水下清洗干净，用开水浸泡消毒后放入碗内，上面覆盖纱布备用。	注射器、灌注器用后要及时清洗，保持干净。灌注器更换频率为1次/周，预防消化道疾病发生。
	记录	准确记录鼻饲时间和鼻饲量。重点观察老人鼻饲后有无腹胀、腹泻等不适症状并记录。	

（二）常见安全风险及处理办法

常见风险点	防止措施
引起感染或消化道疾病	保持口腔清洁，保持鼻胃管通畅；注射器、灌注器用后要及时清洗消毒，保持干净；鼻饲饮食应现用现配
鼻饲饮食烫伤老人	应将鼻饲饮食少量滴在自己的手腕部，以感觉温热、不烫手为宜
鼻胃管堵塞	鼻饲食物时，选用流食；鼻饲药物时，应将药物研碎，溶解后再灌入
鼻饲过程中，出现恶心、呕吐等情况	应立即停止鼻饲，并立即通知医护人员处理
鼻饲速度过快或过慢引起老人痛苦	灌食速度以老人喂食的反应及食物的浓度而定，随时观察老人的反应
鼻饲后食物误吸	老人进食后保持体位 30min 后再平卧休息

（三）知识拓展

1.治疗饮食的种类及特点

治疗饮食是在基本饮食的基础上，根据病情的需要，适当调整总热量和某些营养素以达到治疗目的的饮食。

老人特殊饮食可满足老人在疾病期间的营养需要，分为以下几种：

（1）高热量饮食：在两餐之间提供含有热量的饮料或点心，如牛奶、豆浆、鸡蛋等。半流质或流质饮食者，可加浓缩食品，如奶油、巧克力等。每日供给总热量3000kcal 左右。高热量饮食适用于有甲状腺功能亢进、高热、胆道疾患等的老人。

（2）高蛋白饮食：在基本饮食基础上增加含蛋白质丰富的食物，如肉类、鱼类、蛋类、乳类、豆类等，蛋白质供应每日每千克体重 2g，但总量不超过 120g，总热量2 500 ～ 3 000kcal。高蛋白饮食适用于患有慢性消耗性疾病、严重贫血、肾病综合征或处于癌症晚期等的老人。

（3）低蛋白饮食：每日饮食中的蛋白质不超过 40g，应多补充蔬菜和含糖高的食物，维持正常热量。低蛋白饮食适用于限制蛋白质摄入者，如患有急性肾炎、尿毒症、肝性昏迷等的老人。

（4）高纤维素饮食：选择含纤维多的食物，如芹菜、韭菜、新鲜水果、粗粮、豆类等。高纤维素饮食适用于患有便秘、肥胖症、高脂血症、糖尿病、心血病等的老人。

（5）低纤维素（少渣）饮食：吃含纤维少且少油的食物，忌纤维多的蔬菜、水果，应吃菜泥、果汁等，忌油煎食物。低纤维素饮食适用于腹泻的老人。

（6）低盐饮食：每日可用食盐不超过 2g（含钠 0.8g），但不包括食物内自然存在的氯化钠。低盐饮食适用于患有心脏病、肾脏病（急性、慢性肾炎）、肝硬化（有腹水）、重度高血压但水肿较轻等的老人。

（7）低脂肪饮食：少用油，禁用肥肉、蛋黄、动物脑等食材。高脂血症及动脉硬化病人不必限制植物油（椰子油除外），每日脂肪摄入量不超过 40g。低脂肪饮食适用于有肝胆疾患、高脂血症、动脉硬化、肥胖及腹泻等的老人。

（8）低胆固醇饮食：膳食中胆固醇含量在 300mg/d 以下，少食用动物内脏、蛋黄、鱼子等。低胆固醇饮食适用于患有动脉硬化、高胆固醇症、冠心病等的老人。

（9）无盐、低钠饮食：无盐饮食，即除食物内自然含钠量外，不放食盐烹调的饮食。低钠饮食，即除无盐外还须控制摄入食物中自然存在的钠量（每天控制在 0.5g 以下），禁食腌制食品，还应禁食含钠的食物和药物，如发酵粉（油条、挂面）、汽水（含小苏打）和碳酸氢钠药物等。无盐低钠饮食适用于患心脏病、肾脏病（急性、慢性肾炎）、肝硬化（有腹水）、重度高血压等的老人。

2. 常用鼻饲饮食

常用鼻饲饮食种类根据老人的消化能力、身体需要，鼻饲饮食种类可分为混合奶、匀浆混合奶和要素饮食三类。

（1）混合奶：用于鼻饲的流质食物，适用于身体虚弱、消化功能差的鼻饲老人。其主要成分有：牛奶、豆浆、鸡蛋、藕粉、米粉、豆粉、浓肉汤、鸡汤、奶粉、新鲜果汁、菜汁（如青菜汁、西红柿汁）等。主要特点：营养丰富，易消化、吸收。

（2）匀浆混合奶：适用于消化功能好的鼻饲老人。匀浆混合奶是将混合食物（类似正常膳食内容）用电动搅拌机进行搅拌打碎成均匀的混合浆液，其主要成分有：牛奶、豆浆、豆腐、煮鸡蛋、瘦肉沫、熟肝、煮蔬菜、煮水果、烂饭、稠粥、去皮馒头、植物油、白糖和盐等。主要特点：营养平衡，富含膳食纤维，口感好、易消化、配置方便。

（3）要素饮食：一种简练精制食物，含有人体所需的易于消化吸收的营养成分，适用于患有非感染性严重腹泻、消化吸收不良、慢性消耗性疾病的老人。其主要成分包含游离氨基酸、单糖、主要脂肪酸、维生素、无机盐类和微量元素等。主要特点：无须经过消化过程即可直接被肠道吸收和利用，为人体提供热能及营养。

（郭金达）

第六节　排泄照护

随着年龄的增长，生理功能老化与渐进性退化及慢性病伴随，有关排泄系统的健康问题在老人中较为常见，主要累及消化和泌尿两大系统。各器官的老化现象使老人的排尿和排便性质与习惯发生改变，导致便秘或腹泻、尿潴留或尿失禁状况时有发生，需要给予特殊的照护。

一、如厕照护

（一）如厕照护技术

〖照护目的〗使老人顺利如厕，养成良好排便习惯。

〖照护人群〗需要如厕的老人。

〖照护方法〗

照护流程		照护步骤	关键点提示
照护前	沟通	向老人做好解释工作，取得配合与信任。	与老人沟通时注意语言清晰准确，语速适中，态度真诚和蔼。
	评估	评估老人身体状况，了解老人如厕的习惯和能力。	
	准备	环境准备：卫生间通风，地面干燥、清洁、无异味。洗手盆干净，坐便器清洁，旁边设置扶手，地面防滑。	要选择坐式马桶，并安装扶手。
		物品准备：洗手液，卫生纸，毛巾。	
		老人准备：老人有如厕意愿。	
照护中	如厕	鼓励或指导老人保持排便习惯。	注意为老人保暖。
		引导老人思考，准备卫生纸，观察卫生间坐便器是否干净、安全，地面是否防滑，是否有擦手毛巾。	引导老人独立思考。
		进入厕所后协助老人一只手抓住扶手或扶着墙壁，另一只手脱裤子。采用搂抱的方法，一腿插在老人两腿之间，抱住老人慢慢地坐在便器上。老人排便时，照护人员在门外等候。	不要催促，以免因未排净就终止而引发排便失禁。
	如厕后	帮助或者引导老人清洁肛门局部，用手纸擦拭肛门三次，然后清洗肛门，手扶老人站稳，帮助老人提上裤子，整理衣裤，按水箱按钮冲水。	老人活动情况不方便清洗时可以用湿巾再次擦拭肛门。
		帮助或指导老人涂洗手液，洗净双手并擦干。	尽量让老人独立完成。
		引导老人自己回到客厅，坐好，与老人交流，询问老人如厕感受和其他需求。	
照护后	体位	支起床头、床尾支架，协助老人取舒适卧位。	做好安全防护。
	洗手记录	照护人员洗手，记录老人如厕的时间、排便量和质地。	

（二）常见风险点及防止措施

常见风险点	防止措施
跌倒或扭伤、拉伤	保持地面干燥，防止扭伤或跌倒，搀扶老人，保证安全；搀扶老人动作要轻柔，切勿生拉硬拽，避免拉伤。
如厕时晕倒	嘱咐老人排便时不能过于屏气或用力，以免诱发心脑血管疾病；调整老人饮食结构，保证大便通畅。

（三）知识拓展

1. 老人如厕居家环境要求

老人的如厕环境要注意安全，要选择坐式马桶，并安装扶手。多数老人关节不好，常会造成下蹲困难，因此坐式马桶更安全，可以减少腿部压力，避免出现摔跤和心血管疾病等意外事件。对于有明显肢体障碍的老人，家人还可以考虑在马桶周围安装把手，方便老人起坐。卫生间应该配有防滑垫，卫生间的摆设尽量简单，地面减少牵绊和阻挡，洗完澡要及时将卫生间的地面擦干，以免老人如厕时滑倒。卫生间的设计可以采取干湿分离，最好使用防滑拖鞋。卫生间的门应往外开，并嘱咐老人如厕时厕所门不要紧锁，若老人如厕时发生意外，此时门锁紧闭，需要长时间才能破门而入，耽误救援的最佳时间。因此，老人如厕尽量不要插门或者上锁。

2. 老人如厕注意事项

（1）能如厕排便的老人如厕的时间要掌握好，不要等马上需要排便时再去厕所，这样常会造成失禁或来不及到厕所而弄脏衣裤，因此照护人员要估计老人快到排便时主动询问。

（2）根据老人自理的程度选择如厕方便、容易穿脱的内、外裤，裤腰可使用尼龙搭扣、松紧带等较方便的类型。

（3）确保老人在坐便器上坐稳、扶好扶手后，照护人员应在门外等候，给老人提供适宜排便的环境。

（4）老人在如厕排便中不要催促，以免因未排净就终止而引发排便失禁。

（5）对老人如厕的照护要耐心，不可因嫌麻烦而烦躁，这样会使得老人精神紧张，因不愿麻烦照护人员而憋便，导致失禁或便秘的发生。

（6）对于体弱或有疾病的老人，不要勉强其如厕排便，可根据老人的情况使用移动式坐便器或其他方法。

知识链接：移动式排便器的使用

1. 根据老人身体或疾病的具体情况选择合适的移动式排便器。

2. 便器的高低要合适，可根据老人的身高进行调节，便器旁应有扶手。

3. 使用时应将便器放置在靠墙或靠床的地方，以便固定便器，防止其移动。偏瘫的老人使用时，应将便器放在其身体可以活动的一侧。

4. 卫生纸和毛巾等物品，要放在老人随手可拿取的地方。

5. 老人排便时要关闭门窗或使用挂帘、屏风遮挡，排便后再开窗通风。

二、便器使用照护

（一）便器使用照护技术

〔照护目的〕通过帮助老人在床上使用便器大便，满足老人的排泄需求。

〔照护人群〕适用于运动功能减退不能下床如厕或由于疾病治疗原因卧床的老人。

〖照护方法〗

照护流程		照护步骤	关键点提示
照护前	沟通	询问老人是否需要排便。	照护人员核对老人，携用物至老人床旁，态度和蔼，向老人解释操作要点，尊重老人，以取得配合。
		提醒老人定时排便，取得合作。	
	评估	评估老人的身体状况及腰部活动情况，能否双腿支撑抬起臀部。	
	准备	环境准备：清洁安静、舒适安全，光线适中，拉上围帘，关闭门窗。	检查便盆完整性，预防老人皮肤受损。冬天可先用热水温暖便盆，以免引起不适。在便盆里铺一些卫生纸，以方便使用后刷洗。
		物品准备：便盆（加温后或加垫子）、便盆里放卫生纸、橡胶布或一次性护理垫、卫生纸、一次性手套、屏风、尿壶（男性），必要时备水盆、毛巾。	
		老人准备：老人有便意，平卧于床上。	
		照护人员准备：服装整洁，温暖双手。	
照护中	体位	轻轻掀开老人下身盖被放于老人的对侧，协助老人取仰卧位。	老人排便时注意保暖，注意保护隐私。 需将老人臀部抬起后再放入便器，不可硬塞，以防损伤皮肤。 尽量协助老人自行如厕，及时与老人沟通，了解并满足老人的合理需求。
	铺单	一手托起老人的臀部，另一手将橡胶单（或一次性护理垫）垫于老人腰及臀部下。	
	脱裤	协助或指导老人臀部抬离床面、脱裤子至膝部，将老人两腿屈膝（肢体活动障碍者用软枕垫于膝下）	
	放置便盆	一手托起老人的臀部，臀部抬高 20～30cm，另一手将便盆放置于老人的臀下（便盆窄口朝向足部）。	
		腰部不能抬起的老人，应先协助老人取侧卧位（双手扶住老人的肩部及髋部翻转其身体，使老人面向自己呈侧卧位），腰部放软枕，将便盆扣于臀部，再协助老人平卧，调整便盆位置。	
	防尿液飞溅	女性为防止尿液飞溅，在阴部盖上卫生纸。男性放上尿壶，膝盖并拢，盖上毛巾被。	
	等待老人排便	照护人员在门外等候，可以在老人的枕边放置呼叫铃，以便老人便后通知照护人员。	
	取出便盆	嘱老人双腿用力，将臀部抬起，一手抬起老人腰骶部，一手取出便盆，便盆用卫生纸遮盖。（臀部不能抬起的老人，可一手扶住便盆，一手帮老人侧卧，取出便盆）	
	擦洗肛门	将卫生纸在手上绕 3 层左右，把手绕至臀部后，从前至后擦肛门。	
		戴手套用温水清洗老人会阴、肛门并擦干。观察局部皮肤状况，对长期受压部位进行按摩，以促进血液循环，防止褥疮。	
照护后	整理	撤去便盆、尿垫、橡胶单，脱去手套，协助老人穿好裤子并取舒适卧位，整理床单位	便盆及时倾倒并清洗消毒，避免污渍附着。 注意观察粪便的性质、量，发现异常通知医护人员并按需要及时记录。
		开窗通风，倾倒污秽，清洗、消毒便器或坐便椅，晾干备用。	
	妥善安置老人	协助老人清洗双手，涂抹护手霜。	
	记录	记录排便的次数、量、颜色。	

（二）常见风险点及防止措施

常见风险点	防止措施
压疮	便器应无破损；保持老人皮肤清洁、干燥；局部按摩：50% 乙醇倒入手掌内以手掌大小鱼际肌紧贴老人受压部位皮肤，作压力均匀的环形按摩，压力由轻到重，由重到轻，每次 3～5min。
排便困难	安排规律的排便时间，老人最适宜的排便时间是在每日早餐后；安置一个独立、隐蔽、宽松的排便环境；采取舒适的排便姿势。
排泄物异常	照护人员处理粪便前仔细观察粪便的颜色、量、稠度及形状。成人每日排便频率 1～2 次，正常粪便呈黄褐色、柔软、成形。如发现异常应及时通知医护人员并按需要及时记录。

（三）知识拓展

1. 影响老人排便的因素

（1）排便属于私密行为，其气味和声音都令人尴尬。许多老人因缺少私密空间而放弃排便，也有的老人会因周围有他人在场，而抑制住排便的欲望。

（2）老人最佳排便时间是早餐后，特别是当老人做完一些令人放松的活动后，例如喝热饮、看书或散步，因为这些活动都能够使人放松，当老人感到放松，不再紧张时，排便往往会更加容易。

（3）饮食平衡膳食和食量对排便很重要。高纤维的食物会留下残渣，促进胃肠蠕动。水果、蔬菜、全谷类食品、面包都是高纤维食物。牛奶和奶制品导致某些老人便秘或腹泻，巧克力和其他食物也可能导致类似情况。辛辣的食物会刺激肠胃，导致排便次数增多或腹泻。产气的食物如洋葱、豆子、卷心菜、菜花、萝卜和黄瓜，这些食物会刺激胃肠蠕动，从而导致排便次数增多。

（4）粪便含有液体。粪便的稠度取决于水分在结肠中被吸收的多少。液体的摄入量、尿液的排出量和呕吐也决定着粪便的稠度。当大量的水分被吸收或液体摄入不足时，粪便会变得干燥和坚固。干结的粪便在结肠中移动很慢，往往会导致便秘，每天喝 6～8 杯水能够促进正常排便。诸如咖啡、茶、热苹果汁和热水等热饮也能够增加胃肠的蠕动。

（5）运动和活动能够维持肌肉张力并刺激胃肠蠕动，而不活动和卧床往往会导致异常排便和便秘。疾病、手术、受伤和年迈经常会导致老人不能活动而影响正常排便。

（6）药物能够防止便秘或控制腹泻，但是有的药物的副作用会导致便秘或腹泻，如缓解疼痛的药物经常会导致便秘，用于抗感染的抗生素杀死结肠中的病菌，同时也杀伤正常菌群，从而造成菌群失调，导致便秘或腹泻。

（7）有的老人无法控制排便，当粪便进入直肠时，他们就会排便。这样的老人往往需要进行排便训练。

（8）老人的肠道蠕动功能不佳，无力将粪便排出。

2. 排便训练

（1）排便训练的目标：养成规律排便的习惯，从而防止粪便嵌塞、便秘和大便失禁。

（2）操作要点：①充分评估老人，确定老人的情况，适宜进行排便功能的训练活动。②确保环境安全私密。③指导老人养成定时排便习惯。三餐，特别是早餐，能够激起排便的冲动。老人排便的时间通常要记录下来，这个时间需要为老人提供卫生间、室内便器或便盆。④床上排便姿势训练：老人取坐卧或半卧位，嘱其深呼吸后屏气，往下腹部用力，做排便动作。⑤指导老人进行盆底部肌肉运动：老人平卧，双下肢并拢，双膝屈曲稍分开，轻抬臀部，缩肛、提肛 10～20 次，每天训练 4～6 次。⑥腹部按摩：训练老人排便时，照护人员用手掌的大小鱼际沿脐周顺时针方向作环形按摩。⑦指导老人多饮水，多食富含膳食纤维的食物、饮用热饮以及适当活动。⑧观察老人排便训练效果并做好相关记录。

3. 排便异常老人照护

（1）腹泻的老人

腹泻会导致脱水，脱水指的是组织中的水分流失过多。老人在脱水的情况下，会出现面色苍白、皮肤干燥、少尿、口渴、无力和头晕，还会出现一些严重的症状，比如血压下降、脉搏加速和呼吸加快，甚至会发生死亡。

对于腹泻老人的照护要点：①及时协助老人进行排便。②及时处理粪便，注意卫生和消毒，防止异味和细菌的传播。③鼓励老人多饮水，酌情给予低脂少渣、清淡的流质或半流质饮食，腹泻严重时暂禁食。④做好皮肤护理。液体粪便会刺激皮肤，经常使用卫生纸擦拭也会损伤肛门周围的黏膜、皮肤，便后要用温水清洗、擦干，必要时涂抹爽身粉或护臀膏。⑤向老人及家属解释引起腹泻的原因及防治措施，指导老人注意饮食卫生，预防胃肠道感染，养成良好的饮食卫生习惯。

（2）大便失禁的老人

大便失禁的老人往往意识不到排便，有时排尿时也会有粪便排出。此时，照护人员应该根据情况注意观察并及时查看。

大便失禁老人的照护要点：①对老人进行排便训练。②餐后和每 2～3h 协助老人排便一次。③使用大便失禁的照护产品，如纸尿裤，从而保持衣服和床单的清洁。④做好臀部皮肤护理。⑤做好老人心理照护。大便失禁会影响老人的情绪，比如无奈、尴尬、愤怒和耻辱，照护人员要做到理解、尊重老人。⑥告知老人及家属饮食卫生知识，指

导老人进行盆底肌收缩锻炼，试行排便，先慢慢收紧，再缓缓放松，连续 10 次，每日
5 ～ 10 次，以逐步恢复肛门括约肌的控制能力。

知识链接：每日定时排便的好处

1. 避免毒素积累

粪便内含有许多毒素，当老人发生便秘时，粪便在肠道内停留时间长，进而会增加毒素的吸收，影响身体健康。每日定时排便，可以减少毒素的吸收，对健康有益。

2. 保持消化系统的规律

每日定时排便是健康的排泄习惯，可以调整人体的生物钟，保持消化系统的规律运转，更有助于提高营养的吸收效率和新陈代谢的功能，让老人的身体机能更加协调。

3. 减少肠胃的负担

每日定时排便，对肠胃有很好的帮助，因为在排泄的时候，肠胃蠕动能力加强，更有利于消化食物，增强营养的吸收效率，还能减轻有毒物质和食物残留物对肠胃的负担，保障消化系统的正常功能，减少消化不良导致的营养缺失状态。

4. 维持内分泌系统稳定

每天定时排便可以保障内分泌系统的稳态，加强新陈代谢的效率，从而维持各个器官的正常功能。

5. 保护皮肤

每日定时排便能保护皮肤，减少毒素的积累，让皮肤更加光滑细嫩、气色更好。

三、尿垫、纸尿裤更换照护

〖照护目的〗通过帮助老人更换尿垫，保持老人皮肤清洁、干燥，没有发生湿疹、压疮等情况。

〖照护人群〗适用于不能自我控制排尿的老人。

〖照护方法〗

（一）尿垫更换照护技术

照护流程		照护步骤	关键点提示
照护前	沟通	对于能够有效沟通的老人，照护人员应询问老人姓名，并对老人解释更换尿垫的目的，以取得老人的配合。	照护人员核对老人，携用物至老人床旁，态度和蔼，向老人解释操作要点，尊重老人，以取得配合。
	评估	评估老人的意识状态、自理能力及心理需求，皮肤状况（有无湿疹、压疮等情况）。	
	准备	环境准备：清洁安静、舒适安全、温暖、光线适中。拉上围帘，关闭门窗。	
		物品准备：尿布（一次性尿垫）、手纸、屏风、水盆、温热毛巾。	
		老人准备：老人平卧于床上。	
		照护人员准备：服装整洁，温暖双手。	
照护中	体位	轻轻掀开老人下身盖被，双手分别扶住老人的肩部、髋部翻转其身体呈右侧卧位。	控制水温在 37～40℃，为老人从会阴部前方向后方擦净。
	擦拭	先用卫生纸擦拭右侧臀部和会阴部皮肤，再用温热毛巾擦拭，最后用干毛巾擦干水分。	
	放置干净尿垫	将污染的一次性尿垫向内折叠，塞于老人身体下面，将干净的护理垫一侧卷起塞于老人身下，另一侧向自己一侧拉开。	更换一次性尿垫时，动作轻稳、不慌乱，避免老人受凉，注意保护其隐私。
	更换尿垫	协助老人翻身至右侧卧位，撤下一次性尿垫，放入污物桶，擦拭左侧臀部及会阴部皮肤。	更换尿垫时，观察排泄物的性质、量、颜色、气味，如有异常及时报告医护人员。
		观察老人会阴部及臀部皮肤情况。	
		将清洁尿垫（一次性）另一侧拉平，在老人的臀部扑上爽身粉并稍稍按摩长期受压部位，再翻转老人身体至平卧位，拉平清洁尿垫。	
照护后	整理	整理床单位，为老人盖好被子，取舒适卧位。	定时查看尿垫浸湿情况，及时更换，防止发生尿布湿疹及压疮。记录会阴部及臀部皮肤情况、排泄物的情况等。当老人患有传染性疾病时，应将一次性尿垫放入医用黄色垃圾袋集中回收处理。
		整理用物。	
		洗手，记录。	
		开窗通风。	

（二）纸尿裤更换照护技术

照护流程		照护步骤	关键点提示
照护前	沟通	对于能够有效沟通的老人，照护人员应询问老人姓名，并对老人解释更换纸尿裤的目的，以取得老人的配合。	照护人员核对老人，携用物至老人床旁，态度和蔼，向老人解释操作要点，尊重老人，以取得配合。
	评估	评估老人的意识状态、自理能力及心理需求，皮肤状况（有无湿疹、压疮等情况）。	
	准备	环境准备：清洁安静、舒适安全、温暖、光线适中。拉上围帘，关闭门窗。	根据老人自身情况选择适宜尺寸的纸尿裤。
		物品准备：一次性纸尿裤、手纸、屏风、水盆、温热毛巾。	
		老人准备：老人平卧于床上。	
		照护人员准备：服装整洁，温暖双手。	

（续表）

照护流程		照护步骤	关键点提示
照护中	撤纸尿裤	协助老人取平卧位，解开尿裤粘扣，展开两翼至老人身体两侧，将前片从两腿间后撤。双手分别扶住老人的肩部、髋部翻转其身体呈侧卧，将污染纸尿裤内面对折于臀下。	观察老人会阴部皮肤情况，避免发生尿疹。
		用温热毛巾擦拭会阴部及臀部皮肤。	更换一次性纸尿裤时，观察排泄物的性质、量、颜色、气味，如有异常，及时报告医护人员。
		将清洁的尿裤（贴皮肤面朝内）对折，协助老人翻身至另一侧，撤下污染的纸尿裤放入污物桶。	
	放置干净纸尿裤	打开身下清洁尿裤铺平。	更换尿裤时，将尿裤大腿内、外侧边缘展平，防止侧漏。
		翻转老人身体取平卧位，从两腿间向前向上兜起尿裤前端，整理大腿内侧边缘，将两翼粘扣粘好。	
照护后	整理	整理床单位，为老人盖好被子，取舒适卧位。	记录会阴部及臀部皮肤情况、排泄物的情况等。
		整理用物。	当老人患有传染性疾病时，应将一次性尿垫放入医用黄色垃圾袋集中回收处理。
		洗手，记录。	
		开窗通风。	

（三）常见风险点及防止措施

常见风险点	防止措施
压疮	及时更换尿垫或纸尿裤；保持老人皮肤清洁、干燥；局部按摩：50%乙醇倒入手掌内以手掌大小鱼际肌紧贴老人受压部位皮肤，作压力均匀的环形按摩，压力由轻到重，由重到轻，每次3～5min。
尿布疹	预防的要点是要勤更换一次性尿垫或一次性纸尿裤；根据老人胖瘦选择适宜的纸尿裤；纸尿裤使用时间不宜过长并注意通风换气。
排尿异常	平日照护老人时，注意观察有无尿失禁或排尿困难，如发现异常应及时通知医护人员并按需要及时记录。

（四）知识拓展

1.排尿异常的观察与照料

（1）尿潴留老人的照料

1）概念

尿液存留在膀胱内不能排出称尿潴留，老人表现为下腹部胀满、疼痛，不能排出尿液，用手触摸下腹部膨隆，有囊样包块。当尿潴留时，膀胱容积可增至3000～4000mL，膀胱高度膨胀达到脐部，老人感到下腹部膨隆、疼痛并有压痛。尿潴留多见于尿道或膀胱颈部被阻塞，如前列腺肥大、肿瘤；直肠或盆腔手术后等；某些体位和心理因素也可引起尿潴留。

2）尿潴留的照料

①及时报告。发现老人有尿潴留的情况，要及时报告护士和医生，并确定尿潴留

的原因。

②体位舒适。如果有的老人不习惯躺卧姿势排尿，在病情许可下协助老人以习惯姿势排尿，也可将床头支起或扶助老人坐起排尿。

③按摩、热敷下腹部。用热水袋敷下腹部或轻轻按摩下腹部，以便解除肌肉紧张，促进排尿。

④利用条件反射，诱导排尿。让老人听流水声或用温水冲洗会阴，以引起排尿反射。

⑤积极配合医生和护士的各种操作，如导尿法、留置导尿法等，在使用这些方法时照护人员要注意观察老人尿液的颜色、量，以及有无泌尿系统感染等情况。

（2）尿失禁老人的照料

1）概念

尿失禁指老人的排尿失去控制，使尿液不自主地经尿道流出或排出称尿失禁。随着老人年龄的增长，排尿器官的功能逐渐减弱，膀胱、尿道括约肌的收缩力降低，大脑皮层对排尿的控制能力衰退；部分老人因瘫痪、脑部疾患等导致意识障碍，发生尿失禁，这种原因最为常见。

2）尿失禁的照料

①心理安慰与支持。尿失禁老人容易产生困窘、恐惧、自卑、自我厌恶等不良情绪反应，个别老人因此而不愿与外人交往，变得呆滞。照护人员在照顾老人的过程中，要充分理解和关心老人，注意保护老人的隐私，告诉老人对治疗要有信心，同时与老人家属及时沟通，取得家庭的支持和理解。

②保持皮肤清洁和干燥。尿失禁会因尿液的刺激，导致臀部及会阴部皮肤发生皮疹、炎症，如不及时处理可导致严重并发症。照护人员要为老人及时更换潮湿的尿垫和衣裤并用清洁的温水洗净会阴和臀部，用柔软的毛巾擦干。

③对长期卧床的老人，要选择合适的尿垫，尿垫应选用吸湿性强、通气性良好、柔软的棉织品。一次性纸尿垫吸水性强，对皮肤刺激性小，但纸制品通气性较差，不适宜长期使用。

④适量饮水，晚餐后应适当控制水的摄入，以减少夜间尿量，让老人有充分的睡眠时间。

⑤指导老人养成良好的生活习惯，穿宽松、柔软、舒适且易解的衣裤，减轻对腹部的压力，定时开门窗，通风换气，除去不良气味，保持室内空气清新。

⑥鼓励老人多参加社会活动，增强自信心。对过度紧张、焦虑的老人，照护人员应

经常与老人谈心，周到的照护有利于老人心理平衡，可预防尿失禁。

2. 排尿训练

（1）缩肛（提肛）法

屏气时提收会阴，呼气时放松肛门，一收一放为一次、每次持续数秒钟，反复做10min，每日做 2 ～ 3 次。可利用晨练、等车、午休、睡前等时间，不拘场所，随时可进行练习，只要持之以恒，必可见效。

（2）下蹲法

每日 2 ～ 3 次，每次 10min。下蹲与站起的速度不要太快，频率不要太高，一般1min 蹲 10 次左右即可。下蹲时可手扶椅背、墙壁。

（3）中断小便法

排小便时有意识地中断，然后再重新排出。这种锻炼起初较为困难，经反复训练后才能有效果。

3. 锻炼盆底肌

根据老人情况，指导其取立、坐或卧位，试做排尿（便）动作，先慢慢收紧盆底肌肉，再缓缓放松，每次 10s 左右，连续 10 遍，每日锻炼 5 ～ 10 次，以不感疲乏为宜。

知识链接：观察尿液

正常的尿液呈浅黄色、稻草色或琥珀色，澄清而没有沉淀，有着淡淡的气味。照护人员需要观察老人尿液的颜色、透明度、气味、尿量和沉淀物。

有的食物会影响尿液的颜色。红色的食物会导致尿液发红，比如甜菜、黑莓和大黄；而胡萝卜和红薯会导致尿液呈浅黄色；有的药物也会改变尿液的颜色，如维生素 B2。此外，芦笋、洋葱会使尿液出现特别的气味。

照护人员需要认真观察尿液的颜色和气味，如有异常及时反映。如果老人感到尿急、尿道刺激感、尿痛或排尿困难，照护人员需要及时向家属及医护人员报告。

四、简易通便帮助

〖照护目的〗通过简易通便帮助，缓解老人痛苦，预防便秘导致的心、脑血管疾病的病情变化，提高老人的生活质量。

〖照护人群〗适用于排便困难的老人。

〖照护方法〗

（一）开塞露使用帮助

照护流程		照护步骤	关键点提示
照护前	沟通	向老人解释操作目的，以取得老人的配合。	照护人员核对老人，携用物至老人床旁，态度和蔼，向老人解释操作要点，尊重老人，以取得配合。
	评估	评估老人便秘程度、身体状况。	
	准备	环境准备：清洁安静、舒适安全，温暖，光线适中。拉上围帘，关闭门窗。 物品准备：开塞露（每支20mL）、卫生纸、便盆、橡胶单或一次性尿垫。必要时备剪刀、屏风。 老人准备：老人卧于床上。 照护人员准备：服装整洁，洗手、戴口罩。	检查开塞露前端是否圆润光滑，以免损伤肛门周围组织。
照护中	体位	取下开塞露瓶盖（或用剪刀剪开）。 轻轻掀开老人下身盖被，双手分别扶住老人的肩部、髋部翻转其身体呈左侧卧位。	患有痔疮的老人使用开塞露时，动作缓慢，并充分润滑。 老人若有便意，指导其深呼吸，提肛（收紧肛门），并协助按摩肛门部。
	脱裤	协助老人取左侧卧位，脱裤子至大腿部。	
	铺单	一手托起老人的臀部，另一手将橡胶单（或一次性护理垫）垫于老人腰及臀下。	
	开塞露插入肛门	照护人员左手分开老人臀部，右手持开塞露球部，挤出少量药液于卫生纸上润滑开塞露前端及肛门口。叮嘱老人深吸气，开塞露前端缓慢插入肛门深部，将药液全部挤入。一手拿卫生纸靠近肛门处，一手快速拔出开塞露外壳，并用卫生纸按压肛门5min。叮嘱老人保持体位10min后再行排便。	
照护后	整理	协助老人排便后，撤去橡胶单（或一次性尿垫）。 整理衣物、床单位。 开窗通风。 照护人员洗手。	开塞露不可长期使用，以免耐受而失去作用。
	记录	记录使用开塞露的量及排便情况（量及次数）。	
	健康教育	向老人讲解引起便秘的原因及预防措施，鼓励老人适当活动，多饮水，多食蔬菜、水果、粗粮等纤维食物，养成定时排便习惯。	

（二）人工取便帮助

照护流程		照护步骤	关键点提示
照护前	沟通	向老人解释操作目的，告诉老人在取便时会有异物感，取得老人的配合。	照护人员核对老人，携用物至老人床旁，态度和蔼，向老人解释操作要点，尊重老人，以取得配合。
	评估	评估老人的便秘程度、身体状况。	
	准备	环境准备：清洁安静、舒适安全、温暖、光线适中。拉上围帘，关闭门窗。 物品准备：一次性手套，橡胶布（或一次性尿布垫），润滑液（肥皂液或开塞露）。 老人准备：老人平卧于床上。 照护人员准备：服装整洁，洗手，戴口罩。	

（续表）

照护流程		照护步骤	关键点提示
照护中	体位	照护人员双手分别扶住老人的肩部、髋部翻转其身体呈左侧卧。 用温热毛巾擦拭会阴部。 将清洁的尿裤（贴皮肤面朝内）对折，协助老人翻身至另一侧，撤下污染的纸尿裤放入污物桶。	注意保暖，保护隐私；勿使用器械掏取粪便，动作应轻柔，以避免误伤肠黏膜而造成损伤。 取便时，照护人员应注意观察老人情况，如有面色苍白、呼吸急促、全身大汗应立即停止操作，必要时及时就医。
	脱裤	脱裤子至大腿部，暴露臀部（注意保暖）。	
	铺单	一手托起老人的臀部，另一手将橡胶单（或一次性护理垫）垫于老人的腰及臀部下。	
	人工取便	照护人员右手戴手套，左手分开病人臀部，右手食指涂沫肥皂液润滑后，嘱咐老人深呼吸以放松腹肌，待肛门松弛时，食指沿直肠一侧轻轻插入直肠内，慢慢地由浅入深地将粪便掏出，并放于便盆内。	
	擦肛门	取便完毕后，用温水清洗肛门，热敷肛门周围20～30分钟，用卫生纸擦净肛门。	取便后热敷肛门周围皮肤，以便促进肛门括约肌的回缩。
照护后	整理	撤下橡胶单或护理垫，整理老人的衣服及床单位。 开窗通风。 清洗便盆。 照护人员洗手。	
	记录	需要时记录排便时间、量、颜色。	
	健康教育	向老人讲解引起便秘的原因及预防措施，鼓励老人适当活动，多饮水，多食蔬菜、水果、粗粮等纤维食物，养成定时排便习惯。	

（三）常见风险点及防止措施

常见风险点	防止措施
人工取便时动作粗暴	去除嵌塞的粪便时会刺激直肠中的迷走神经，迷走神经会影响心脏，减慢心率，老人的心率会降低到危险水平；动作粗暴会造成直肠出血。所以，在进行人工取便时，照护人员必须足够谨慎和轻柔。
消毒卫生意识不足	在进行简易通便帮助时，照护人员可能会接触到粪便，粪便里可能含有细菌和血液。操作前务必检查手套完整性，操作后做好清洗、消毒工作。
肛周皮肤损伤	进行人工通便时，务必进行通便栓剂前端润滑；放置通便栓剂时动作要轻柔；人工取便后热敷肛门周围皮肤，以便促进肛门括约肌的回缩，减轻老人疼痛感；定期检查皮肤状况，发现异常及时采取措施。

（四）老人便秘的影响因素

1. 年龄因素

随着年龄的增长，老人出现腹壁肌力下降，胃肠蠕动减慢，盆底肌和肛门括约肌松弛，使肠道排泄控制力减弱，容易引起便秘的现象。

2. 饮食因素

老人常饮水过少、进食量少或因食物过于精细又缺乏充足的水分和膳食纤维，对结肠刺激减少而引起排便困难或便秘。

3. 活动因素

老人活动过少使肠蠕动减弱而引起便秘。

4. 排便习惯

因环境改变或其他因素导致习惯无法维持时，致使抑制自己的便意而影响正常排便，这是老人发生便秘的重要原因。

5. 疾病

排便无力，如结肠梗阻、结肠良性或恶性肿瘤；各种原因肠粘连均可引起便秘；直肠或肛肠病变（肛裂、痔疮或肛周脓肿等）导致排便疼痛而惧怕排便；全身性疾病如甲状腺功能减退、脊髓损伤、尿毒症等可导致肠道肌肉松弛；老人多见的脑卒中、糖尿病等也会影响正常排便。

6. 药物

如应用镇静止痛剂、麻醉剂、抗抑郁药、抗胆碱能剂、钙通道阻滞剂、神经阻滞剂等使肠道肌肉松弛引起便秘。长期滥用泻药会造成对药物的依赖，反而降低肠道感受器的敏感性，导致慢性便秘。

7. 社会文化和心理

老人因健康原因需要他人协助解决排便问题时，常会因丧失个人隐私而产生自卑，在出现便意时因怕麻烦他人而刻意抑制自己的需要，因此造成便秘。心理因素也会影响排便，如精神抑郁可导致身体活动减少，自主神经系统冲动减慢，肠蠕动减少而引起便秘。

知识链接：老人便秘的预防

1. 每天晨起或早饭后或睡前按时解大便，到时不管有无便意都要按时去上厕所，只要长期坚持，就会养成按时大便的习惯。

2. 平时要多吃富含纤维素的食物：蔬菜如芹菜、韭菜、豆芽、竹笋、大白菜、卷心菜、红薯等；新鲜水果如香蕉、苹果、柑橘等。浓茶含鞣酸较多，有收敛作用，可致便秘，尽量不饮；少食辛辣类及刺激性食品。

3. 每天早晨起床后饮用一杯温白开水，无糖尿病的老人可以加适量蜂蜜，可以增加消化道水分，有利于排便。

4. 在老人身体状况允许的情况下，进行适量的活动，腹式呼吸可以促进肠道蠕动，加速体内毒素排出，方法很简单，吸气时肚皮胀起；呼气时，肚皮缩进。卧床老人可在每天起床前和睡觉前，用双手顺结肠方向按摩，自右向左轻揉腹部数十次。

5. 保持乐观的情绪。精神紧张、焦虑等不良情绪可导致或加重便秘。因此，老人要经常保持心情愉快，不要动辄生气上火以避免便秘的发生。

五、一次性尿袋更换照护

（一）一次性尿袋更换照护技术

〖照护目的〗（1）预防尿路感染、尿盐沉积堵塞管腔。

（2）去除会阴部异味，增进老人舒适度。

〖照护人群〗尿失禁或会阴部外伤等需进行留置导尿的老人。

〖照护方法〗

1. 帮助留置导尿老人清洁外阴

照护流程		照护步骤	关键点提示
照护前	沟通	征询老人意愿，解释操作目的及注意事项，取得老人配合。局部有无红肿、破溃等。	与老人沟通时注意语言清晰准确，语速适中，态度真诚和蔼。
	评估	了解老人身体状况、自理能力、心理状态及合作程度。	
		观察老人会阴部皮肤黏膜情况（局部有无红肿、破溃等）、观察尿管有无脱出、挤压等。	
	准备	环境准备：室内温度、湿度适宜，安静，整洁，安全，关闭门窗，遮挡屏风。	
		物品准备：治疗盘、弯盘、止血钳、纱布、消毒棉球、碘伏、一次性治疗巾、手套、浴巾、手消毒液。	
		老人准备：老人了解操作目的，愿意配合。	
照护中	体位	协助老人脱去对侧裤腿，盖在近侧腿上，对侧腿用浴巾遮盖，臀下铺治疗巾，取屈膝仰卧位，两腿略分开，弯盘放于治疗巾上。	
	消毒外阴	用持物钳夹取无菌碘伏棉球擦洗尿道口，顺序由外到内，自上而下，一次一个棉球。女性：阴阜、对侧大阴唇、近侧大阴唇、对侧小阴唇、近侧小阴唇、尿道口、尿管前端3～5cm；男性：阴阜、阴茎上侧、阴茎两侧、阴茎下侧、阴囊、尿道口、包皮（必要时用纱布辅助）、冠状沟、尿管前端3～5cm。	每次消毒动作应轻柔，防止牵拉尿管致尿管脱出或损伤尿道。
照护后	整理	撤去治疗巾、弯盘，脱手套，将弯盘和治疗盘放于治疗车下层；询问老人感受，告知老人注意事项。	
	妥善安置老人	根据老人的状态调整到舒适的休息体位。	
	记录	记录老人外阴情况，包括外阴分泌物、外阴部位皮肤黏膜有无异常。	

2. 帮助留置导尿老人更换集尿袋

照护流程		照护步骤	关键点提示
照护前	沟通	向老人解释操作目的及注意事项，取得老人的配合。	与老人沟通时注意语言清晰准确，语速适中，态度真诚和蔼。
	评估	了解老人身体状况、自理能力、心理状态及合作程度。	
		观察导尿管是否通畅、有无滑脱，留置导尿管接触部位的皮肤有无红肿、破溃等情况。	
	准备	环境准备：环境安静整洁、室内温湿度适宜，关闭门窗，必要时遮挡屏风。	
		物品准备：集尿袋、碘伏、棉签、别针、一次性手套、一次性治疗巾、弯盘、止血钳、污物碗、便盆。	
		老人准备：老人平卧于床上，一般情况尚好，能配合操作。	
照护中	体位	协助老人取卧位，保证身体舒适稳定，将一次性治疗巾铺于尿管与尿袋引流管接口处。	
	拿取尿袋	打开尿袋端口排空尿袋内余尿，关闭放尿端口，夹闭尿袋引流管上的开关；撕开备好的尿袋外包装，内面朝上平铺在治疗巾上，检查并旋紧新尿袋的放尿端口，取下尿袋引流管端口盖帽。	操作全过程须动作轻稳、准确、节力、熟练、安全，体现人文关怀。
	更换尿袋	用止血钳夹住导尿管开口上端3～5cm处，戴手套，分离尿管与引流管接口。取下尿袋，将连接尿管端口置于尿袋上卷起放置一旁。松开止血钳，观察尿液引流情况。夹闭尿管，用棉签蘸碘伏消毒尿管端口及外周2次，连接尿管和新的引流管端口，旋紧。	保证安全的前提下，照护人员将引流管端口插入导尿管内时手不可触及两端口及周围。
	固定尿袋	松开止血钳，观察尿液引流通畅，夹闭尿袋引流管开关，用别针将尿袋固定在床旁，每2h放尿一次。	
照护后	整理	棉签、手套、更换下来的尿袋及可能被尿液污染的一次性用物置入医用黄色垃圾袋中，按医用垃圾处理，脱去手套。	尿袋内尿液量超过尿袋的2/3时，应及时放掉尿液，引流管和集尿袋均不可高于老人会阴部。鼓励老人多饮水。
	妥善安置老人	根据老人的状态调整到合适的休息体位，盖好盖被。	
	记录	记录老人尿液情况，包括尿液量、颜色、尿袋更换时间。	

（二）常见安全风险及处理办法

常见尿路感染或引流不畅原因	防止尿路感染或引流不畅措施
尿袋内尿液量过多，引流管或集尿袋高于老人会阴部	及时排放集尿袋内尿液，保持引流管或集尿袋低于老人会阴部
外阴清洁不彻底，消毒顺序不当	严格按照清洁顺序擦洗外阴，按时更换导尿管和集尿袋
尿管或引流管受压、打折或阻塞	保持输尿管路通畅，必要时挤压尿管，嘱老人多饮水

（三）知识拓展

留置导尿注意事项：

（1）正常成年人24h尿量约为1 000～2 000mL，新鲜尿液透明，呈淡黄色至黄色，尿液气味来自尿内的挥发性酸，其气味受食物、饮料等影响，久置后因尿素分解有氨臭味。

（2）留置导尿管需妥善固定，保持尿管引流通畅，避免尿管牵拉、受压、扭曲、堵塞，切勿自行拔除尿管，以免引起尿道黏膜出血。长期安置尿管的老人，原则上集尿袋每周更换1次，尿管每4周更换1次，若有尿管滑出、阻塞、污染或破裂的情况应随时更换，以减少尿路感染概率。每日消毒会阴部1～2次，以保持尿道口清洁，为保护膀胱功能，应采用间歇性引流夹管方式，使膀胱定时充盈排空，即2h放尿1次，或有尿意时才放尿。

（3）尿袋内的小便量超过700mL时应及时倒掉，不可续存太多尿液，鼓励老人多喝水，每天的饮水量应在2 000mL以上，每天维持尿量至少在1 500mL以上，以减少尿路感染及尿路阻塞的机会，禁饮浓茶和咖啡，预防结石的形成。如有下列泌尿系统感染的前兆发生，如发烧、发冷、尿道疼痛、尿液混浊、变红、尿道口分泌物增加、尿量突然减少等请立即就医。

> **知识链接：男性、女性尿道的特点**
>
> 男性尿道自膀胱颈部的尿道口至尿道外口，有"一长、二弯、三狭窄"的特点：①一长：尿道长约17～20cm，可分为阴茎部（海绵体部）、球部、膜部和前列腺部。②二弯：耻骨下弯位于耻骨联合下方，凹陷向上，包括前列腺部、膜部和海绵体部的始部，此弯恒定无变换，此弯也可称耻骨下曲。耻骨前弯位位于耻骨联合的前下方，凹陷向下，位于阴茎根和机体之间，此弯也称耻骨前曲。当阴茎上提时，耻骨前曲消失。③三狭窄：尿道内口、尿道膜部及尿道外口。
>
> 女性尿道较男性尿道短，长约3～5cm，紧贴阴道前壁，开口于阴道口的上前方。女性尿道宽而直，内层向腔内突入形成皱襞，近膀胱处的尿道黏膜由移行上皮组成，尿道黏膜下有许多腺体。

六、造口袋更换照护

（一）造口袋更换照护技术

〖照护目的〗（1）保持造口周围的皮肤清洁。

（2）去除造口部异味，增进老人舒适度。

（3）帮助老人掌握正确的造口护理方法。

〖照护人群〗各种原因导致粪便不能经肛门正常排出，需做肠道造口以排泄粪便的老人。

〖照护方法〗

照护流程		照护步骤	关键点提示
照护前	沟通	向老人解释操作目的，老人理解更换造口袋的意义，愿意配合。	与老人沟通时注意语言清晰准确，语速适中，态度真诚和蔼。
	评估	了解老人身体状况、自理能力、心理状态及合作程度。	
		观察老人造口类型及造口情况，评估造口功能状态。	
	准备	环境准备：室内安静整洁，光线充足，温湿度适宜，必要时遮挡屏风。	向老人说明造口的目的、护理方法、配合要点及注意事项；安慰老人，缓解紧张和焦虑情绪。
		物品准备：治疗盘、两脸盆内置两条小毛巾、40℃温水、造口袋、造口测量尺、剪刀、纸巾、弯盘、治疗巾、手套、氧化锌软膏、人工肛门袋、0.5%碘伏、污物桶、洗手液。	
		老人准备：老人了解操作目的，愿意配合。	
照护中	暴露造口，铺垫巾	病人取半卧位或平卧位→暴露造口部位→治疗巾垫于身下→弯盘放于造口袋前紧贴皮肤处→造口袋尾端放于弯盘内。	操作熟练，流程合理，动作轻柔，保证老人安全。
	剥除造口袋	戴手套→手轻按皮肤，一手由上向下取下造口袋→观察造口袋内容物。	
	清洗造口周围皮肤	纸巾擦除造口袋周围排泄物→温水环形擦洗清洁造口周围皮肤→换另一脸盆和毛巾清洗造口黏膜→脱手套、洗手。	观察造口颜色及造口周围皮肤。
	测量造口大小	测量造口大小→封闭造口袋尾端→根据大小用剪刀裁剪造口袋低端（比造口约大1～2mm）→手指摩擦柔化剪裁口边缘→将剪裁造口袋与造口对比。	
	粘贴底板	造口袋尾端置弯盘、除去底盘粘胶→底盘置于造口紧密粘贴→由外向内压紧底盘使充分粘贴→撤去弯盘和治疗巾。	
照护后	整理	撤去治疗巾、弯盘，脱手套，用物分类处理，询问老人感受，告知老人注意事项。	操作全过程注重人文关怀，体现人性化服务。
	妥善安置老人	整理老人衣物及床单位，根据老人的状态协助取舒适休息体位。	
	记录	记录老人排泄物量、性状、造口及周围皮肤情况。	

（二）常见安全风险及处理办法

常见造口狭窄或造口皮肤损伤原因	防止造口堵塞或造口皮肤损伤措施
造口缺血、坏死及肠造口瘢痕挛缩，造口逐渐缩小	嘱老人衣着宽松舒适，指导老人造口自护（示指戴手套或指套，涂液状石蜡，轻插入造口至第2指关节处，在内停留5～10min，每天一次，保持造口直径2～2.5cm为宜）。
造口袋内容物长时间与皮肤接触造成接触性皮炎或剥除造口袋时造成的机械性损伤	及时更换造口袋，在剥除造口袋时应注意保护皮肤，防止皮肤损伤。若局部皮肤红肿，可给予造口护肤用品。
饮食不当，因便秘过分使用腹内压	忌食生冷辛辣及易产气食物，嘱老人多吃水果、蔬菜，多饮水，保持排便通畅。
造口清洁顺序与方法不当	清洁造口周围皮肤的小毛巾与清洁造口黏膜的毛巾不能混用，以免交叉感染。

（三）知识拓展

1. 何为肠造口

肠造口是指在某些特殊情况下为挽救生命而暂时或永久性地将肠管提至腹壁作为排泄物的出口。肠造口分为暂时性造口和永久性造口，那么如何判断造口是暂时性的还是永久性的呢？肠造口留置时间主要取决于肠道造口手术的原因和目的。常见的暂时性肠造口是在低位直肠癌保肛术后为确保肠道吻合口的安全而设的。常见的永久性肠造口是家族性息肉癌变的老人需行全大肠切除时必须解决排泄问题而设的，而个别克罗恩病、复杂肛瘘的老人为控制直肠、肛门炎症也可能进行永久性肠造口手术。

2. 肠造口的位置及护理要点

造口的位置一般定于肚脐与髂前上棘连线的中上1/3交界处，并远离骨骼隆起部位，远离刀疤、肚脐及皮肤的褶皱凹陷处，也不应做在系腰带的横线上。

注意造口与伤口距离，保护好伤口，防止伤口污染。贴造口袋前应保证造口周围皮肤干燥，使造口袋底盘与造口黏膜之间保持适当空隙（1～2mm），缝隙过大粪便接触并刺激皮肤易引起皮炎，缝隙过小底盘边缘与黏膜摩擦将会导致不适甚至出血。若粪便长时间浸渍皮肤导致皮肤发生糜烂，可以用氧化锌软膏等涂抹造口周围皮肤，若发生过敏反应，则可在局部涂抹抗过敏的药膏并更换其他品牌的造口袋。

3. 肠造口老人造口袋更换时间

造口袋的更换时间要根据老人自身的排便情况、造口周围皮肤情况以及天气情况等来决定。

（1）一件式造口袋

一般来说，一件式造口袋1～3天更换一次，当排稀便、造口周围皮肤皱褶，或夏天皮肤出汗较多的情况下，一般一天需要更换一个造口袋；当大便成形，造口周围皮肤平整或冬天皮肤出汗比较少的情况下，一件式造口袋可用2～3天，最长不超过5天。

（2）两件式造口袋

两件式造口袋更换时，只需要更换造口底盘就可以了，造口袋可重复使用。一般情况下，两件式造口底盘3～5天更换一次，当排稀便、造口周围皮肤皱褶或夏天出汗比较多的情况下，2天或3天更换一次；当大便成形、造口周围皮肤平整，或冬天皮肤出汗较少的情况下，3天或5天更换一次，最长时间不要超过7天。

注意：这里所推荐的更换造口袋时间并不是一成不变的，一般来说造口底盘上出现从肠造口的边缘开始向外有约1cm的溶解时，就需要更换造口袋了。一旦造口袋发生渗漏，需立即更换造口袋，不应为了延长造口袋的使用时间而使用胶布粘贴底盘周围。

知识链接：肠造口老人饮食护理要点

饮食原则：全面、卫生、营养、均衡、易消化。

饮食指导：营养均衡，搭配合理；温度适宜，细嚼慢咽；少量多餐，避免说笑；规律进餐，切勿急暴。

不宜食入：在饮食方面需要有一些控制，主要是方便造口的护理，一般情况下，不宜进食下列几类食物：

1. 对肠道刺激性强的食物：如冷饮、生的或者未完全煮熟的食物、酒精类饮料等，避免激惹肠道。

2. 易产气的食物：如豆类、洋葱、地瓜、萝卜、椰菜及碳酸饮料等，避免引起腹胀。

3. 易产生臭味的食物：如芝士、过量的肉食等。

4. 易造成阻塞的食物：适量地进食含粗纤维的食品，有助于粪便的形成。如：玉米、芹菜、南瓜、红薯、卷心菜、莴笋、叶类蔬菜等。（要注意：如果造口发生狭窄，进食粗纤维食物可使造口梗阻，引起腹痛、腹胀，应速请专科医生指导解决造口狭窄的问题。）

5. 易引起腹泻的食物：如辣椒、咖喱、咖啡、椰子奶、绿豆及油腻食物等，不利于粪便成形。

6. 如果做了造口术后的患者正在作化疗，需加强营养，提高机体免疫力。

（郭金达）

第七节　清洁照护

良好的清洁卫生是人类的基本生理需要之一，它不仅可以使人感觉舒适，改善自我形象，拥有自信和自尊，还可以起到预防疾病的作用。老人是一个特殊群体，随着年龄的增加，身体机能会出现退行性改变，或者由于疾病造成自理能力逐渐降低或者丧失，而对清洁的照护需求却更加迫切。清洁照护包括口腔清洁照护、头发清洁与梳理照护和身体清洁照护。

一、口腔清洁照护

（一）口腔清洁照护技术

〖照护目的〗（1）保持口腔清洁、湿润，预防口腔感染等并发症。

（2）去除口垢、口臭，增进食欲，保持口腔正常功能。

〖照护人群〗各种原因导致不能独立完成口腔清洁的老人。

〖照护方法〗

1. 协助卧床老人漱口

照护流程		照护步骤	关键点提示
照护前	沟通	征询老人意愿，解释操作目的及注意事项，取得老人配合	与老人沟通时注意语言清晰准确，语速适中，态度真诚和蔼。
	评估	了解老人身体状况及自理能力，配合程度。	
		了解老人口腔情况（牙齿有无脱落，口唇有无干裂、黏膜有无溃疡，有无义齿等）。	
	准备	环境准备：环境安静整洁、室内温度适宜，光线明亮且不刺眼。	
		物品准备：水杯1个、吸管1根、弯盘或小碗1个、毛巾1条、必要时备润唇膏1支。	
		老人准备：老人有清洁意愿，平卧于床上。	
照护中	体位	协助老人侧卧位面向照护人员，抬高头胸部，保证身体舒适稳定。将毛巾铺在老人颌下及胸前部位，弯盘置于口角旁。	
	协助漱口	水杯内盛2/3满漱口液，递到老人口角旁，直接含饮或用吸管吸引漱口水至口腔后闭紧双唇，用力鼓动颊部，使漱口液在牙缝内外来回流动冲刷。吐漱口水至口角边的弯盘中，反复多次直至口腔清洁。鼓励或协助老人用毛巾擦干口角水痕，必要时涂擦润唇膏。	每次含漱口水的量不可过多，避免发生呛咳或误吸。

（续表）

照护流程		照护步骤	关键点提示
照护后	整理	鼓励老人参与收拾整理用物，以锻炼上肢活动能力，增加生活参与度，提升自我认同感。	
	妥善安置老人	根据老人的状态调整到合适的休息体位。	
	记录	记录老人漱口情况，包括口腔清洁度，牙齿牙龈黏膜、口腔气味等有否异常情况等。	

2. 协助卧床老人刷牙

照护流程		照护步骤	关键点提示
照护前	沟通	征询老人意愿，解释操作目的及注意事项，取得老人配合。	与老人沟通时注意语言清晰准确，语速适中，态度真诚和蔼。
	评估	了解老人身体状况及自理能力，配合程度。	
		了解老人口腔情况（牙齿有无脱落，口唇有无干裂、黏膜有无溃疡，有无义齿等）。	
	准备	环境准备：环境安静整洁、室内温度适宜，光线明亮且不刺眼。	
		物品准备：牙刷1把、牙膏1只、水杯1个、毛巾1条、一次性治疗巾1块、脸盆1个、必要时备润唇膏1支。	
		老人准备：老人有清洁意愿，平卧于床上。	
照护中	体位	协助老人取坐位，保证身体舒适稳定。将一次性治疗巾铺于老人面前，放稳脸盆。	
	指导刷牙	在牙刷上挤好牙膏，水杯中盛2/3满漱口水。递给老人水杯及牙刷，嘱老人身体前倾，先漱口，刷牙齿的内、外面时，上牙应从上向下刷，下牙应从下向上刷；咬合面应从里向外旋转着刷。刷牙时间不少于3min。	保证安全的前提下，耐心指导老人独立有效完成。
	协助漱口	刷牙完毕后鼓励或协助老人漱口，用毛巾擦干口角水痕，必要时涂擦润唇膏。	含漱口水的量不可多，避免发生呛咳或误吸。
照护后	整理	鼓励老人参与收拾整理用物，以锻炼上肢活动能力，增加生活参与度，提升自我认同感。	
	妥善安置老人	根据老人的状态调整到合适的休息体位。	
	记录	记录老人刷牙情况，包括口腔清洁度，牙齿牙龈黏膜、口腔气味等有否异常情况等。	

3. 棉签擦拭清洁口腔

照护流程		照护步骤	关键点提示
照护前	沟通	征询老人意愿，解释操作目的及注意事项，取得老人配合。	与老人沟通时注意语言清晰准确，语速适中，态度真诚和蔼。
	评估	了解老人身体状况及自理能力，配合程度。	
		了解老人口腔情况（牙齿有无脱落，口唇有无干裂、黏膜有无溃疡，有无义齿等）。	
	准备	环境准备：环境安静整洁、室内温度适宜，光线明亮且不刺眼。	
		物品准备：漱口杯1个、大棉签1包、毛巾1条、弯盘1个、必要时备润唇膏1支。	
		老人准备：老人有清洁意愿，平卧于床上。	

（续表）

照护流程		照护步骤	关键点提示
照护中	体位	协助老人侧卧位面向照护人员，抬高头胸部，保证身体舒适稳定。将毛巾铺在老人颌下及胸前部位，弯盘置于口角旁。	
	润唇漱口	将棉棒用漱口液浸湿后轻轻湿润老人口唇，协助老人漱口，将漱口水吐到弯盘内，用毛巾擦净口角水痕。	含漱口水的量不要太多，避免发生呛咳或误吸。
	擦拭口腔	将棉棒用漱口液浸湿，一根棉棒擦拭口腔一个部位。擦拭顺序：嘱老人牙齿咬合，擦拭牙齿外面（由内而外纵向擦拭至门齿）；嘱老人张口，依次擦拭牙齿内面、咬合面、两侧颊部、上腭、舌面、舌下。	棉棒蘸水不应过多，以免擦拭时老人将漱口水吸入气管引起呛咳。一个棉棒只可使用一次，不可反复蘸取漱口水使用。擦拭上颚及舌面时，位置不可太靠近咽部，以免引起恶心等不适。
	漱口评估	嘱老人张口，检查是否擦拭干净。再次协助老人漱口，并用毛巾擦净老人口角水痕。	
照护后	整理	鼓励老人参与收拾整理用物，以锻炼上肢活动能力，增加生活参与度，提升自我认同感。	
	妥善安置老人	根据老人的状态调整到合适的休息体位。	
	记录	记录老人口腔清洁情况，包括口腔清洁度，牙齿牙龈黏膜、口腔气味等有否异常情况等。	

（二）常见安全风险及处理办法

常见呛咳或误吸原因	防止呛咳或误吸措施
含漱口水的量过多	每次含漱口水的量不可过多；意识不清醒老人不可漱口
棉签蘸水过多	棉签蘸水不应过多；擦洗力度不可过猛以免造成棉签折断
体位不当	根据老人身体状况选择坐位或者卧位，头偏一侧

（三）知识拓展

1. 刷牙方法

（1）选择合适的牙刷及牙膏

老人宜选用外形小、质地柔软、表面平滑的毛刷。已磨损或硬毛牙刷清洁效果不佳，且易致牙龈损伤，故刷毛软化、散开、弯曲时不宜使用。牙刷应至少每 3 个月更换一次，也可选用电动牙刷。牙膏不宜常用一种，应轮换使用。

（2）正确刷牙

在每天晨起、临睡前和餐后均应刷牙。刷牙时将牙刷毛面放于牙齿及牙龈沟上，刷毛与牙齿大致呈 45°角，快速环形来回震颤，每次刷 2 ~ 3 颗牙；前排牙的内面可用牙刷毛面的顶端震颤刷洗；刷咬合面时，刷毛与牙齿平行来回刷洗。顺序：上下牙外面、上下牙内面、上下咬合面、舌面。刷完后漱净口腔内的食物碎屑及残余牙膏。刷牙方法是上、下竖刷法，即沿牙齿的纵向刷洗。提倡做到"三个3"，即在三餐后的3min内刷牙，刷牙至少3min。

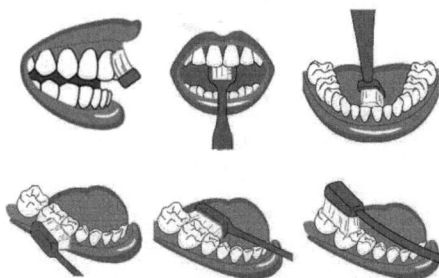

正确刷牙方法

2. 棉签擦洗口腔方法

擦拭顺序：嘱老人牙齿咬合，沿牙缝纵向擦洗牙齿左上外侧面、左下外侧面，由内洗向门齿，同法擦洗右外侧面。嘱老人张口，按顺序擦洗牙齿左上内侧、左上咬合面、左下内侧、左下咬合面，均由内洗向门齿（其中内侧应沿牙缝纵向擦洗，咬合面应螺旋擦洗）。以弧形擦洗左侧颊部，用同法擦洗右侧，擦洗硬腭部、舌面及舌下（勿触及咽部，以免引起恶心）。

知识链接：认识口腔

口腔是摄入营养物质的通道，也是各种细菌、病毒等微生物、寄生虫卵进入人体的门户。口腔温度适宜，含有食物残渣，是微生物生长的良好条件。口腔里细菌是很多的，据专家计算，口腔中大约有400多种微生物，据统计1mL的唾液中有4万～5万个微生物。口腔可以说是微生物的世界，其中有很多微生物都是口腔中的正常菌群，对人体是无害的，但是当人体的抵抗力下降时，有些有害的细菌就会生长，对人体口腔就产生了危害，有时还会影响到整个身体状况。有研究证明胃炎的发生很多情况下就是由幽门螺杆菌引起的，这种幽门螺杆菌口腔里就有。

二、头发清洁与梳理照护

（一）头发清洁与梳理照护技术

〖照护目的〗（1）清除头皮屑及污物，保持头发清洁，减少感染的机会。

（2）按摩头皮，促进头部血液循环，利于头发的生长和代谢。

（3）使老人舒适、美观，增强自尊和自信。

〖照护人群〗各种原因导致不能独立完成梳头和洗头的老人。

〖照护方法〗

1. 为老人梳理头发

照护流程		照护步骤	关键点提示
照护前	沟通	征询老人意愿，解释操作目的及注意事项，取得老人配合。	与老人沟通时注意语言清晰准确，语速适中，态度真诚和蔼。
	评估	了解老人身体状况及自理能力，配合程度。	
		了解老人头发情况（头发的发质、分布、长度、清洁度，有无光泽、有无虱子，头皮有无瘙痒、破损、病变等）。	
	准备	环境准备：环境安静整洁、室内温度适宜，光线明亮且不刺眼。	
		物品准备：梳子1把、毛巾1条、纸袋1个、30%酒精、必要时备发夹1支。	
		老人准备：老人有梳理意愿。	
照护中	体位	卧床的老人：协助老人平卧，头转向一侧，将毛巾铺于枕头上。可坐起的老人：协助老人坐起，将毛巾铺于肩上。	
	协助梳理	长头发将头发从中间分成两边，一手握住一股头发，一手由发梢逐渐向上梳至发根。如头发打结，可用30%酒精浸湿后再慢慢梳顺。梳发完毕卷起毛巾撤下。鼓励老人参与梳发，以锻炼上肢活动能力，增加生活参与度，提升自我认同感。	动作轻柔，不可强拉硬拽长发不宜从上到下一次性用力梳发，容易扯断头发，伤到头皮。
照护后	整理	收拾整理用物，询问有无其他需要。	
	妥善安置老人	根据老人的状态调整到合适的休息体位。	
	记录	记录老人梳理情况、身体状况、舒适程度。	

2. 为老人坐位洗头

照护流程		照护步骤	关键点提示
照护前	沟通	征询老人意愿，解释操作目的及注意事项，取得老人配合。	与老人沟通时注意语言清晰准确，语速适中，态度真诚和蔼。
	评估	了解老人身体状况及自理能力，配合程度。	
		了解老人头发情况（头发的发质、分布、长度、清洁度，有无光泽、有无虱子，头皮有无瘙痒、破损、病变等）。	
	准备	环境准备：环境安静整洁、光线明亮、关闭门窗、室内温暖。	注意调节室温和水温，防止老人着凉。
		物品准备：毛巾1条、洗发液1瓶、梳子1把、脸盆1个、暖瓶1个、水壶1个（盛装40～45℃温水）、方凳1个，必要时备吹风机1个。	
		老人准备：老人有清洁意愿。	

（续表）

照护流程		照护步骤	关键点提示
照护中	体位	协助老人取坐位，毛巾围于颈肩上，在老人面前摆上方凳，方凳上放置脸盆，并叮嘱老人双手扶稳盆沿，低头闭眼，头部位于脸盆上方。	
	清洗头发	照护人员一手用水壶缓慢倾倒温水，另一手揉搓老人头发至全部浸湿。将洗发液倒在掌心揉搓至有泡沫后，涂于老人头发上，用双手十指指腹揉搓头发、按摩头皮（力度适中），冲洗时用手揉搓头发至洗发液全部冲洗干净。注意观察并询问老人有无不适。	洗发过程中随时观察并询问老人有无不适，遇到问题及时处理。操作动作轻快，减少老人不适和疲劳。
	擦干梳理	取颈肩部毛巾擦干头发及面部，必要时用吹风机吹干头发。协助老人将头发梳理整齐。	及时擦干头发，防止老人着凉。
照护后	整理	鼓励老人参与收拾整理用物，以锻炼上肢活动能力，增加生活参与度，提升自我认同感。	
	妥善安置老人	根据老人的状态调整到合适的休息体位。	
	记录	记录老人头发清洁效果、身体状况、舒适程度。	

3. 为老人床上洗头

照护流程		照护步骤	关键点提示
照护前	沟通	征询老人意愿，解释操作目的及注意事项，取得老人配合。	与老人沟通时注意语言清晰准确，语速适中，态度真诚和蔼。
	评估	了解老人身体状况及自理能力，配合程度。	
		了解老人头发情况（头发的发质、分布、长度、清洁度、有无光泽、有无虱子，头皮有无瘙痒、破损、病变等）。	
	准备	环境准备：环境安静整洁、光线明亮、关闭门窗、室内温暖。	注意调节室温和水温，防止老人着凉。
		物品准备：洗头器1个、小橡胶单大毛巾各1、小毛巾1条、别针1个、洗发液1瓶、梳子1把、暖瓶1个、棉球2个、纱布1块、水壶1个（盛装40～45℃温水）、污水桶1只、必要时备吹风机1个。	
		老人准备：老人有清洁意愿。	
照护中	放置洗头器	铺小橡胶单和大毛巾于枕上。松开衣领，衣领向内反折，将中毛巾围于患者颈部，用别针固定。协助老人仰卧，移枕于肩下。头下放置简易洗头器，使老人后颈枕于突起处，头部在槽中，洗头器排水管置于污水桶中。	
	清洗头发	梳理头发，用棉球塞两耳，纱布盖双眼；用水壶缓慢倾倒温水润湿老人头发；倒适量洗发液于掌心，涂遍头发，用手指指腹揉搓头皮，从发际到头顶，到两侧，再轻轻将老人头部侧向一边，揉搓后枕部；一手持水壶缓慢倾倒温水，一手揉搓头发至洗发液全部冲净。	洗发过程中随时观察并询问老人有无不适，遇到问题及时处理。操作动作轻快，减少老人不适和疲劳。
	擦干梳理	洗发毕，取颈肩部毛巾包头擦干；取下眼罩，取出耳道内的棉球；撤去洗头器，并将枕头从老人肩下移到头部，协助平卧；解下包头毛巾，梳理头发。必要时用吹风机吹干头发并梳。	及时擦干头发，防止老人着凉。

（续表）

照护流程		照护步骤	关键点提示
照护后	整理	撤去枕头上的小橡胶单和大毛巾。	
	妥善安置老人	根据老人的状态调整到合适的休息体位。	
	记录	记录老人头发清洁效果、身体状况、舒适程度。	

（二）常见安全风险及处理办法

常见意外风险点	原因及防止措施
水温过高或过低	水温过低引起头皮血管收缩而产生头痛、头晕或水温过高导致烫伤。对患高血压、动脉粥样硬化、糖尿病等老人格外注意调节合适的水温。
洗发时间过长	洗发时间过长容易导致老人疲劳和不适。操作动作宜轻快，避免时间过长。
体位不当	患有高血压及颈椎病的老人，坐位洗头时避免长时间低头，因老人颈椎稳定性下降，当头颈位置发生改变时，容易颈椎错位压迫血管，可能导致头痛、头昏甚至脑血管意外发生

（三）知识拓展

1. 梳头方法

最好使用竹制的密齿梳子梳头，在每天晨起和晚上临睡前各梳头一次，每次梳 5～10min。梳头的顺序是：从额头往脑后梳 2～3min →从左鬓往右鬓梳 1～2min →从右鬓往左鬓梳 1min →低头，由枕部发根处往前梳 1～2min，以梳至头皮有热胀感为止，但不可硬刮头皮。老人经常梳理头发，可加快头发根部的血液循环，坚固发根，还可醒脑提神、防止大脑功能衰退。

2. 按摩头皮方法

老人可在每天晨起后、午休前和晚上睡前，用指腹自前额发际开始，由前向后经头顶至脑后发际按摩 10～15min，再按摩两鬓头皮 5～10min，也可有针对性地进行头部穴位按摩。按摩时若出现头晕、心跳、出冷汗、气短时，要停止按摩，卧床休息。经常进行头部按摩可改善头部血液循环，起到健脑安神、延年益寿的作用。

> **知识链接：五指梳头**
>
> 古代医学家认为头部穴位较多，通过梳理头发，可起到按摩、刺激作用，能平肝、息风、开窍醒神、止痛明目等。五指梳头即用五指分别点按头部中间的督脉，两旁的膀胱经、胆经，左右相加共 5 条经脉，每次梳头就是在梳五经，中医推拿功法里叫"拿五经"，有疏通头皮经络、改善血液循环、提高大脑思维和记忆能力、促进发根营养、保护头发、减少脱发、消除大脑疲劳的作用。

三、身体清洁照护

（一）身体清洁照护技术

〖照护目的〗（1）帮助老人去除皮肤污垢，保持皮肤清洁，使老人舒适。

（2）促进皮肤血液循环，增强其排泄功能，预防皮肤感染、压疮等并发症的发生。

（3）活动肢体，使肌肉放松，防止肌肉挛缩和关节僵硬等并发症。

〖照护人群〗各种原因导致不能独立完成身体清洁的老人。

〖照护方法〗

1. 协助老人淋浴

照护流程		照护步骤	关键点提示
照护前	沟通	征询老人意愿，解释操作目的及注意事项，取得老人配合。	与老人沟通时注意语言清晰准确，语速适中，态度真诚和蔼。
	评估	了解老人身体状况及自理能力，配合程度。	
		了解老人皮肤卫生情况，洗浴习惯。	
	准备	环境准备：环境安静整洁、光线明亮、关闭门窗、室内温暖（22～26℃）。	浴室地面应放置防滑垫，以防老人滑倒。
		物品准备：淋浴设施、毛巾1条、浴巾1条、浴液1瓶、洗发液1瓶、清洁衣裤1套、洗澡椅1把，必要时备吹风机1个。	
		老人准备：老人有清洁意愿。	
照护中	协助入浴室	搀扶老人（或者轮椅运送）穿着防滑拖鞋进入浴室。	
	调节水温	先开冷水，再开热水龙头，调节水温40℃左右为宜（温热不烫手为宜）。	先调节水温再协助老人洗浴，以免发生烫伤。
	协助坐位	帮助老人脱去衣裤（肢体活动障碍的老人应先脱去健侧衣裤后再脱去患侧衣裤），叮嘱老人双手握住洗澡椅扶手，稳坐洗澡椅上。	
	擦洗脸部	将1条干浴巾披在老人肩背部，另1条干浴巾盖在胸部，防止老人着凉。方毛巾浸湿后拧干，横向对折再纵向对折，对折后用方毛巾四个角分别擦洗双眼的内眼角和外眼角。洗净方毛巾包裹在手上，洒上浴液依次擦拭额部、鼻部、两颊、耳后、颈部，洗净方毛巾，同法擦净脸上浴液，再用浴巾沾干脸上水分。	毛巾折叠可保持擦浴时毛巾的温度。 防止眼部分泌物进入鼻泪管。
	清洁身体	用花洒淋湿老人身体，由上至下涂抹浴液，涂擦耳后、颈部、双上肢、胸腹部、背臀部、双下肢，最后擦洗会阴、双脚。用花洒将全身冲洗干净（鼓励老人参与清洗，以锻炼上肢活动能力，增加生活参与度，提升自我认同感）。	老人淋浴时间不可过长，水温不可过高，以免发生虚脱。淋浴过程中随时观察和询问老人反应，如有不适，应迅速结束操作，告知专业医护人员。
	洗头并梳理	叮嘱老人低头闭眼，先用花洒淋湿头发，将洗发液揉搓至有泡沫后涂于老人头发上，用双手十指指腹揉搓头发、按摩头皮（力量适中，由发际向头顶部揉搓）。随时观察老人有无不适。用花洒将头发及面部冲洗干净，擦干并梳理。	要最后洗头，因为刚开始洗澡时，血液主要集中在内脏和头部，如果先洗头，可能导致头部的血液流通不畅，可能诱发脑血管疾病。
	擦干更衣	迅速用浴巾包裹并擦干老人身体，帮助老人穿清洁衣裤（肢体活动障碍的老人，应先穿患侧衣裤后穿健侧衣裤），送老人回房间。	

照护流程		照护步骤	关键点提示
照护后	妥善安置老人	根据老人的状态调整到合适的休息体位。	先安置老人再整理用物。
	整理	收拾整理用物，清洗浴室，清洗毛巾。	
	记录	记录老人皮肤清洁效果、身体状况、舒适程度。	

2. 协助老人盆浴

照护流程		照护步骤	关键点提示
照护前	沟通	征询老人意愿，解释操作目的及注意事项，取得老人配合。	与老人沟通时注意语言清晰准确，语速适中，态度真诚和蔼。
	评估	了解老人身体状况及自理能力，配合程度。	
		了解老人皮肤卫生情况，洗浴习惯。	
	准备	环境准备：环境安静整洁、光线明亮、关闭门窗、室内温暖（22～26℃）。	浴盆内应放置防滑垫，以防老人滑倒。
		物品准备：浴盆设施、毛巾2条、浴巾1条、浴液1瓶、洗发液1瓶、清洁衣裤1套、梳子1把、座椅1把，必要时备吹风机1个。	
		老人准备：老人有清洁意愿。	
照护中	放水调温	浴盆中放水1/3～1/2满，调节水温40℃左右（温热不烫手为宜）。	先调节水温再协助老人洗浴，以免发生烫伤。
	进入浴盆	帮助老人脱去衣裤（肢体活动障碍的老人应先脱去健侧衣裤后再脱去患侧衣裤），搀扶老人进入浴盆坐稳（必要时将老人抱入），叮嘱老人双手握住扶手或盆沿。	注意老人安全，防止滑倒和磕伤。
	擦洗脸部	将1条干浴巾披在老人肩背部，另1条干浴巾盖在胸部，防止老人着凉。方毛巾浸湿后拧干，横向对折再纵向对折，对折后用方毛巾四个角分别擦洗双眼的内眼角和外眼角。洗净方毛巾包裹在手上，洒上浴液依次擦拭额部、鼻部、两颊、耳后、颈部，洗净方毛巾，同法擦净脸上浴液，再用浴巾沾干脸上水分。	毛巾折叠可保持擦浴时毛巾的温度。防止眼部分泌物进入鼻泪管。
	清洁身体	用毛巾擦湿老人身体，由上至下涂擦耳后、颈部、双上肢、胸腹部、背臀部、双下肢，最后擦洗会阴、双脚。同样顺序涂抹浴液并将全身擦洗干净（鼓励老人参与清洗，以锻炼上肢活动能力，增加生活参与度，提升自我认同感）。	老人洗浴时间不可过长，水温不可过高，以免发生虚脱。洗浴过程中随时观察和询问老人反应，如有不适，应迅速结束操作，告知专业医护人员。
	洗头并梳理	叮嘱老人低头闭眼，先用温水淋湿头发，将洗发液揉搓至有泡沫后涂于老人头发上，用双手十指指腹揉搓头发、按摩头皮（力量适中，由发际向头顶部揉搓）。随时观察老人有无不适。将头发及面部冲洗干净、擦干并梳理。	
	擦干更衣	迅速用浴巾包裹老人身体，协助老人出浴盆，坐在浴室座椅上，擦干身体。帮助老人穿清洁衣裤（肢体活动障碍的老人，应先穿患侧衣裤后穿健侧衣裤）送老人回房间。	注意老人安全，防止滑倒。
照护后	妥善安置老人	根据老人的状态调整到合适的休息体位。	先安置老人再整理用物。
	整理	收拾整理用物，清洗浴室，清洗毛巾。	
	记录	记录老人皮肤清洁效果、身体状况、舒适程度。	

3. 为老人床上擦浴

照护流程		照护步骤	关键点提示
照护前	沟通	征询老人意愿，解释操作目的及注意事项，取得老人配合。	与老人沟通时注意语言清晰准确，语速适中，态度真诚和蔼。
	评估	了解老人身体状况及自理能力，配合程度。	
		了解老人皮肤卫生情况，有无压疮及洗浴习惯；了解老人有无偏瘫或肢体障碍。	
	准备	环境准备：环境安静整洁、光线明亮、关闭门窗、室内温暖（22～26℃）。	关闭门窗，防止室内空气对流，减少老人机体能量散失。
		物品准备：脸盆3个（身体、臀部、脚）、毛巾2条（臀部、脚）、方毛巾1条、浴巾2条、浴液1瓶、橡胶单1块、清洁衣裤1套、暖瓶1个、污水桶1个、必要时备屏风、指甲刀、50%乙醇等。	
		老人准备：老人有清洁意愿，平卧于床上。	
照护中	准备拭浴	屏风遮挡，脸盆内倒入50～52℃温水，协助老人脱去衣裤，盖好被子。	确保老人舒适，同时注意保暖和保护老人隐私。
	顺序拭浴		
	擦洗脸部	将1条浴巾铺于枕巾上，另1条盖在胸部，方毛巾浸湿后拧干，横向对折再纵向对折，对折后用方毛巾四个角分别擦洗双眼的内眼角和外眼角。洗净方毛巾包裹在手上，洒上浴液依次擦拭额部、鼻部、两颊、耳后、颈部，洗净方毛巾，同法擦净脸上浴液，再用浴巾沾干脸上水分。	毛巾折叠可保持擦浴时毛巾的温度。防止眼部分泌物进入鼻泪管。
	擦拭手臂和手	暴露近侧手臂，浴巾半铺半盖于手臂上，方毛巾包手，涂上浴液，打开浴巾由前臂向上臂擦拭，擦拭后用浴巾遮盖，洗净方巾，同样手法擦净上臂浴液，再用浴巾包裹沾干手臂上的水分。将浴巾对折置于床边置脸盆于浴巾上，协助老人洗手并擦干。移至对侧，同法擦拭另一侧手臂。	由远心端向近心端擦洗可促进静脉回流。擦洗力度要足以刺激肌肉组织，以促进皮肤血液循环。
	擦拭胸部	将被子向下折叠暴露胸部，用浴巾遮盖胸部。将清洁的毛巾包裹在手上，涂上浴液，打开浴巾由上向下擦拭胸部及两侧，注意擦净皮肤皱褶处，同法擦净胸部浴液，再用浴巾沾干胸部水分。	
	擦拭腹部	将盖被向下折至大腿根部，用浴巾遮盖胸腹部。将清洁的毛巾包裹在手上，涂上浴液，打开浴巾下角暴露腹部，由上向下擦拭腹部及两侧，擦拭后浴巾遮盖，洗净毛巾，同法擦净腹部浴液，再用浴巾沾干腹部水分。	擦洗过程中，注意观察老人反应，如出现寒战、面色苍白等情况，要立即停止拭浴，采取保暖措施，告知专业医护人员。
	擦拭背臀	协助老人翻身侧卧，被子上折暴露背臀部。浴巾铺于背臀下，向上反折遮盖背臀部。将清洁的毛巾包裹于手上，涂上浴液，打开浴巾暴露背臀部，由腰骶部分别沿脊柱两侧螺旋形向上擦洗全背。分别环形擦洗臀部，擦拭后用浴巾遮盖，洗净毛巾，同法擦净背臀部浴液，再用浴巾沾干背臀部水分。	
	按摩背部	将少许50%乙醇倒入手掌内，均匀分散于大鱼际、小鱼际及掌心，由骶尾部开始，沿脊柱旁向上按摩，至肩部后环形向下至尾骨止，如此反复有节奏地按摩数次。再用拇指指腹由骶尾部开始沿脊柱按摩至第七颈椎处。	

(续表)

照护流程		照护步骤	关键点提示
照护中	擦洗下肢	协助老人平卧，盖好被子。暴露一侧下肢，浴巾半铺半盖。将清洁的毛巾包裹于手上，涂上浴液，打开浴巾暴露下肢，另一手扶住下肢的踝部成屈膝状，由小腿向大腿方向擦洗。擦拭后用浴巾遮盖，洗净毛巾，同法擦净下肢浴液，再用浴巾擦干下肢上的水分。同法擦洗另一侧下肢。	
	脚部清洁	更换水盆，盛装为脚盆一半的 40～45℃ 温水。将被子的被尾向一侧开暴露双脚，取软枕垫在老人膝下支撑。脚下铺橡胶单和浴巾，水盆放在浴巾上，将一只脚浸于水中，涂拭浴液，用专用脚巾擦洗脚部，洗后将脚放在浴巾上，同法清洗另外一只脚。撤去水盆，拧干脚巾，擦干双脚，再用浴巾进一步擦干脚部水分。	确保足底接触盆底，以保持稳定。
	擦洗会阴	更换水盆，照护人员一手托起老人臀部，一手铺橡胶单和浴巾，将专用毛巾浸湿拧干。女性老人：按顺序擦洗由阴阜向下至尿道口、阴道口、肛门，边擦洗边转动毛巾，清洗毛巾后分别擦洗左右侧腹股沟部位。男性老人：按顺序擦洗尿道外口、阴茎、包皮、阴囊、腹股沟和肛门。随时清洗毛巾，直至清洁无异味。撤去橡胶单和浴巾，协助老人更换清洁衣裤，帮助老人盖好被子。	清洗会阴及足部时水盆和毛巾要分开，单独使用。
照护后	整理	撤去屏风，整理用物，开窗通风。	
	记录	记录老人皮肤清洁效果、身体状况、舒适程度。	

（二）常见安全风险及处理办法

常见意外风险点	防止措施
意外跌倒	保持浴室地面干燥，铺防滑垫，帮助老人穿防滑拖鞋入内。老人要求独立完成洗浴时，嘱其浴室门不要反锁。
出现头晕、恶心甚至晕倒等状况	洗浴前确认老人的身体状况，一般选择在进食 1h 后进行，淋浴时间以 10～15min 为宜，不可过长，不要超过 30min，水温以 40℃ 左右为宜。若遇老人发生晕厥，应立即将老人抬出，平卧并保暖，通知医生或者护士配合处理。
烫伤或着凉	洗浴前关闭门窗，室内温度调节到 22～26℃，淋浴时采取先开冷水后开热水的方法调节水温。擦浴时随时调节水温，及时为老人盖好浴毯，在 15～30min 内完成擦浴。
隐私暴露	洗浴过程中，随时遮盖身体暴露部位，洗净后的部位及时用浴巾包裹或覆盖，尽量减少移动老人身体的次数。

（三）知识拓展

1. 清洁会阴

（1）擦洗方法

冲洗法：置便盆于老人臀下，试水温后，照护人员一手持水壶倒温水，另一手持毛巾从上到下擦洗会阴至清洁后擦干。擦洗法：将毛巾浸湿拧干后，从上到下擦洗会阴至清洁。每擦洗一次变换毛巾部位，避免往返擦拭。

（2）擦洗顺序

女性老人：由阴阜向下至尿道口、阴道口、肛门。

男性老人：按顺序擦洗尿道外口、阴茎、包皮、阴囊、腹股沟和肛门。

2. 背部按摩法

协助老人俯卧或者侧卧，露出背部，先以热水进行擦洗，再以两手或一手蘸50%乙醇或润滑剂进行按摩，促进血液循环。可采用按摩法、揉捏法、叩击法等，同一部位每个动作执行3～5次，时间4～6min。

（1）按摩法：照护人员站于老人右侧，双手掌蘸少许50%乙醇或润滑剂，均匀分散于鱼际、小鱼际及掌心，从骶尾部开始，沿脊柱两侧向上按摩，至肩部时手法稍轻，以环形动作向下按摩至腰部骶尾部，如此反复按摩，再用拇指指腹由骶尾部开始沿脊柱按摩至第七颈椎。

（2）揉捏法：用大拇指及其余四指一连串抓起或捏起大块肌肉，采取有节律的抓起或压缩动作，先揉捏老人的一侧背部及上臂，由臀部再向上揉捏至肩部。

（3）叩击法：用两手掌小指侧，轻轻叩敲击臀部、背部及颈肩部。

知识链接：认识压疮

压疮是指皮肤及软组织长时间受压，血液循环障碍，局部持续缺血、缺氧、营养不良而致的皮肤软组织溃烂和坏死。常见于昏迷、瘫痪病人和因各种疾病或骨折而长期卧床、体质衰弱的老人。据有关文献报道，每年约有6万人死于压疮合并症。据研究，人体的每一个细胞都需要通畅的血液循环系统来提供氧气和营养物质，正常的毛细血管内血流压力为12～30mmHg，当局部压力>16mmHg，即可阻断毛细血管对组织的灌流，当局部压力>35mmHg，持续2～4h，即可引起压疮。压疮多发生于无肌肉包裹或肌肉层较薄、缺乏脂肪组织保护又经常受压的骨隆突处。不同的体位引起压疮的部位也有所不同。根据压疮的严重程度可分为四期：淤血红润期、炎性浸润期、浅度溃疡期及坏死溃疡期。皮肤压疮在老人的康复治疗和护理中是一个普遍性的问题，发率高，难以治愈，治愈后易复发，属于慢性难愈性创面的范畴，压疮患者往往又合并有多种内科慢性疾病，护理工作量大，治疗难度较大，因此，照护老人时预防压疮更重要。

（郭金达）

第八节 转移照护

老人由于身体机能下降和疾病等原因的影响，会出现活动受限、行走困难等情况，故需要拐杖、轮椅等协助活动，甚至需要平车进行转运。使用助行器具和轮椅可以提高老人的生活自理能力，改善老人的生活质量，同时节省体力和人力，减轻照护人员的负担。平车可以帮助不能起床的老人进行外出、检查和治疗等活动。

一、助行器的使用指导

（一）助行器的使用技术

〖照护目的〗支撑体重，保持站立平衡，辅助行走，从而实现补偿和改善行走的能力。

〖照护人群〗适用于需要保持平衡、支撑体重的老年人群。

〖照护方法〗

照护流程		照护步骤	关键点提示
照护前	沟通	向老人解释操作目的，以取得老人的配合。	
	评估	评估老人的意识状态及肢体活动情况。	
		检查助行器是否完好。	
	准备	环境准备：环境安静，光线充足，无障碍物，地面干燥，没有水迹、油渍。	
		物品准备：合适的助行器具。	
		老人准备：有行走的意愿，身体状况允许，穿合适长度的裤子以及防滑的鞋子。	
照护中	手杖的使用		无论向哪一个方向移动，都要先移动手杖，调整好重心后再移动脚步。最初训练时可按照"手杖—患侧—健侧"顺序练习，也可按照口令"手杖、左脚、右脚"进行。
	使用手杖自行行走	两脚并拢，重心移到健侧脚上，把手杖向前挂出一步远。	
		向前迈出患侧脚，放平在地面上。	
		重心缓慢移到患侧脚上。	
		手杖支撑，健侧脚前移，两脚并拢。然后开始下一个循环过程。	
	上、下台阶	上台阶时，首先把手杖放在上一个台阶上。先上健侧脚，移动重心在健侧脚上，再跟上患侧脚。	手杖与老人自行步调要协调，在没有完全适应使用手杖之前，要有照护人员或家属陪伴。
		下台阶时，手杖先放在下一个台阶。先下患侧脚，再跟下健侧脚。	
	过障碍物	调整心态，不要着急。	道路不平整的情况下，不宜使用手杖，移动距离较长时最好使用轮椅或平车。
		尽可能靠近障碍物。	
		手杖挂到障碍物前方。先迈患侧腿，调整重心后，再跟迈健侧腿，与患侧腿并拢。	

（续表）

照护流程		照护步骤	关键点提示
照护中	协助老人行走	方法一：老人健侧持手杖，照护人员站在患侧从后方把手伸入老人腋窝下，拇指放在腋窝后。用手指拖老人腋下，手背按住胸廓起到固定作用。	辅助偏瘫的老人从椅子上坐起时常应用此方法，一般扶住老人的患侧上肢，防止老人向患侧或后方跌倒。
		方法二：老人健侧持手杖，照护人员站在患侧一手扶住老人肩部，另一手提拉老人腰带，防止老人身体倒向前侧或两侧，使老人的身体保持平衡，缓慢向前移步。	
	拐杖的使用		
	站立	站立时双拐并到一起，立于患侧，一手握住拐杖把手，另一手按住椅子扶手或床面，双手用力将身体撑起，依靠健侧下肢完成站立，将一支拐杖交于健侧手中，双拐平行放置于身体前方，开始行走。	握住拐杖，支撑上身，将上端横木放在腋下。
	行走	四点法先向前移动患侧拐杖，再迈出健侧下肢，再移动健侧拐杖，最后再迈出患侧下肢，反复进行。	一般见于患侧下肢不能负重的情况。
		三点法两侧拐杖一同向前，然后患侧向前迈出，最后健侧向前跟上患侧，反复进行。	
		两点法向前移动患侧拐杖的同时迈出健侧下肢，向前移动健侧拐杖的同时迈出患侧下肢反复进行。	
	坐下	将双拐并在一起，立于患侧，一手抓住拐杖把手，另一只手按住椅子扶手或床面，健侧下肢用力，重心下移，同时患肢不要碰触地面。	
	上台阶	将身体靠近台阶，双臂用力撑住双拐，健侧下肢迈到台阶上，用力伸直，身体稍向前倾，同时将患侧下肢和双拐带到台阶上，重复动作，迈向上一级台阶。	
	下台阶	先把双拐平行放在下一级台阶上，将患侧下肢前移，双臂用力撑起，健侧下肢屈曲移到下一级台阶，呈站立位，再将双拐下移，重复以上动作，迈向下一级台阶。	
	步行器的使用		
	检查步行器	检查步行器是否完好，螺丝是否有松动，支脚垫是否完好适用，高度是否适合。	根据老人身高和需求调节步行器高度，一般以上臂弯曲90°为宜。
	使用步行器	四步法步行器一侧向前移动一步（25～30cm），对侧下肢抬高后迈出，约落在步行器横向的中线偏后方。然后，步行器另一侧向前移动一步，迈出另一下肢。重复上述步骤前进。	使用步行器需要较强的臂力，在使用步行器前或使用中要循序渐进，逐步适应。
		三步法抬头挺胸，双手同时将步行器举起向前移动一步（25～30cm），患肢抬高后迈出半步，约在步行器横向的中线偏后方。双手臂伸直支撑身体（患肢遵医嘱决定承重力量），迈出健肢与患肢平行。重复上述步骤前进。	
照护后	整理	整理检查助行器具。	
	记录	记录训练过程及结果。	

（二）常见安全风险及处理办法

常见风险点	防止措施
行走路线不平整，老人易跌倒	老人生活的环境要做到无障碍设施，行走时避开路线上的水渍和障碍物
使用拐杖不适应，老人肩部或腋窝疼痛	帮助老人寻找合适的支托角度，以避免拐杖摩擦腋窝导致皮肤损伤
使用拐杖不熟练，老人易跌倒	专人陪护老人，避免拉拽老人
使用带轮子的步行器时，老人因滑动跌倒	陪护老人，避免老人身体重心过度向前
因衣装不合适，老人跌倒	为老人准备合适长度的裤子和合脚防滑的鞋子
老人活动后出现下肢肿胀、紫斑等情况	应注意调整步态，减少活动时间，并及时通知护士和医生
老人主诉持拐下地后手腕无力，不能持物	应注意有无臂丛神经受压，并及时通知护士和医生

（三）知识拓展

1. 助行器具的种类、性能及要求

（1）手杖：根据手杖的结构和功能可以分为单足手杖、多足手杖、直手杖、可调式手杖、带座式手杖、多功能手杖和盲人手杖等。单足手杖适用于握力好、上肢支撑能力强的病人。多足手杖包括三足和四足，支撑面积较广而且稳定。

（2）拐杖：拐杖指靠前臂或肘关节扶持帮助行走的工具。分为普通木拐杖、折叠式拐杖、前臂杖、腋杖和平台杖。前臂杖用于握力较差、前臂力量较弱但又不必使用腋杖者。腋杖稳定，用于截瘫或外伤严重的病人。平台杖用于关节严重损害的类风湿病人或手有严重损伤不能负重者，由前臂负重。

（3）步行器：步行器指用来辅助下肢功能障碍者（如偏瘫、截瘫、截肢、全髋置换术后等）步行的工具。可以用来保持平衡，支撑体重和增强上肢伸肌肌力的作用。常见的有：框架式助行器（两轮、三轮、四轮式）、截瘫助行器、交替式助行器。框架式助行器可支撑体重便于病人站立和行走，支撑面积大，稳定性好。使用时病人两手扶持左右两侧，与框架当中站立可行走。截瘫助行器需要根据病人的具体情况制作配置。交替式助行器适用于各种原因导致的第四胸椎以下完全性或更高阶段不完全性脊髓损伤病人。

2. 助行器高度选择

（1）手杖高度：老人站立时，肘关节屈曲15°～30°，腕关节背伸，小趾前外侧15cm处至背伸手掌面的距离即为拐杖的适时高度。

（2）拐杖高度：身高减去41cm的长度为腋杖的长度，站立时大转子的高度即为把手的位置。

（3）助行器高度：老人直立，双手握住助行器把手、肘关节屈曲15°～30°时的高度为宜。

二、轮椅转移

（一）轮椅的使用技术

〖照护目的〗满足肢体伤残和行动不便老人的代步需求，方便家属移动和照顾，使老人借助于轮椅进行身体锻炼和参与社会活动。

〖照护人群〗适用于肢体伤残和行动不便的老人。

〖照护方法〗

照护流程		照护步骤	关键点提示
照护前	沟通	向老人解释操作目的，以取得老人的配合。	检查轮椅的轮胎气压充足，刹车制动良好，脚踏板翻动灵活，轮椅打开、闭合顺畅。
	评估	评估老人一般情况、活动能力。	
		检查轮椅是否完好，胎压是否正常。	
	准备	环境准备：环境安静，光线充足，空间宽敞，无障碍物，地面干燥，没有水迹、油渍。	
		物品准备：轮椅、必要时备毛毯。	
		老人准备：身体状况允许，穿合适长度的裤子以及防滑的鞋子。	
照护中	协助老人上轮椅	松开轮椅刹车，打开轮椅。	照护人员首先应确认床的高度，要与轮椅的坐垫高度接近，轮椅必须带有刹车，脚踏板可折叠或拆卸，便于操作，保证老人安全。
		将轮椅推到床旁，靠近老人身体健侧，轮椅与床夹角呈30°～45°。	
		照护人员站在轮椅一侧，一手扶车把，另一手拉紧同侧车闸，再绕到对侧，同样方法拉紧对侧车闸，固定轮椅，脚踏板向上翻起。	
		扶老人坐至床沿，叮嘱老人健侧手臂扶住照护人员肩上或两手在照护人员颈后交叉。健侧下肢足跟与床沿平齐。	
		照护人员的右腿伸到老人两腿间，抵住老人患侧膝部，两手臂环抱老人腰部或提起腰带，夹紧并靠近。叮嘱老人身体前倾靠于照护人员肩部。	
		照护人员以自己的身体为轴转动，顺势将老人稳妥地移到轮椅上。	
		叮嘱老人扶好轮椅扶手，照护人员绕到轮椅后方，两臂从老人背后腋下伸入，将老人身体向后移动，身体靠紧椅背坐稳。	叮嘱老人尽量往后靠，勿向前倾身或自行下车。
		把老人双脚放在脚踏板上，为老人系好安全带。	如老人下肢有浮肿，可在踏板上垫以软枕。
	协助老人下轮椅	活动结束或到达目的地，把轮椅推到床旁，轮椅与床夹角呈30°～45°，刹车制动。	下轮椅时刹车制动。
		将脚踏板向上翻起，老人双脚平稳踏在地面上，打开安全带。	
		叮嘱老人身体前倾，健侧手臂扶住照护人员肩臂部。健侧下肢足跟与轮椅坐垫前沿平齐。	
		照护人员屈膝下蹲，双膝夹紧老人患侧膝部，双手环抱老人腰部或抓紧背侧裤腰，双腿用力带动老人平稳站起。	
		照护人员以靠近床侧足跟为轴转身带动老人转体，将老人移至床前，平稳坐下。	

（续表）

照护流程		照护步骤	关键点提示
照护中	使用轮椅转运老人	一般推行：照护人员站在轮椅的后面，双手握住把手。注意前后左右的情况慢慢推行，边与老人聊天边观察其表情，掌握其健康状况。	推动轮椅时要慢速平稳并注意前方路况。 遇到障碍物或拐弯时，照护人员应提前告知并提示。
		刹车：照护人员站在轮椅的侧面，一手握住把手，一手关闭车闸。	
	轮椅转运老人上下台阶	上台阶	照护人员应先告之老人，让老人手抓住扶手，后背紧贴轮椅的靠背。 转运过程中应尽可能地减少撞击。
		照护人员脚踩踏轮椅后侧的杠杆，抬起前轮，以两后轮为支点，使前轮翘起移上台阶。	
		照护人员再以两前轮为支点，双手抬车把带起后轮，平稳地移上台阶。	
		下台阶	
		采用倒退下台阶的方法。	
		照护人员提起车把，缓慢地将后轮移到台阶下。	
		照护人员再以两后轮为支点，稍稍翘起前轮，轻拖轮椅至前轮移到台阶下。	
	轮椅转运老人上下坡道	上坡道	照护人员应先告之老人，让老人手抓住扶手，后背紧贴轮椅的靠背。
		照护人员手握椅背把手均匀用力，两臂保持屈曲，身体前倾，平稳向上推行。	
		下坡道	
		采用倒退下坡的方法。	
		照护人员握住椅背把手，缓慢倒退行走。	
		下缓坡时，照护人员脸朝前，边观察老人的状态，边下坡。	如老人平衡性不好，可向上抬起前轮。
		下陡坡时，照护人员脸朝后，边支撑轮椅，边下坡。	
	轮椅转运老人上下电梯	上电梯	进入电梯后若空间允许，旋转轮椅180°，使照护人员背部朝向电梯入口，保护老人安全，也方便下一步出电梯；当空间不允许轮椅转动时，照护人员本人移动至老人面前，同样起到保护老人安全的作用，也方便观察老人状态。
		老人和照护人员都背对前进方向。照护人员在前，轮椅在后，即轮椅以倒退形式进入电梯。	
		进入电梯后，老人和照护人员调整方向，背对电梯口并及时刹车制动。	
		下电梯	
		确认电梯停稳，松开刹车。	
		照护人员在前，轮椅在后，推行出电梯。	
照护后	整理	收起轮椅，推轮椅到指定存放处，收起轮椅并刹车制动。	
	记录	记录使用过程及结果。	

（二）常见安全风险及处理办法

常见风险点	防止措施
局部长期受压造成压疮	老人乘坐轮椅每隔30min应身体分别向两侧倾斜进行臀部减压
老人腿部受凉	寒冷天气可使用毛毯盖住老人双腿进行保暖
老人感觉疲乏或不适	应就近休息或尽快返回，通知医护人员
老人从轮椅上摔倒	使用轮椅时要力求平稳移动，避免突然加速、减速和改变方向，避免车体较大的震荡
轮椅失控	使用前仔细检查轮椅设备是否完好，刹车是否稳固，安全带是否可用
老人受到惊吓	遇到障碍物或拐弯时，照护人员应提前告知并提示和安慰

（三）知识拓展

1. 轮椅的种类及性能

（1）固定式轮椅：结构简单，但不用时占用空间较大，上下车不方便。

（2）折叠式轮椅：折叠式轮椅的扶手或脚踏板均为拆卸式，车架可折叠，便于携带和运输，是国内外目前应用最广泛的一种。

（3）躺式轮椅：靠背能从垂直向后倾斜直至水平位，脚踏板也能自由变换角度，适用于年老体弱者。

（4）手推式轮椅：是由照护人员推动的轮椅，轮椅的特点是前后皆采用直径相同的小轮子，造价相对较低，重量较轻，主要用于照护用椅。

（5）电动轮椅：是通过高性能动力驱动装置和多种不同的智能操纵装置，满足不同功能障碍的老人的需求。如对于手和前臂功能完全丧失的老人，可选用下颌进行操纵的电动轮椅。

2. 轮椅的检查

（1）打开与收起顺畅；

（2）刹车灵敏；

（3）充气轮胎的胎压正常；

（4）坐垫、安全带、脚踏板等完好。

3. 轮椅打开与收起方法

（1）打开轮椅：双手握住轮椅两侧扶手外展，然后手掌向下按压轮椅坐垫即可打开。

（2）收起轮椅：双手握住坐垫中间的前后两端，同时向上提拉即可收起。

三、平车转移

（一）平车转移的技术

〖照护目的〗运送不能起床的老人外出、检查和治疗等活动。

〖照护人群〗适用不能起床的老年人群。

〖照护方法〗

照护流程		照护步骤	关键点提示
照护前	沟通	向老人解释操作目的，以取得老人的配合。	
	评估	老人的基本状态，年龄、体重、病情与躯体活动能力及病变部位。 老人的认知情况、心理反应及合作程度。 检查平车性能是否良好。	平时注意检查平车性能，面板是否平整、支架是否完好，轮胎气是否充足、刹车是否灵敏。
	准备	环境准备：环境宽敞，光线充足，道路通畅，无障碍物，地面干燥。	
		物品准备：平车上置以橡胶单和布单包好的垫子及枕头、带套的毛毯或棉被；如为颈椎、腰椎骨折或病情危重的老人，应准备帆布中单或布中单；如为骨折患者，应有木板垫于平车上。	
		老人准备：明确操作目的，了解平车运送的目的、方法及注意事项，并愿意配合。	妥善安置老人身上的输液管道及各类导管。

（续表）

照护流程		照护步骤	关键点提示
照护中	挪动法	移开床旁桌、椅，掀开盖被，协助老人移至床边。	搬运时注意保护老人病患处。 骨折老人搬运时应在车上垫木板，并做好骨折部位的固定和观察。
		将平车的大轮靠床头、小轮靠床尾推至与床平行，紧靠床边，调整平车或病床，使其高度一致。	
		制动车闸或照护人员用身体抵住平车。	
		协助老人按上半身、臀部、下肢的顺序，依次挪向平车。	
		由平车回床时，顺序相反，先挪动下肢，再挪臀部和上半身。	
		为老人包裹被子，先向上反折脚端，再折近侧和对侧，颈部遮盖衣领。	
	一人搬运法	移床旁椅，松开盖被，协助老人穿好衣服。	在整个转运过程中注意观察老人的面色、呼吸、脉搏及脉搏的改变。若老人有颈椎和腰椎损伤，禁用一人搬运法。
		推平车至床尾，使平车头端（大轮端）与床尾呈钝角，制动车闸。	
		照护人员站在钝角内的床边。	
		照护人员两脚前后分开，稍屈膝，一手臂自老人腋下伸至对侧肩部外侧，另一手臂伸至老人臀下，抱紧老人双腿。	
		叮嘱老人双臂交叉于照护人员颈后，双手用力握住。	
		抱起老人，移步转身，将老人轻轻放在平车上，卧于平车中央。	
		协助老人取舒适体位，为老人盖好被子。	
	二人搬运法	推平车到老人床旁与床呈钝角，大轮靠近床尾，刹车。	平车上下坡时老人头部应位于高处冬季注意保暖，避免受凉。
		甲、乙两名照护人员站在同侧床边，叮嘱老人双臂抱于胸前，协助其移至床边。	
		照护人员甲一手托住老人头、颈、肩部，一手托住腰部；照护人员乙一手托住老人臀部，一手托住腘窝处。	
		两人同时托起，使老人身体向照护人员倾斜，移步走向平车。	
		两人同时屈膝，手臂置推车上伸直，使老人平躺于平车中央。	
		为老人包裹盖被。	
	三人搬运法	推平车到老人床旁与床呈钝角，大轮靠近床尾，刹车。	车速适宜，进出门时应先将门打开，不能用车撞门。
		照护人员三人站在老人同侧床边，叮嘱老人双臂抱于胸前。	
		照护人员甲双手托着老人的头、颈、肩及胸部，照护人员乙双手托住老人的背、腰、臀部，照护人员丙双手托住老人的膝部及双足。	
		三人同时抬起老人到近侧床边，然后稳步移动将老人放在平车中间，盖好被子。	
	四人搬运法	推平车到老人床旁，大轮靠近床尾，刹车。	多人转运时，动作要协调一致，上坡时病人头在前，下坡时头在后，以免病人头低垂而不适，给病人以安全感。
		将结实的中单平铺在老人身下，平车与床并排靠紧，固定车轮。	
		照护人员甲站在床头，用枕头托住老人头部；照护人员乙站在床尾，托住老人两小腿；照护人员丙和丁分别站在床侧和平车侧。	
		照护人员甲抬起老人的头、颈、肩，照护人员乙抬起老人的双足，照护人员丙和丁抓住中单四角，四人同时抬起老人向平车移动。	
		将老人平稳地放在平车中央，盖好被子。	
照护后	整理	送老人到指定地点，安置老人，安置舒适体位，确保老人保暖舒适，整理床单位。	
	记录	洗手记录。	

（二）常见安全风险及处理办法

常见风险点	防止措施
转运过程中因平车故障老人受伤	平时注意检查平车性能，面板是否平整、支架是否完好，轮胎气是否充足、刹车是否灵敏
转运时骨折老人损伤加重	骨折老人搬运时应在车上垫木板，并做好骨折部位的固定和观察
搬运时老人因失重产生不安全感	多人转运时，动作要协调一致，上坡时病人头在前，下坡时头在后，以免病人头低垂而不适，给病人以安全感
老人从平车上掉落受伤	经过坎坷的路面或者不平整的路面的时候，要把平车两边抬起来，这样能够减少平车的震动

（三）知识拓展

平车搬运法分类及适用情况：

（1）挪动法：适用于病情许可且能在床上配合的老人。

（2）一人搬运法：适用于病情允许、体重较轻的老人。

（3）二人搬运法：适用于病情较轻、体重较重的老人。

（4）三人搬运法：适用于病情较轻但自己不能活动而体重又较重的老人。

（5）四人搬运法：适用于颈椎、腰椎骨折或病情较重的老人。

（李玉翠）

第九节　用药照护

　　老人随着年龄的增长，常常罹患多种疾病，需要使用不同类型的药物进行治疗，运用多种途径给药。由于受衰老所致的记忆力减退、思维意识障碍以及躯体活动障碍等因素的影响，老人遵医嘱正确用药的比例很低，因此需要照护人员协助老人正确使用相关药物，降低因用药错误引发的安全风险。照护人员也应提高自身用药安全认识及用药安全照护能力，保障老人的用药安全。

一、口服用药照护

　　照护人员应了解常用口服药剂型，掌握好口服药用药原则，督促、协助老人按时正确用药，提高用药的安全性，并注意观察老人用药后的反应，促进老人的身体尽快恢复健康。

（一）口服用药照护技术

　　〖照护目的〗使老人规律合理、按时服用药物，服药过程中不发生误咽、呛咳；并做好用药后不良反应的观察和紧急处理。

　　〖照护人群〗各种原因导致不能规律合理、按时服用药物的老人。

〖照护方法〗

照护流程		照护步骤	关键点提示
照护前	沟通	与老人沟通交流。	详细了解用药和进餐的先后次序及时间间隔，做好作息与用药的具体时间安排；对拒绝服药的老人，要耐心解释，多沟通，解除思想顾虑，督促服药。
		解释服药的目的，取得老人配合。	
	评估	评估老人的年龄、病情、意识状态、自理水平，了解有无影响服药的因素及用药需求。	
		评估药物剂型、剂量、服用方法、用法用量。	
	准备	环境：安静、整洁、舒适，光线适宜，通风良好。	保证安全的前提下，鼓励老人独立完成，协助老人妥善服药。
		物品准备：洗手液、药物、分药器、药杯、量杯、搅拌棒、吸管、温开水、服药单、托盘。	
		照护人员：着装整洁，洗净双手，操作时需戴口罩。老人：理解、配合，取舒适体位。	
照护中	核对	核对医嘱，检查药品质量，携用物至老人床旁。	仔细核对医嘱及老人姓名、药物、用法用量、药物质量。
		核对老人姓名，向老人解释（服药时间、药物、服用方法）。	
	体位	体位准备：取坐位或半坐卧位。	协助老人改变体位动作宜轻柔
	协助服药	协助服药，确认是否吞服。自理老人：协助老人先喝一口温水，将药物放入口中，再喝水至少100mL，将药物咽下，并再次张口确认药物已咽下。不能自理老人：协助老人用吸管或汤匙给水，置药物于老人口中，再给水将药物吞下，并再次张口确认药物已咽下。	叮嘱老人服药时不要讲话，以免发生呛咳。观察老人状态，若有呛咳、表情痛苦，声音异常或者无法说话，疑似发生误咽，立即进行处理并及时汇报。
		协助老人擦净口周围，取舒适的体位。再次查对所服药物是否正确，作记录。健康宣教：指导老人准确服药。	
照护后	整理	整理物品，将物品放回原处；药杯洗净；洗手。	用药后需观察30min，观察老人有无呼吸困难、哮喘、皮疹等出现。若有用药反应需立刻处理并及时汇报。
	观察	观察药物疗效及不良反应。	
	记录	记录用药名称、时间、用法用量；有无不良反应；若老人未服药，应及时报告原因并作记录。	

（二）常见安全风险及处理办法

常见误咽、呛咳原因	防止误咽、呛咳措施
吞咽功能减退	服药前喝一口水、服药时要喝水至少100mL，将药物咽下
体位不当	根据老人身体状况尽量取坐位或半坐卧位
环境嘈杂、注意力不集中	保持环境安静、关闭电视或收音机，服药过程避免说笑
照护人员站立喂药	选择坐位，视线与老人平行或稍低
服药或饮水速度过快	叮嘱老人放慢速度，协助老人服药时要有耐心，动作宜舒缓

（三）知识拓展

1. 常用口服药剂型及用药原则

（1）常用口服药剂型

老人常用口服药有溶液、片剂、丸剂、胶囊、合剂和散剂等剂型。

（2）用药原则

① 遵医嘱用药

严格遵医嘱协助老人使用药物，不擅自更改；如有疑问应先确认清楚，不盲目给药；如给错药需及时上报，并观察老人用药反应。

② 认真查对

协助给药前仔细核对老人姓名、给药途径、剂量、浓度、时间，检查药物质量。

③ 准确用药

药物分发下来后，及时协助老人服下，保证用药人、给药途径、剂量、浓度、时间要准确。

④ 观察和记录

观察药物疗效和不良反应，做好记录，及时报告。

2. 口服用药方法及注意事项

（1）经口服药用法及注意事项

口服用药是最常见的用药方法，操作简单，老人基本可自行完成。但实际生活中，往往简单的操作也会出现大的问题。

①口服药应使用清水送服，200～300mL 为宜，不可以茶、牛奶、果汁或其他饮料送服，避免以上饮料中含有的某些物质与药物发生化学反应，使药物作用发生改变。口服胶囊药物时应增加饮水量，否则胶囊黏附在胃壁上，导致局部浓度过高，刺激胃黏膜。

②特殊药物应反复提示老人，确保正确服用。如混悬液要先摇匀；健胃药餐前服用；对胃肠道刺激较大如阿司匹林、利尿药等宜在餐后服用；服用钙剂、铁剂不要与菠菜同食，且铁剂对牙有损害，要用吸管服用，服后漱口；缓释剂整片吞服；服用磺胺类药物需多喝水；服用镇静安眠药物的老人在夜间如厕时谨防跌倒；用药期间不要饮酒等。

③止咳糖浆类服用时不能直接嘴对瓶口，避免将口中的微生物带入瓶中。应先倒入有刻度的小量杯内，既保证药物的剂量准确，又不污染药物。服用后暂时不饮水，以免稀释药液降低药效。

④降糖药分为餐前服用、与餐同服等要求，以保证药物的疗效。告知老人先准备好食物再服用降糖药物或注射胰岛素，确保老人能在规定时间内进食，避免低血糖的发生。

⑤不可随意研碎药物或打开胶囊。装入胶囊的药一般对胃黏膜有刺激，或者容易被消化液分解破坏，有的则是缓释胶囊，完全吞服才能发挥疗效。水温不要太热，热水送服会容易使胶囊外壳提前化掉，降低药效或增加刺激性。

⑥如果老人因吞咽问题需将药物掰开或研碎才能服用时，需经医生确认，调整为可以掰开或研碎的药物，以保证疗效，减少副反应的发生。

⑦注意服用锡纸包装的药片时要确认已去除包装，防止误服。

⑧长期服用的药物，用完前应及时补充，不可随意增减或停止服用药物，也不可自行更换药物，如有疑问，可至医院复诊。

（2）舌下含服用药法及注意事项

舌下含服的药必须放于舌下，药片溶化后经舌下黏膜吸收，以最快的时间达到最佳疗效，常用药物为硝酸甘油。老人出现心前区疼痛、憋气等心绞痛症状时，舌下含服一片硝酸甘油能有效缓解心绞痛症状，为救治赢得时间。

①舌下含服时，在舌下尽可能长时间地保留一些唾液，以帮助药片溶解。

②服用三硝酸甘油脂 5min 后如果嘴中仍有苦味，表明药物仍未被完全吸收，所以服药后至少 5min 内不要饮水，如提早饮水，会使药物未被完全吸收前将其冲入胃中。

③药物溶解过程中不要吸烟、进食或嚼口香糖。

④舌下含服药物服用时不要吞服或嚼碎药物，这类药物在口腔黏膜被吸收进入血液的速度，比在胃和肠道中更快更彻底。

⑤对有心脏病史的老人可适当练习舌尖抵住上颚的方法，防止突发疾病时不能有效露出舌根处而影响舌下用药。

3. 正确识别和储存药物

（1）药物有效期的识别及再识别

①药物有效期的识别

识别药物的有效期和失效期对保障老人用药安全十分重要。所有药物均需要在有效期内服用，对过期药品应及时损毁弃之。由于药品的理化性质及贮存条件的差异，有效期一般为 1～5 年不等。在药品的外包装上均会标明生产日期、产品批号、有效期等重要信息。用药前应该仔细识别、核对药物相关信息，避免使用过期的药品。

②药物有效期的再识别

通常原装药盒上有效期标识的字体非常小，且字体颜色不分明，对于需要独立服药的老人来说，根据药盒上的效期顺序取用起来会很困难。为方便老人识别，照护人员或能自理的老人，可以用醒目的字体将药品失效期重复标记清楚，便于药物按效期取用；有些药物开启后存放时间有特殊要求，开启后需标记开启日期。

（2）药物的储存摆放

老人多患慢性病，且可能几种疾病并存，所以临床用药种类多、时间长。为保证药物的有效性和安全性，需要照护人员和老人掌握贮存摆放药物的正确方法。

①按药品说明书要求储存在适宜的环境中。储存药物的环境应该保持干净、干燥、阴凉、通风；需要低温保存的药物要放于冰箱冷藏，并按照说明书要求设定冷藏室温度；所有药物单独存放，不能和食品等生活用品混放。

②所有的药物都应保存在原始包装中，防止药物之间的混淆，一定不要将药瓶外的标签撕掉，因为上面标有药物名称、服用方法、有效期等重要信息。

③每种药品按效期顺序摆放，近效期放前面，远效期放后面。

④对患有痴呆症、心理疾病的老人所用药物，需要妥善保管，避免其误服或藏药。

（3）药物异常的识别

重视药品变质问题。当出现以下状况时则表明药物已变质，不能继续服用，以保证药物的安全有效。

①片剂药变质的识别

药片表面出现斑点、膨胀、粘连、裂缝甚至变色等，意味着药品已经变质；胶囊药出现受潮粘连、破裂漏药、有异味等，也说明药品已经发生了变质。

②水剂药变质的识别

溶液及糖浆类药品极易受到细菌的污染，当发现药液不再澄清透明，出现了絮状物或浑浊、沉淀、分层、发酵及异味时均表明已变质。

③散剂药变质的识别

颗粒剂和散剂出现受潮结块、异臭、虫蛀或霉变等现象则不能再服用。

知识链接：用药效果观察

1.服用降压药观察要点

服用降压药的老人，要了解血压控制情况，每日晨起测量血压。测量要定时、定体位、定部位、定血压计，即每日晨起未起床时、卧位、右上肢、同一个血压计。服药时尽量采取坐位，避免体位性低血压的发生。

2.使用降糖药物观察要点

服用降糖药或注射胰岛素的老人，要了解降糖效果，观察有无出现低血糖反应，如出现心慌、手抖、大汗等症状。所以要定期测量血糖，包括晨起测空腹血糖和餐后2h血糖。测定频率按血糖控制情况和使用药物不同而有所区别，需遵医嘱执行。

3.使用抗凝药物观察要点

服用抗凝药物的老人，需注意观察是否有皮肤瘀斑、牙龈出血、黑便等异常情况，一旦出现这些症状需立即就医。若老人正在应用对出凝血指标有影响的药物，如使用华法林时，应遵医嘱定期到医院抽血监测出凝血指标（INR\APTT），了解维持药效所应达到的指标范围。

二、吸入用药照护

随着年龄的增长，老人的呼吸系统器官逐渐出现退行性改变，加之其免疫功能下降、季节变化等因素影响，极易罹患和诱发呼吸系统疾病，出现咳嗽、咳痰、喘息以及呼吸困难等呼吸系统疾病症状。此时可采用经口、鼻吸入用药，用特定的雾化装置将药物制成气雾颗粒或者干粉颗粒，直接吸入气道和肺部，从而有效地治疗呼吸系统疾病。此方式与口服药相比，局部浓度高，时效迅速，用量小，不良反应更少，使用方便，临床被更多医生采用。但如果使用不当，不但达不到预期疗效，还可能引发严重的不良反应。因此照护人员应充分了解吸入药的特性和使用方法，熟练掌握各种吸入仪器操作，指导帮助老人正确应用吸入操作，促进老人尽快恢复健康。

（一）吸入用药照护技术

1. 喷雾器雾化吸入

〖照护目的〗指导帮助老人正确使用雾化吸入的方法，湿化气道，稀化痰液，消除炎症和水肿，有效治疗呼吸系统感染。

〖照护人群〗适用于呼吸道感染有咳嗽咳痰、痰黏稠难以咳出的老人。

〖照护方法〗

照护流程		照护步骤	关键点提示
照护前	沟通	与老人沟通交流。	选择合适的方式和内容，用和蔼的态度和通俗的语言向老人说明。
		解释用药的目的和方法，取得老人配合。	
	评估	评估老人的年龄、呼吸道状况、意识状态、合作程度。	
		评估吸入药物的名称、吸入次数、药物质量。	
	准备	环境：安静、整洁、舒适，通风良好，无干扰。	临床常用的雾化装置有超声波雾化吸入、氧气雾化吸入和压缩空气雾化吸入。在此仅演示超声波雾化吸入法，相较于其他两种，其雾化液温暖舒适，雾滴小而均匀，雾量大小可调。
		物品准备：毛巾、水壶、冷蒸馏水、超声波雾化器、无菌盘（内放纱布、20mL注射器、螺纹管、口含嘴）、医嘱雾化用药、洗手液、用药单。	
		照护人员：着装整洁，洗净双手，操作时需戴口罩。老人准备：理解、配合，取坐位或半卧位。	
照护中	核对	核对医嘱，抽取药液，将药液倒入雾化罐内。	请老人自报姓名；确认老人手腕带；确认老人与处方签名一致。
		核对老人姓名，向老人解释用药时间和方法等，并将毛巾围于颌下。	
	体位	体位准备：取坐位或半坐卧位。	协助老人采取合适体位，动作宜轻柔。
	协助用药	雾化器水槽注入适量冷蒸馏水，浸没透声膜，水量在最高和最低之间。	水槽内应加入足够的冷蒸馏水，使用过程中，水温若超过50℃，应调换冷蒸馏水。
		将雾化器置床头柜上，接通电源，打开开关，预热3min。接好口含嘴或面罩，调节雾量，调节雾化时间15～20min。	若连续使用超声雾化机，中间应间歇30min。
		指导老人雾化吸入：用嘴深吸气，用鼻呼气。	雾化过程中密切观察老人反应，有痰时协助排出，告知如有不适及时按呼叫器通知照护人员。
		雾化结束，取下面罩或口含嘴，先关雾化开关，再关电源开关。	
		漱口，用纱布擦干面部，取舒适体位，整理床单位。	

（续表）

照护流程		照护步骤	关键点提示
照护后	整理	将水槽里的水倒掉，擦干盖好瓶盖，将储药灌、口含嘴、螺纹管和面罩在消毒液里浸泡30min，洗净、晾干。	口含嘴、螺纹管和面罩每次使用后均需消毒，专人专用。
	观察	观察老人操作中有无不适、药物疗效及不良反应。	
	记录	记录用药名称、时间、用法用量；有无不良反应。	

2. 吸入器雾化吸入

〖照护目的〗指导帮助老人正确使用吸入器吸入的方法，有效缓解喘息、呼吸困难等症状，控制呼吸道痉挛，通畅气道改善通气功能。

〖照护人群〗适用于患有支气管哮喘、慢性阻塞性肺病的老人。

〖照护方法〗

照护流程		照护步骤	关键点提示
照护前	沟通	与老人进行沟通交流。	选择合适的方式和内容，向老人耐心解释说明。
		解释用药目的和方法，取得老人配合。	
	评估	评估老人的年龄、呼吸道状况、意识状态、合作程度。	
		评估吸入药物的名称、使用方法、药物质量。	
	准备	环境：安静、整洁、舒适，通风良好，无干扰。	
		物品准备：吸入药、吸入辅助工具、吸入器（定量喷雾式吸入器、干粉吸入器）、纱布、用药单。	
		照护人员：着装整洁，洗净双手，操作时需戴口罩。老人准备：理解、配合，取坐位。	
照护中	核对	核对医嘱：核对用药名称、剂量。	请老人自报姓名；确认老人手腕带；确认老人与处方签名一致。
		核对老人姓名，向老人解释用药方法及注意事项。	
	体位	体位准备：取坐位。	坐位更便于吸入操作。
	协助用药	定量喷雾式吸入器的使用方法：使用前用力晃动容器，摇匀药液。打开盖子，确认容器的朝向，拿到离口3cm左右处，与周围空气一起慢慢用力吸入，屏气10s左右，然后缓慢呼气。用后将盖子套回咬嘴上。	喷雾要离口稍有距离，药物才可以到达支气管，不可衔住吸入口，否则药物吸不进去。
		干粉式吸入器的使用方法：打开外罩，拉出转盘，装入圆盘状的药品。将转盘推回原来位置，听到"咔"的响声（圆盘上有数字显示）。此时将转盘再次拉出再推回，反复进行，直至出现数字"4"，则药物已安装完毕。将吸入器的盖子垂直立起，关上盖子，水平拿着吸入器，充分呼气后将吸入口咬嘴放入口中，尽快用力吸气。离开吸入口，屏气10s左右，再缓慢呼气。用后盖上吸入口盖子，保持清洁。	与定量喷雾式吸尘器不同，干粉式吸入器要快速吸入。
		协助老人吸入完毕后用清水漱口。	清除口腔内和咽喉粘附的药物，特别是类固醇药，会引发口腔念珠菌感染。

（续表）

照护流程		照护步骤	关键点提示
照护后	整理	漱口、纱布擦净面部，取舒适体位，整理床单位。	每次使用后口含嘴均需消毒，专人专用。
		口含嘴用后消毒液里浸泡消毒 30min，洗净、晾干、备用。	
	观察	观察老人操作中有无不适、药物疗效及不良反应。	
	记录	记录用药名称、时间、用法用量；有无不良反应。	

（二）常见安全风险及处理办法

常见安全风险	防止措施
用药错误	仔细核对，确保安全用药
堵塞呼吸机过滤器，导致老人呼吸困难	不要将喷雾器与人工呼吸机连接使用
防止吸入中误吸	采取坐位或半卧位，有意识障碍的老人取侧卧位
交叉感染	口含嘴、螺纹管和面罩每次使用后均需消毒，且专人专用
院内感染	机器不要循环使用

（三）知识拓展

1. 常用吸入药种类及作用

（1）抗生素药：如庆大霉素、卡那霉素等药，起到局部抗炎作用。

（2）β_2 受体激动药和茶碱药：如沙丁胺醇、特布他林、氨茶碱等药，可消除气管痉挛、扩张支气管，起到平喘的作用。

（3）祛痰药物：糜蛋白酶、痰易净、沐舒坦等，可稀释痰液，利于痰液排出。

（4）类固醇药：地塞米松、布地奈德等，可降低气道反应性，减轻气道水肿。

2. 吸入给药的注意事项

（1）遵医嘱用药

严格遵医嘱定时定量给药，不得自行加大用量或缩短喷雾的间隔时间，以免发生药物耐受或吸入过量引起不适。

（2）认真查对

协助给药前仔细核对老人姓名、给药途径、剂量、浓度、时间，检查药物质量。

（3）正确应用

熟练掌握各吸入器操作的要领，做到正确使用。

（4）不可擅自混合用药

每一种药物的作用原理不同，混合用药可能无效或者产生协同作用，增加不良反应发生的概率。

（5）观察和记录

注意定时观察药物疗效和不良反应，做好记录，及时报告。

（6）预防口腔感染

吸入完毕后要用清水漱口以清除口腔、咽喉的药物，尤其是类固醇类药物，避免引发真菌感染。

知识链接：常用吸入药物的不良反应

1. β₂受体激动药

副作用较小，大剂量可引起心悸、心动过速、头晕、不安、恶心等心血管副作用，为减少不良反应，宜小剂量气雾吸入给药，短期应用。可出现手指震颤，常出现于用药开始，停药可消失。

2. 茶碱类药

此类药碱性较强，局部刺激明显，口服用药会出现恶心、呕吐、胃痛等胃肠反应。可有烦躁、不安、失眠等中枢兴奋作用。

3. 类固醇药

吸入用类固醇药，不良反应少见，几乎无全身性不良反应，少数病人会发生声音嘶哑和口腔咽部白念珠菌感染。喷药后及时漱口，不使药液残留于口咽部，可明显降低发生率。

4. 祛痰药物

此类药物对呼吸道有一定刺激性，有特殊的蒜臭味，口服给药刺激胃黏膜会导致恶心、呕吐、腹泻等胃肠道反应。

三、鼻饲用药照护

老人因意识出现障碍或因疾病不能经口进食时，医生会建议选择鼻饲饮食，因此，治疗用药物也同时会采用鼻饲的方式进行给药。鼻饲用药是一项技术性较强的用药过程，需要照护人员帮助老人来完成。

（一）鼻饲用药照护技术

〖照护目的〗用鼻饲的方法，由鼻饲管内输入相应药物以达到治疗的需要。

〖照护人群〗适用于有意识障碍或吞咽障碍的老人治疗照护。

〖照护方法〗

照护流程		照护步骤	关键点提示
照护前	沟通	与老人及家属进行沟通交流。	选择合适的方式和内容，对老人及家属解释说明。
		解释用药目的和方法，取得配合。	
	评估	评估老人的年龄、意识状态、合作程度。	
		评估鼻饲用药物的名称、药物剂型及药品质量。	
	准备	环境：安静、整洁、舒适，通风良好。	
		物品准备：药物、研钵、研杵、温开水（38～40℃）200～300mL、20mL注射器2支、纱布、橡皮圈、别针、治疗巾、用药单。	
		照护人员：着装整洁，洗净双手，操作时需戴口罩。老人准备：理解、配合，采取适宜的体位。	

（续表）

照护流程		照护步骤	关键点提示
照护中	核对	核对医嘱：核对用药名称、剂量。	清醒老人请其自报姓名；意识障碍老人要确认老人手腕带；确认老人与处方签名一致。
		核对老人姓名，向老人及家属解释用药方法及注意事项。	
	体位	体位准备：一般取坐位、半卧位或侧卧位，如取平卧位时头部应偏向一侧。	
	实施给药	老人取坐位或半卧位，颌下垫治疗巾； 照护人员用研杵将口服药于研钵内研碎，用温开水将药物充分化开备用； 检查鼻饲管的深度，用注射器回抽胃液确定胃管确实在胃内； 用注射器抽取20mL温开水冲洗鼻饲管，冲洗完毕，用注射器抽吸合适剂量的药液，缓慢经鼻饲管注入，注毕再用20～50mL温开水冲洗管腔； 将鼻饲管末端钳紧，末端反折用纱布包裹橡皮筋缠绕包好，然后用别针固定于大单、枕旁或衣领处； 鼻饲后维持鼻饲体位30min。	一定要先确定鼻饲管在胃内再进行给药。 注入温水和药液过程中注意观察老人的反应。
照护后	整理	整理床单位及用物、处理消毒待用。	
		洗手。	
	观察	观察老人操作中有无不适、药物疗效及不良反应。	
	记录	记录用药名称、时间、用法用量；有无不良反应。	

（二）常见安全风险及处理办法

常见安全风险	防止措施
用药错误	仔细核对，确保安全用药
堵塞鼻饲管	药片研碎溶解后再灌入，混悬液和黏稠糖浆不宜鼻饲
吸入药液误入气道	尽量取坐位或高卧位
药物反流	鼻饲维持半卧位或坐位至少半小时

（三）知识拓展

1. 适合鼻饲管给药的药物

（1）主要在胃内吸收的药物：如酮康唑、伊曲康唑、维生素B_{12}等。

（2）作用部位在胃部的药物：如制酸剂、铋剂、胃黏膜保护剂、胃蛋白酶制剂等。

（3）首过效应强的药物：如空肠饲管给药可以使有较强首过效应药物的生物利用度发生改变，需要重新调整剂量，如三环类抗抑郁药，阿米替林硝酸盐类如单硝酸异山梨酯，部分阿片类药物等。

2. 不适合鼻饲管给药的药物

（1）控、缓释剂型：压碎的过程中将破坏这类药物的剂型结构，并且这些剂型的药物由于其特殊的制备工艺和特定的剂型辅料，研磨不能达到完全粉碎，不仅导致不可预测的血药浓度水平，而且遇水后粘结在一起，很容易堵塞饲管。这类药物如美托洛尔缓释片、卡左双多巴控释片、硝苯地平控释片、氯化钾缓释片等。

（2）含片和舌下片：口含或舌下吸收剂型药物，经饲管给药易导致其吸收变化和（或）胃酸的破坏，并且此类药物经由口腔吸收与吞咽给药的药物相比，剂量相对较小，经饲管给药常达不到疗效，如硝酸甘油等。

（3）酶制剂：研磨会使酶变性失活，如多酶片、复方消化酶胶囊等。

（4）鼻饲药代动力学变化大的：如鼻胃管喂苯妥英钠，血药浓度可降低50% ~ 70%。其他药物还包括华法林、卡马西平、氨茶碱、四环素、左甲状腺素等。

（5）胃肠刺激大的药物：如氯化钾注射液等。

（6）易堵塞鼻饲管的：布洛芬（混悬液、颗粒）、各类糖浆制剂等。

（7）特殊药物：研磨药物时会产生少量粉尘，研磨者吸入这些粉尘会存在潜在的危险性，如：细胞毒性药物（氨甲蝶呤、环磷酰胺）；抗生素（青霉素、红霉素类）；前列腺类似物（米索前列醇）；激素（泼尼松、地塞米松）等。

3. 鼻饲用药注意事项

（1）鼻饲用药需将药片研碎、化开，有糖衣的需将糖衣膜去除，防止堵塞管路。

（2）用药前必须确认胃管在胃内。

（3）喂药前后需注入温开水冲洗胃管，防止药液黏附在管腔内壁，造成堵塞。

（4）喂药时病人取半卧位或坐位，喂药后保持此体位 30min，防止反流。

知识链接：肠内营养（EN）对药物的影响

某些药物可与营养液中的成分发生反应，生成沉淀，不但影响营养支持，而且还将堵塞鼻饲管，减少药物的吸收。这类药物包括研磨后的布洛芬片、氧化镁片、磷酸钠钾片、硫酸亚铁口服液、复方樟脑酊、氢氧化铝，以及与氢氧化镁的复方制剂等。

有些药物受食物影响，需 EN 之前使用。心血管药如双嘧达莫、美托洛尔；降糖药如格列苯脲、瑞格列奈；消化用药如多潘立酮、莫沙必利；抗炎镇痛药如双氯芬酸钠等。有些药物则刺激胃肠道，需 EN 后使用，这类的药物有法莫替丁、尼美舒利、乙哌立松、二甲双胍、维生素 B2 等。

四、皮下注射用药照护

胰岛素注射是老年糖尿病人常用的一种注射技术，需要于每餐前 15min 进行注射。照护人员和能自理的老人应完全掌握注射方法，确保剂量、部位注射准确，以达到控制血糖的目的。

（一）皮下注射用药照护技术

〖照护目的〗照护人员指导患糖尿病老人正确掌握胰岛素注射，以达到控制血糖的目的。

〖照护人群〗适用于患有糖尿病、需要胰岛素治疗的老人。

〖照护方法〗

照护流程		照护步骤	关键点提示
照护前	沟通	与老人进行沟通交流。	选择合适的方式和内容对老人说明，使老人对操作充分理解同意。检查注射部位有无硬结、皮疹、溃疡及瘢痕等情况，应避免在此部位注射。
		解释用药目的和方法，取得老人配合。	
	评估	评估老人的意识状态、合作程度，注射部位皮肤情况。	
		评估胰岛素的制剂类型及药品质量。	
	准备	环境准备：安静、整洁、舒适，通风良好。	常用胰岛素注射部位有：腹部、大腿外侧、上臂和臀部。
		物品准备：胰岛素注射针、胰岛素专用注射器（内盛胰岛素）、医用棉签、75%酒精、弯盘。	
		照护人员：着装整洁，洗净双手，操作时需戴口罩。老人准备：理解、配合，采取适宜的体位、暴露注射部位。	
照护中	核对	核对医嘱、核对用药名称、剂量。	清醒老人请其自报姓名；要确认老人手腕带；确认老人与处方签名一致。
		核对老人姓名，向老人解释用药方法及注意事项。	
	体位	体位准备：站立位或坐位。	
	实施给药	在专用注射器上安装注射针；打开针盒，摘下针帽；确认、调整胰岛素剂量；确认注射部位，医用棉签由中心向外侧画圈式消毒；以90°的角度刺入皮肤、推药；推注完毕后，针头滞留至少10s后再拔出，盖上针帽，直接逆时针将针头从注射笔上取下，丢弃在加盖的硬壳容器中。	消毒皮肤后，等酒精完全干了以后再注射胰岛素；胰岛素专用注射器针头较短，故应以90°角度刺入。
照护后	整理	整理老人的衣物，观察全身及局部状态。	如有过敏反应，注射后会马上出现。
		洗手。	
	观察	观察老人操作中有无不适、药物疗效及不良反应。	
	记录	记录用药名称、时间、用法用量；有无不良反应。	

（二）常见安全风险及处理办法

常见安全风险	防止措施
低血糖反应	选择好胰岛素的注射时机、认真核对胰岛素注射剂量、运动勿过量、饭前不宜运动
胰岛素过敏	应经常更换注射部位，避免局部反应出现，全身反应重者应进行脱敏治疗
注射部位皮下脂肪萎缩或增生	应经常轮换注射部位，两周内不可在同一部位注射两次
注射部位感染	胰岛素注射针头须一次性使用，防止交叉感染；每次注射应实行严格消毒

（三）知识拓展

1. 临床常用胰岛素制剂的类型及作用

（1）制剂类型：按作用快慢和维持作用时间，胰岛素制剂可分为短（速）效、中效和长（慢）效三类，制剂特点见下表：

各种胰岛素制剂的特点

作用类型	制剂	皮下注射作用时间 / h		
		开始	高峰	持续
短效	普通胰岛素	0.5	2～4	6～8
中效	低精蛋白胰岛素	1～3	6～12	18～26
长效	慢胰岛素锌混悬液 精蛋白锌胰岛素 特慢胰岛素锌混悬液	3～8	14～24	28～36

注：受胰岛素剂量、吸收、降解等多种因素影响，个体差异较大，仅供参考。

（2）作用

短效胰岛素主要控制一餐后高血糖；中效胰岛素主要控制两餐饭后高血糖，以第2餐饭为主；长效胰岛素无明显作用高峰，主要提供基础水平胰岛素。

2. 注射胰岛素常见不良反应的原因及临床表现

（1）低血糖反应

与胰岛素使用剂量过大、饮食失调或运动过量有关。表现为头晕、心悸、多汗、饥饿，甚至昏迷。

（2）胰岛素过敏

与个体免疫有关，主要表现为局部注射部位瘙痒、红肿、水泡，有些注射胰岛素的糖尿病老人可能会出现全身反应，表现为面部和口腔黏膜水肿、呼吸困难、哮喘等，严重者发生休克。

（3）注射部位皮下脂肪萎缩或增生

注射部位多选择皮下脂肪较多，皮肤松软的部位注射，如上臂外侧、臀部、大腿前及外侧腹部（避开脐和膀胱）均可。以上部位应经常轮换，如果长期在同一部位注射胰岛素，则可导致脂肪组织营养不良，出现注射部位皮下脂肪萎缩或者增生，注射部位发生硬结。

3. 使用胰岛素的注意事项

（1）正确操作，做到制剂、种类正确，剂量准确，按时注射。普通胰岛素于饭前30min注射，鱼精蛋白锌胰岛素在早餐前1h注射。

（2）注射胰岛素时应教会老人严格消毒，防止感染，并且待消毒皮肤的酒精干了以后才能注射，以免酒精带入影响胰岛素的药效。

（3）胰岛素皮下注射时应注射在脂肪深层或脂肪和肌肉之间，若皮下组织少，则采取 45°角注入并打入针头的 1/2 或 3/8，若有大片的皮下组织，则尽量采取 90°角打入。注射部位要按顺序轮换注射，每次注射要离开上次注射处至少 2cm，注射部位重复应间隔两周以上，这样可防止皮下脂肪萎缩或增生、皮下硬结和局部红肿反应。

（4）如重新调整胰岛素种类或剂量后，应及时将原胰岛素笔芯去除，换上新的胰岛素笔芯并确认剂量。

（5）胰岛素注射时机是已备好饭菜再注射，避免注射后不能及时吃饭，导致低血糖发生。

（6）正确保存胰岛素。未开封的胰岛素放于冰箱 4～8℃冷藏保存，正在使用的胰岛素，在常温下可使用 28 天。胰岛素不能冰冻，避免过冷（<2℃）、过热（>30℃），太阳直晒及剧烈摇晃，否则可因蛋白质凝固变性而失效。使用前 1h 自冰箱内取出，升温后注射。

知识链接：糖尿病老人饮食、运动照护

糖尿病饮食控制是控制病情重要的基础措施之一，应严格和长期执行，合理地调节和控制饮食，可以减轻胰岛的负担，有利于控制病情。

1. 三餐饮食内容要搭配均匀，每餐均有碳水化合物、脂肪和蛋白质，且要定时定量。

2. 碳水化合物提倡用粗制米面和一定量的杂粮，忌食葡萄糖、蔗糖、蜜糖及其制品。

3. 蛋白质应至少有 1/3 来自动物蛋白质，以保证必需氨基酸的供给。

4. 脂肪以植物油为主，少食用动物内脏、蟹黄、虾籽、鱼籽等含胆固醇高的食物，每日胆固醇摄入量宜在 300mg 以下。

5. 多食含纤维素多的食物，如绿叶蔬菜、豆类、粗谷类、含糖成分低的水果，盐每天少于 6g，限制饮酒。

6. 严格遵医嘱禁食，控制总热量，若有饥饿感，可用蔬菜、豆制品、纤维素食物充饥，但不能用含糖高的瓜类。

7. 进食时间应尽量固定，而且要与注射胰岛素和口服降糖药的时间配合好。

8. 监测体重变化，每周定期测量一次体重，如果体重改变大于 2kg，应报告医师并及时查找原因。

合理运动，可促进新陈代谢，加强碳水化合物的利用，减少身体对胰岛素的需要，提高胰岛素敏感性，还可减轻老人压力和紧张情绪，使其心情舒畅。运动要按照老人的年龄、体力、个人爱好、病情、环境条件制定出个人运动计划，循序渐进，长期坚持。

1. 锻炼方式可选择步行、慢跑、骑自行车、健身操、太极拳、游泳及家务活动等需氧运动。

2. 合适的活动强度为老人的心率应达到个体 60% 的最大耗氧量，个体 60% 最大耗氧量时的心率。计算法为：心率 =170－年龄。

3. 活动时间为 20～30min，可根据老人情况逐渐延长。每日一次，用胰岛素或口服降糖药者，最好每日定时活动，肥胖者可适当增加活动次数。

4. 为避免老人运动时出现低血糖、酮症、诱发心血管意外等副作用，血糖 >13.3mmol/L 或者尿酮阳性时不宜作运动。2 型糖尿病有心脑血管疾患的老人，收缩压 >180mmHg 时应停止活动。

5.1 型糖尿病老人活动时应把握好胰岛素剂量、饮食与活动三者之间的关系，一般可在活动前少量补充额外食物或减少胰岛素用量，餐前腹壁下注射胰岛素，可减慢活动时胰岛素的吸收速度，故活动量不宜过大，时间不宜过长，以 15～30min 为宜。

五、直肠用药照护

随着年龄的增长，老人疾病常呈多发性及慢性化，多药并用会导致药物相互作用出现严重副作用。一般经口用药，药物被肠管吸收后分散到体内，经肝代谢后排出体外，而直肠内给药被直肠黏膜直接吸收进入全身循环，不进行肝代谢，因此药物动态几乎不受影响，且作用迅速，20～30min 就可显现作用，故直肠用药可减少药物副作用、效果快而稳定，安全性高，可用于全身和局部治疗。照护人员应熟练掌握直肠给药的方法和技巧，帮助老人安全正确用药。

（一）直肠用药照护技术

〖照护目的〗照护人员帮助患病老人正确直肠用药，以达到局部治疗和全身治疗的目的。

〖照护人群〗适用于局部治疗痔疮、便秘或者使用解热镇痛、抗炎等全身治疗而经口用药困难的老人。

〖照护方法〗

照护流程		照护步骤	关键点提示
照护前	沟通	与老人进行沟通交流。 解释用药目的和方法，取得老人配合。	用尽可能和蔼的语言，耐心向老人说明，使老人对操作充分理解同意。 直肠给药时会刺激直肠引起便意，而排便会影响药效，所以给药前需评估老人排便情况。
	评估	评估药品的名称、有效期和性状。 评估老人的意识状态、合作程度、肛周情况，评估有无便意及排便情况。	
	准备	环境准备：安静、温暖、舒适，关闭门窗，拉上窗帘或遮挡屏风。 物品准备：直肠用药物（栓剂、开塞露等）、润滑剂（凡士林等）、纱布、处置用手套、浴巾、便器（根据老人状态而定，老人有便意后可能来不及去卫生间）。 照护人员：着装整洁，洗净双手，操作时需戴口罩和手套。 老人准备：理解、配合，采取侧卧位，屈膝露出臀部，用浴巾盖住老人的下半身，脱下内裤。	
照护中	核对	核对医嘱、核对用药名称、剂量。 核对老人姓名、手腕带，并与处方签核对达到一致。	请老人自报其姓名；确认老人手腕带；确认老人姓名与处方签名一致。
	体位	体位准备：屈膝侧卧位。	
	实施给药	戴上处置用手套，打开药品的塑料外壳，观察药品性状，确保用药质量； 将润滑剂部分涂于纱布上，再涂部分于药品头端（尖的一端）； 照护人员右手拿药，另一只手用拇指和食指分开肛门口； 嘱老人尽力做呼气动作，呼气的同时用食指将药物插入肛门； 插入用药后，用纱布轻轻按压肛门2～3min； 取下纱布，确认用药完全插入，告知老人插入用药完毕。	润滑用药可预防肛门管和直肠黏膜的损伤；用力呼气可以缓解肛门括约肌的紧张；插入到第二手指关节，插入过程中遇到阻力，可改变方向插入，不要硬向内插入。要向老人说明，即使有便意也不要腹部用力，忍耐一会儿便意就会消失。告知老人用药后至少侧卧15min。
照护后	整理	摘下手套、投放于医疗垃圾桶内；整理好老人的衣物，盖好盖被。	
	观察	观察老人操作后有无不适、药物疗效及不良反应。	
	记录	洗手、记录用药名称、时间、用法用量；有无不良反应；老人的状态。	

（二）常见安全风险及处理办法

常见安全风险	处理措施
操作后直肠出血	药物插入前涂润滑剂，插入动作要轻柔
腹泻加重	老人腹泻时避免使用直肠给药的方式，以免刺激直肠黏膜导致腹泻加重
虚脱	老人使用解热镇痛类药物排出汗液过多，应及时饮水补充体液
晕厥	严密观察药物反应，及时采取救护措施

（三）知识拓展

1. 直肠给药的作用及常用药物类型

（1）以局部作用为目的

给予直肠、肛门局部用药，通常用于痔疮、炎症、便秘、出血等，以缓和、收敛、止血、杀菌、缓泻为目的，使用栓剂和润滑剂等类药物。

（2）以全身作用为目的

以解热镇痛、消炎、感染、哮喘、精神疾病、恶性肿瘤等为治疗目的，使用镇痛解热药、治疗精神病药、抗生素、解痉药、治疗哮喘药、抗癌药、麻醉药等类型。

2. 直肠用药的注意事项

（1）直肠用药要保存于冰箱中，随用随取，因室温下会软化，所以不能取出后长时间放置。药物存放按类别放置，以免混淆，内服药和外用药分区域放置，以免误用。

（2）操作时戴手套，不戴手套直接拿药，药会溶解。

（3）直肠给药后老人会感便意明显，要向老人说明用药 20～30min 就可以溶解被直肠吸收，便意会一点点消失，请老人忍耐一会儿。

（4）插入用药时应避开便块，沿直肠壁插入，如将药物插入至大便中，药剂会得不到吸收。

知识链接：老人便秘常用药物选择

便秘是老人常见的健康问题，由于生理、心理和社会等因素影响，如感觉减退、活动减少、饮食过于精细或药物的副作用等，约有1/3的老人会出现便秘，严重者会引起肛裂、痔疮，患有心脑血管疾病的老人还可诱发心肌梗死、脑出血等。以下是老人便秘常用药物选择，了解这些常见药的特点，为老人选择合适的药物治疗便秘尤为重要。

全身用药

1. 刺激性泻药代表药物有酚酞（果导）、番泻叶、芦荟、生大黄等。酚酞的用法：每晚 0.2g 口服。该药可引起过敏反应，长期应用可使血糖升高，血钾降低。番泻叶等中药可以根据病情酌情增减，但长期服用可破坏肌间神经丛，并产生结肠黑便。阑尾炎、直肠出血未确诊者、充血性心力衰竭、高血压、粪块阻塞肠梗阻等禁用刺激性泻药。

2. 容积性泻药目前临床上广泛使用的容积性泻药为聚乙二醇 4000（福松）和通泰胶囊。其能在肠道中吸收水分，增加粪便的容量，增加肠道蠕动而促进排便。因药物不被结肠吸收，故没有明显的毒副作用，用法是福松粉剂

10～20g/天加入一大杯温水中服用。通泰胶囊4粒，2～3次/天，餐前30分钟温水送下。注意容积性泻药在服用的同时都需要大量饮水。

3. 促动力药莫沙必利、西沙必利等促胃肠动力药，单独使用时效果欠佳，与容积性泻药同时使用效果较好。

4. 润肠剂多为油剂，可渗入粪块使粪块软化，利于排出。常用中药麻仁滋脾丸，对年老体衰的老人非常适用。

局部用药

局部用药与全身用药相比，其药力温和、副作用小，体质弱的老人可以放心使用。一般常用的直肠局部用药包括开塞露和栓剂等。

1. 开塞露是一种复方制剂，可用于出口梗阻性便秘，成人每次用量为20mL（即一支），由肛门注入。对于有粪便嵌塞或大便排出严重受阻者，用开塞露也可以起到清洁灌肠的效果。

2. 甘油栓由甘油明胶制成，使用时照护人员要戴指套，捏住栓剂底部，轻轻将其插入肛门6～7cm处，然后用纱布抵住肛门并轻轻按揉，5～10min后再排便。

3. 将普通肥皂削成圆锥形（不要削太尖，长3～4cm即可），蘸水后轻轻插入肛门，用手纸抵住肛门并轻轻按揉，5～10min后可引起自动排便。

需要向老人特别指出的是，出现便秘时一般应先经过饮食与行为调整，无效者可使用通便剂。但解除便秘，不能长期依靠药物，以免形成依赖性，从而使肠蠕动的功能退化，从而加重便秘。

六、外用药照护

外用给药是指以涂、贴、洗、擦、敷等方式作用于皮肤或五官，经局部吸收，发挥药物作用的给药方法。常见的外用药有皮肤用药、滴眼剂、滴鼻剂、滴耳剂、腔道给药等类型。老人在使用贴敷药、软膏剂、滴眼液、滴鼻液等各外用药治疗时，这些看似简单的操作，实则对操作的精细度要求很高，且老人因为视力、记忆力、手指运动（肢体不稳定性加重）等原因，很难独自操作，一般需要照护人员帮助完成。

临床上，老人外伤、烫伤、各种皮肤病以及风湿骨痛等疾病较为常见，口服用药或其他治疗方法治疗的同时，可配合皮肤外用药治疗，该用药方法不良反应较少，效果较为持续。

（一）皮肤外用药、贴敷药照护技术

〖照护目的〗将此外用药以涂、擦或贴敷的方式用于老人皮肤相应部位上，经皮吸收药剂，达到相应的治疗目的。

〖照护人群〗需要使用外用药配合治疗的老人。

〖照护方法〗

照护流程		照护步骤	关键点提示
照护前	沟通	与老人进行沟通交流。 向老人说明外用药目的、药物作用和副作用，取得老人配合。	用尽可能用和蔼、通俗易懂的语言，耐心向老人说明，征得老人同意。
	评估	评估药品的名称、有效期和包装情况。 评估老人有无皮肤过敏史、观察局部皮肤有无过敏情况出现。	局部皮肤观察要点：有无红斑、斑疹、发红、刺激感、瘙痒感等过敏症状。
	准备	环境：安静、温暖、舒适，关闭门窗，必要时拉上窗帘或遮挡屏风。 物品准备：洗手液、给药单、生理盐水、皮肤所用外用药、胶布、标记笔。	
		照护人员：着装整洁，洗净双手。 老人准备：理解、配合，根据用药部位选择合适的体位。	
照护中	核对	核对医嘱、核对外用药的名称、类型。 核对老人姓名、手腕带，并与处方签核对达到一致。	请老人自报其姓名；确认老人手腕带；确认老人姓名与处方签名一致。
	体位	根据用药部位选择合适的体位。	
	实施给药	皮肤外用药： 观察皮肤情况，局部生理盐水擦洗干净，待皮肤干后进行药物涂抹或喷涂，轻拍促进吸收。 贴敷药的使用： 剥下上次贴的药剂，观察贴敷部位的皮肤状态，确保皮肤状态良好，进行新药剂贴敷，在新的药剂上标记上"更换日期"； 确保贴药部位的皮肤清洁干燥，有出汗时要将汗液擦掉待干后进行贴敷；如为慢性疾病（如退行性膝关节炎）等，需长期贴敷或者皮肤易红肿，盖上纱布等再贴药；告诉患者下次换药的时间，之前不能将药揭下。	注意避开角质层厚的部位（足底等）贴敷；贴到老人身上以后很难再标记换药日期，最好事先写在贴药胶布上；贴关节周围时可先将贴布进行剪切，按关节部位做洞形或燕尾切口。
照护后	整理	整理好老人的衣物，盖好盖被后再整理用物。	
	观察	观察老人操作后有无不适、药物疗效及副作用。	
	记录	洗手、记录用药名称、贴药时间、贴药部位；有无不良反应。	

（二）常见安全风险及处理办法

常见安全风险	防治措施
用药错误	仔细核对，确保安全用药
皮肤过敏	过敏部位保持干爽，勿摩擦，停用即愈，一般不需要特殊处理
药物失效	正确保管：药物要避免阳光直射、高温、潮湿，尽量在低温密封容器中保存
哮喘发作	操作前了解老人过敏史，非内固醇类消炎镇痛药会诱发哮喘发作，有哮喘病史的老人使用贴剂时特别注意不要使用此类药物

（三）知识拓展

1. 皮肤外用药种类与特征

通过将基材成分的物性与主药的物理性、化学性合理组合，将多种药物制成软膏制剂，软膏制剂可以根据皮肤病变的状态，选择基材，临床应用广泛。

皮肤外用药的主药包括抗菌药（抗生素，抗真菌药）、镇痛药、止痒药、收敛药、消炎药（抗组胺药、类固醇药）、酶制剂等。

2. 贴敷药种类与特征

按作用范围分类：

（1）局部作用：用于皮肤表面的疾病。

（2）全身作用：透过皮肤、黏膜进入血管、淋巴管后作用于全身。

按基材分类：

（1）湿布剂（纱布、无纺布）

基材成分水溶性高分子为主，厚度大，制作成泥状或成形于布上，药物成分主要有局部刺激药、抗炎药、镇痛药、抗生素、角质溶解药。

冷感型：包括具有局部刺激作用的樟脑液、薄荷油等制剂，通过皮下及肌肉被吸收，有消炎镇痛作用，适用于急性炎症性疾病。

温感型：含有香辛料提取物等药剂对皮肤有温感刺激，适用于慢性炎症期使用。

（2）膏药

以脂溶性高分子为主要基材，在半透明的聚乙烯薄膜上涂上含有药剂制成胶带，使用的方法简便、黏着力强、效果平稳，对皮肤刺激小。

特殊剂型：

在创伤、烫伤、出血、角化症等局部治疗及预防感染时，将抗生素、角质溶解药等浸在纱布上，直接贴于患处。具有一定的黏性，不容易移位。

其他贴敷药：

创伤保护药：用于烫伤、皮肤脱皮、外伤性皮肤缺损等外用药。

知识链接：老年性瘙痒症

瘙痒是指仅有皮肤瘙痒而没有明显原发性损害的一种皮肤病，是遍布人体皮肤的神经末梢，受到一定程度的不当刺激而产生的一种感觉。临床上分为全身性和局限性两种，此病是老人常见皮肤病。本病原因复杂，目前尚不完全清楚。

全身性瘙痒症主要与老人患某些系统性疾病有关，如糖尿病、甲状腺功能减退或亢进、肝胆疾病、代谢障碍、变应性疾病、习惯性便秘、卵巢功能减退、神经精神因素、内分泌功能减退、皮肤萎缩退化、皮脂腺或汗腺萎缩、皮肤干燥、药物反应和食物等有关。主要症状是全身皮肤泛发性瘙痒，瘙痒可于入睡前、情绪激动、温度改变、饮酒或饮食辛辣食物后发生，可为持续性或阵发性，可因长期搔抓全身皮肤遍布抓痕、血痂、色素沉着甚至苔藓样变或化脓性感染。若长期不得安眠，会有头晕、精神抑郁、食欲不振等神经衰弱的症状。

局限性瘙痒病因有时同全身性瘙痒有关，此外局部因素长期重要作用，如阴道滴虫或白念珠菌感染、宫颈癌、尿或粪便残留，局部刺激均可引起女性外阴瘙痒症。痔疮、肛瘘、肛裂、便秘、腹泻以及大便后局部清洁不彻底等均可引起肛门瘙痒症。瘙痒局限于身体某一部分，如肛门、阴囊、会阴等处，也可见于头皮、下肢、面部、外耳道及掌趾等处，往往引起苔藓样或湿疹样变。

照护措施

1. 心理照护。老人由于瘙痒剧烈，尤其长期不得安眠的折磨，可能会身心平衡失调，难以适应环境，照护人员应以更热情的服务，耐心地向老人解释，掌握老人的心理活动规律，给予足够的心理支持，增强老人治愈的信心。使其能够积极主动地安心接受治疗与照护，促进老人早日康复。

2. 饮食照护。饮食上应给予高蛋白、高维生素，忌辛辣饮食，增强体质，促进康复。

3. 仔细观察，做好皮肤照护。对于已患瘙痒症的老人，要绝对控制骚抓并剪短指甲，避免损伤皮肤，合理用药或用其他方法止痒，防止搔抓皮肤后继发感染及损害出现；观察瘙痒的严重程度、部位、时间、季节类型，及时记录，根据医嘱给予相应的药物治疗；保持床单整洁，去除老人紧张因素，经常对老人生活起居进行指导协助。

4. 用药照护。对于老年瘙痒症，如只有瘙痒无皮疹，可给予外用止痒洗剂，如有轻度的红斑抓痕，无渗出液者，可用皮脂类固醇激素的霜剂及含止痒的霜剂，照护人员合理使用外用药，掌握外用药的使用原则，了解常用药物的性质及副作用，才能达到预期的治疗效果。

七、滴眼剂照护

滴眼剂是指供滴眼用的药物制剂，眼膏和眼用凝胶也属于这一范畴。为了增加眼部用药与眼的接触时间，可选用眼膏或者眼用凝胶。在角膜受损时眼膏可起到润滑和衬垫作用，缓解眼部的刺激。

（一）滴眼剂照护技术

〖照护目的〗通过对老人局部使用滴眼药，治疗老人的眼部感染或干涩，缓解眼部症状。

〖照护人群〗患有眼部疾患无法自行进行滴眼治疗的老人。

〖照护方法〗

照护流程		照护步骤	关键点提示
照护前	沟通	与老人进行沟通交流，解释滴眼药剂的目的，取得老人的配合。	用尽可能和蔼、通俗易懂的语言，耐心向老人说明，征得老人同意。
		指导老人练习眼睛上看、下看、闭眼、转动眼球等动作。	
	评估	评估药品的名称、有效期和药液性状。	
		评估老人的年龄、身体及患眼状况、意识状态、合作程度。	
	准备	环境：安静、温暖、舒适，通风良好。	
		物品准备：给药单、治疗盘内放眼药水或眼药膏、消毒棉签、污物杯。	
		照护人员：着装整洁，剪短指甲、洗净双手、戴口罩。	
		老人准备：理解配合，取舒适体位。	
照护中	核对	携物品至老人床旁，核对老人姓名、手腕带，并与处方签核对达到一致。	请老人自报其姓名；确认老人手腕带；确认老人姓名与处方签名一致。
		核对医嘱、核对滴眼药的名称、给药途径、用法、用药时间、药品质量和有效期，确认是左眼、右眼还是双眼用药。	
	体位	协助老人取坐位或仰卧位。	
	实施给药	清洁眼部：先用棉签拭净眼部分泌物，嘱老人头略后仰，眼往上看；打开瓶盖，将瓶盖侧面或瓶盖口向上，放置于一张干净纸上或者器皿上。 悬滴药液或涂眼膏 滴眼药水：照护人员左手向下轻轻拉下眼睑并固定，右手持眼药水瓶并摇匀，眼药水瓶头端距眼2～3cm，将眼药水滴入下睑结膜内1～2滴；轻提上眼睑，使结膜囊内充盈药液； 涂眼药膏：照护人员左手向下轻轻拉下眼睑并固定，右手垂直向下挤少许药膏呈细直线状，从外眼角方向顺眼裂水平挤在下睑结膜与眼球结膜交界处，即下穹窿，先使下眼睑恢复原位，再轻提上眼睑，使结膜囊内充盈药膏； 嘱老人闭上眼睛，轻轻转动眼球，用干净棉签为老人拭去眼部外溢药剂，棉签放入污物杯，询问老人有无不适感，嘱老人闭眼休息15min。	使用眼药水前应先摇匀药液； 上药动作应轻柔，避免损伤黏膜； 防止交叉感染，双眼都用药时，应先健侧眼，后患侧眼；先病情较轻侧、后病情较重侧； 白天宜用滴眼剂，眼膏宜临睡前涂敷，不影响生活且药物附着眼壁时间长，可维持有效浓度。
照护后	整理	清理棉签。	
	观察	观察老人有无不适，观察药物疗效及副作用。	
	记录	洗手、记录用药名称、用药时间、左右眼；有无不良反应。	

（二）常见安全风险及处理办法

常见安全风险	防治措施
用药错误	仔细核对，确保安全用药
眼部过敏	及时停用过敏的眼药，在医生指导下用地塞米松滴眼液滴眼
眼部感染	点眼药溶剂的顶端部分，不要与手或眼接触
药物变质	正确保管：药物要避免阳光直射、高温、潮湿，尽量在低温密封容器中保存

（三）知识拓展

1. 滴眼药的常用种类

（1）治疗白内障药：如白内停滴眼液、莎普爱思滴眼液等。

（2）治疗青光眼药：如布林佐胺滴眼液、盐酸卡替洛尔滴眼液等。

（3）抗生素药：如红霉素滴眼液、氧氟沙星滴眼液、金霉素眼膏等。

（4）抗病毒药：如阿昔洛韦滴眼液、盐酸吗啉胍滴眼液等。

（5）抗过敏药：如色甘酸钠滴眼液、地塞米松滴眼液等。

2. 滴眼药注意事项

（1）滴药前先洗净双手，必要时戴医用手套。从冰箱中取出眼药后，需静置几分钟，使眼药回温后再使用。

（2）同时滴几种眼药时，应遵循先后顺序：先滴消炎类，后滴散瞳类，再滴其他类。一般顺序是：水性药物→黏性药物（悬浊性药物）→非水溶性药物（油性药物）→眼药膏。混悬类眼药应反复摇匀几次后再滴。

（3）药液不可直接滴在角膜上（即避开黑眼球的位置），应滴在结膜囊穹窿部（即轻扒下眼睑可见的红色区域，且眼睛不是向前看，而是向额头方向看）。

（4）如果使用的是眼药膏，一般都是晚上一次，或一天两次。建议在午觉或晚上睡前涂用，保证用药后短期内不会睁眼，以确保疗效。

（5）同时需滴用多种眼药时要注意：每种眼药之间最少间隔 5 ~ 10min；降眼压药物因相互之间有拮抗作用，需间隔 10min 以上。

（6）一般眼药水开启后 4 周或一个月内使用，开瓶后需标记开启日期，以防药物过期失效。

知识链接：老年常见疾病——青光眼

青光眼是眼科常见疾病，在中老年人群中较为多发。本病有严重的致盲性，且无法复明。照护人员要了解青光眼的常见症状体征，常用的治疗方法以及对老人进行健康指导的内容，并保持对此病的敏感性，给予重视。

青光眼一般分为原发性、继发性和先天性三大类，而在相对常见的原发性青光眼中又可分成闭角型青光眼和开角型青光眼，临床上闭角型青光眼最多见。

急性闭角型青光眼的常见症状、体征为：急性发作期表现为剧烈头痛、眼痛、畏光流泪、视力下降、恶心呕吐。查体可见混合充血（结膜充血和睫状充血）及角膜上皮水肿（呈雾状），前房极浅，瞳孔中等散大，常呈椭圆形，眼压明显升高。

青光眼的治疗：治疗的目的是迅速降低眼压，保护视功能。

常用的降眼压药物主要有以下几类：①缩瞳类：1%～2% 的毛果芸香碱滴眼液，在先兆小发作时，每 0.5h 一次，一般 2～3 次可缩小瞳孔；而大发作时 5min/1 次，共 3 次，而后 30min/1 次，共 4 次，继之改为 1 次 / h，在疼痛缩小后改为 3～4 次 / 天。该药使用过频，可引起眉弓痛、视物发暗及胃肠道反应，因此应用时要压迫泪囊部数分钟。② β 肾上腺素受体阻滞剂：0.25%～0.5% 的噻吗洛尔，1～2 次 / 天点眼。房室传导阻滞、窦房结病变及支气管哮喘的患者禁用。③碳酸酐酶抑制剂：乙酰唑胺片，一般为局部用药的补充，剂量不宜过大，用药时间不宜过长，可给 0.125g，2 次 / 天口服。久服易引起口唇及指趾麻木、肾绞痛、血尿，磺胺过敏者禁用。④高渗剂：常用 50% 的甘油和 20% 的甘露醇等。

原发性青光眼的患者未经手术治疗不能痊愈，且原发性闭角性青光眼的首选治疗是手术，对于大发作者，在急性期进行药物控制的同时要建议尽早去专科医院手术治疗。照护人员和老人要认识到这一类有严重后果的疾病，早诊断、早治疗非常重要，同时要清楚这类疾病在合理的治疗下可以得到控制甚至痊愈。因此做到对此疾病要重视，又要有信心。对于有家族史的人群做好宣传工作，早发现早治疗。

八、滴鼻剂照护

滴鼻剂是在鼻腔内使用，经鼻黏膜吸收而发挥局部和全身作用的制剂，常见的滴鼻剂有滴剂和喷雾剂。老人鼻腔的老化使其更容易患鼻部疾病，照护人员应该掌握照护老人使用滴鼻药的操作技术，更好地为老人服务。

（一）滴鼻剂照护技术

〖照护目的〗将药物喷入或滴入鼻腔内，经鼻黏膜吸收而发挥局部和全身作用，治疗疾病或缓解症状。

〖照护人群〗患有鼻部或全身疾患进行滴鼻治疗的老人。

〖照护方法〗

照护流程		照护步骤	关键点提示
照护前	沟通	与老人进行沟通交流。	用尽可能和蔼、通俗易懂的语言，耐心向老人说明，征得老人同意。
		解释滴鼻剂的目的，取得老人的配合。	
	评估	评估药品的名称、有效期和药液性状。	
		评估老人的年龄、身体及鼻部状况、意识状态、合作程度。	
	准备	环境：安静、温暖、舒适，通风良好。	
		物品准备：给药单、滴鼻剂、消毒棉签、污物杯、纸巾。	
		照护人员：着装整洁，剪短指甲、洗净双手、戴口罩。	
		老人准备：理解配合，取舒适体位。	
照护中	核对	携物品至老人床旁，核对老人姓名、手腕带，并与处方签核对达到一致。	请老人自报其姓名；确认老人手腕带；确认老人姓名与处方签名一致。
		核对医嘱、核对滴鼻剂的名称、给药途径、用法、用药时间、药品质量和有效期，确认是左鼻、右鼻还是双侧鼻腔用药。	
	体位	帮助老人取仰卧位。	
	实施给药	喷雾式点鼻 取便于老人点鼻的体位，戴上处置用手套。摘下药物的容器帽，将喷嘴的顶端伸入鼻腔内，喷雾时用手指堵住一个鼻腔进行喷雾，喷雾时轻呼吸，按照不同药物的指示要求或屏住呼吸等。喷雾后头后仰，用鼻轻轻呼吸数秒，用手取纸擦拭喷嘴的顶端，盖上容器帽，按照药物的保存方法进行保存。 滴药式点鼻 清洁鼻腔：协助老人将鼻涕等分泌物排出，并用棉签擦拭干净； 滴入鼻剂：协助老人平卧位，头尽量后仰，嘱咐老人先吸气，滴入药液2～3滴，注意瓶口不要碰到鼻黏膜； 滴药后保持仰卧位1～2min，以利于药物吸收； 轻柔鼻翼：轻轻地揉按鼻翼两侧，使药液能均匀地渗到鼻黏膜上； 询问老人有无不适感，嘱老人仰卧休息，盖好盖被。	喷嘴既不能太直，也不能太斜，更不能深入鼻腔太深。 初次使用时，在药液呈雾状前可进行数次喷雾（预喷雾），确认没有堵塞。 鼻腔内如有干痂，先用温盐水清洗浸泡，待干痂变软取出后再滴药。 如果药液流入口腔，可将其吐出。
照护后	整理	整理用物，清理污物。	
	观察	观察老人操作后有无不适、药物疗效及副作用。	
	记录	洗手、记录用药名称、用药时间、左右鼻腔；有无不良反应。	

（二）常见安全风险及处理办法

常见安全风险	防治措施
用药错误	仔细核对，确保安全用药
交叉感染	为老人滴鼻前应洗净双手，防止院内交叉感染
药液污染	滴药式滴鼻剂的顶端部分，不要与鼻黏膜接触，防止药液倒流污染药液
药物变质	正确保管：药物要避免阳光直射、高温、潮湿，尽量在低温密封容器中保存

（三）知识拓展

1. 滴鼻剂的常用种类及作用

（1）含血管收缩药的点鼻药

抑制鼻黏膜充血、炎症、肿胀，使用后鼻塞马上得到改善，但连续使用效果减退，并易造成鼻腔黏膜肥厚、鼻塞恶化等。

（2）含抗过敏药的点鼻药

抑制主要症状为打喷嚏、流鼻水、鼻塞的花粉症等过敏性鼻炎，虽然不能马上见效，但可以长期使用。

（3）含类固醇类点鼻药

抑制炎症的类固醇药相比，抗过敏药有即效性，只作用于局部，几乎没有全身副作用，只在出现花粉症等有效期限内使用数周到数月。

2. 滴鼻剂的注意事项

（1）鼻部有疾患的老人应该遵医嘱规律用药，勿自行随意用药。使用药物不当会加重病情，甚至会产生并发症。

（2）开封后久置的鼻喷剂使用前应摇匀，直至水雾连接的时候再喷出。

（3）鼻喷剂之前应先清理鼻腔鼻涕，最好用生理盐水冲洗，这样有利于药物喷剂与鼻黏膜接触，使其均匀分布在鼻腔黏膜里。

（4）鼻喷剂使用时，头不要仰伸过度，否则喷入鼻腔的药物会流入咽喉发生口苦、呛咳现象。

（5）喷药时鼻喷剂的喷头指向鼻腔外侧壁方向，而不是鼻中隔，防止出现鼻中隔出血或者是穿孔。

（6）鼻喷剂使用时把鼻腔的前端深入鼻腔内，不要把喷头完全塞入鼻孔。

（7）喷药以后避免立即擤鼻涕，一定要保证药物与鼻黏膜接触的时间。

（8）鼻喷剂每次用完应用干净的纸巾擦拭干净，盖好瓶盖，垂直放置，阴凉干燥处保存。

知识链接：急性鼻炎

急性鼻炎是由病毒感染引起的鼻腔黏膜急性炎症性疾病，俗称"伤风""感冒"。具有传染性，四季均可发病。老人多半患有某些慢性疾病，抵抗力较差，尤其当受凉、过度劳累、烟酒过度等诱因出现时，更易发病。

临床表现：

1. 局部症状。初期表现为鼻内干燥、灼热感、痒感和喷嚏，继而出现鼻

塞、水样鼻涕、嗅觉减退和闭塞性鼻音。继发细菌感染后，鼻涕可变为黏液性、黏脓性或脓性。

2.全身症状。因个体而异，轻重不一，也可进行性加重，多数表现为全身不适、倦怠、头痛和发热。

3.并发症。可并发急性鼻窦炎、急性中耳炎，向下蔓延可并发急性咽炎、急性气管、支气管炎，部分老人可并发肺炎。

治疗要点：

1.局部治疗。首选盐酸羟甲唑啉喷雾剂，也可用1%麻黄碱滴鼻液滴鼻，使黏膜肿胀减轻改善鼻腔通气、引流。

2.全身治疗。抗病毒治疗：口服板蓝根、四季抗病毒合剂等。合并细菌感染或可疑并发症时，全身应用抗生素。发热者，可给予解热镇痛药。

照护措施：

1.叮嘱老人多饮水，卧床休息，及时为老人更换衣服及被服。

2.保持口腔清洁舒适，进食营养丰富，易消化饮食。

3.指导老人正确擤鼻，避免并发鼻窦炎和中耳炎。用手指按压住一侧鼻孔，稍用力向外吹起，对侧鼻孔的鼻涕即可擤出，一侧擤完再擤另一侧。擤鼻时，可采取上身前倾的姿势，该方法有利于将上颌窦内积存的分泌物排出体外，或将鼻涕吸入口中后吐出。

4.遵医嘱使用滴鼻剂，帮助老人正确滴鼻。

5.如老人出现脓性鼻涕增多、耳痛、耳闷、咳嗽等，可遵医嘱使用抗生素。

6.叮嘱老人疾病流行期间，避免到人员密集的场所，患病期间，外出戴口罩、勤洗手，打喷嚏时注意遮掩口鼻。

7.提高老人抵抗力，消除引发疾病的诱因。加强锻炼，增强体质，开窗通风，注意劳逸结合，忌辛辣刺激食物。

九、滴耳剂照护

滴耳剂是主要用于治疗耳道感染或局部疾患，老人免疫力低下容易发生耳部感染，照护人员需掌握照护老人使用滴耳剂的操作技术，更好地为老人服务。

（一）滴耳剂照护

〖照护目的〗将药物滴入耳道内，经吸收而发挥局部和全身作用，治疗疾病或缓解症状。

〖照护人群〗患有耳部疾患的老人。

〖照护方法〗

照护流程		照护步骤	关键点提示
照护前	沟通	与老人进行沟通交流。	和蔼、耐心地向老人说明操作目的和内容，征得老人同意。
		解释滴耳剂的目的，取得老人的配合。	
	评估	评估药品的名称、有效期和药液性状。	
		评估老人的年龄、身体及耳部状况、意识状态、合作程度。	
	准备	环境：安静、温暖、舒适，通风良好。	
		物品准备：给药单、滴耳剂、消毒棉签或棉球、污物杯。	
		照护人员：着装整洁、剪短指甲、洗净双手、戴口罩。	
		老人准备：理解配合，取舒适体位。	
照护中	核对	携物品至老人床旁，核对老人姓名、手腕带，并与处方签核对达到一致。	请老人自报其姓名；确认老人手腕带；确认老人姓名与处方签名一致。
		核对医嘱、核对滴耳剂的名称、给药途径、用法、用药时间、药品质量和有效期，确认是左耳、右耳还是双耳用药。	
	体位	帮助老人取坐位或半卧位，头偏向一侧，患侧耳在上，健侧耳在下。	
	实施给药	清洁耳道：用棉签将耳道分泌物反复擦洗至干净，再用干棉签擦干。	滴药前清洗外耳道脓液，清洗后，再滴入耳药，有利于药物吸收。
		滴入滴耳剂：左手轻轻牵拉老人耳廓后上方，使耳道变直，右手持药瓶，掌根轻靠耳旁，沿耳道后壁滴入 5～10 滴（或遵医嘱）药液入耳道。滴药后保持原体位 10min，以利于药物吸收。	
		轻柔耳廓：轻轻地压住耳屏，使药液充分进入中耳，或用消毒棉球塞入外耳道口，以避免药液流出。	
		询问老人有无不适感，协助老人取舒适体位休息。	
照护后	整理	整理用物，清理污物。	
	观察	观察老人操作后有无不适、药物疗效及副作用。	
	记录	洗手、记录用药名称、剂量、用法、时间、左右耳；有无不良反应。	

（二）常见安全风险及处理办法

常见安全风险	防治措施
用药错误	仔细核对，确保安全用药
交叉感染	为老人滴耳前应洗净双手，防止院内交叉感染。
药液污染	滴耳剂的顶端部分，不要与外耳道皮肤接触，防止药液倒流污染药液
药物变质	正确保管：药物要避免阳光直射、高温、潮湿，尽量在低温密封容器中保存

（三）知识拓展

1.临床常用滴耳液的种类和作用

（1）抗生素类滴耳液如氧氟沙星滴耳液、复方利福平滴耳液等可用于敏感菌引起的中耳炎、外耳道炎、化脓性中耳炎、鼓膜炎等。

（2）双氧水，即3%过氧化氢溶液，抗菌、清洁、除臭，用于已穿孔的化脓性中耳炎。

（3）酚甘油滴耳液，用于急性中耳炎鼓膜未穿孔以及外耳道炎症的杀菌、止痛、消肿。

（4）碳酸氢钠滴耳液，可溶解软化耵聍，用于外耳道耵聍栓塞。

（5）甘油或乙醇制剂滴耳液，具有吸湿、杀菌作用。

2. 滴耳药使用注意事项

（1）使用前仔细核对瓶签，防止差错，检查药水有无过期、变色、浑浊、沉淀。

（2）为老人滴耳前应洗净双手，防止交叉感染。

（3）老人如有耳聋、耳道不通或耳膜穿孔时，不应使用滴耳剂，需询问医生使用适宜的方法和药物。

（4）老人有外耳道炎症时，疼痛感较为明显，牵拉其耳廓时动作要轻柔，经常问询老人的感受，不要人为增加老人的痛苦。

知识链接：急性化脓性中耳炎

急性化脓性中耳炎是中耳黏膜的急性化脓性炎症，病变主要位于鼓室，冬春季多见，常继发于上呼吸道感染。老人由于抵抗力较低或急、慢性鼻炎擤鼻方法不当，故易引发此病。

临床表现：

1. 耳痛：多数老人骨膜穿孔前疼痛剧烈，表现为搏动性跳痛或刺痛，可向同侧头部或牙齿放射，部分老人无明显耳痛症状。

2. 听力减退、耳鸣及耳流脓：疾病初期常有明显耳闷、低调耳鸣和听力减退。当鼓膜穿孔后可有脓液流出，初为脓血样，后为脓性分泌物。

3. 全身症状：可有畏寒、发热、纳差等症状。

治疗要点：

耳部感染一般以局部治疗为主，急性炎症阶段辅以全身治疗。

1. 局部治疗

（1）鼓膜穿孔前：可用1%酚甘油滴耳，消炎止痛，1%麻黄碱和含有激素的抗生素滴鼻液交替滴鼻，可改善咽鼓管的引流，减轻局部炎症。

（2）鼓膜穿孔后：先用3%过氧化氢彻底清洗，并拭净外耳道脓液；局部用抗生素溶液滴耳，如0.3%的氧氟沙星滴耳液，利福平滴耳液。

（3）脓液减少，炎症逐渐消退时，可用甘油或乙醇制剂滴耳。

2. 全身治疗

早期、足量使用有效抗生素，一般可选用青霉素类、头孢菌素类等药

物。抗生素需使用 10 天左右或流脓停止后继续用药一周。

照护措施：

1. 嘱老人多饮水，摄入营养丰富、易消化食物。

2. 疼痛严重者遵医嘱给予止痛药物。

3. 指导老人正确滴鼻、滴耳、擤鼻。

4. 生活有规律，注意劳逸结合，忌烟、酒、辛辣刺激性食物。

5. 加强锻炼增强机体抵抗力，防止感冒。

（韩东方）

第十节　应急救护

老年人由于各器官系统生理功能下降，反应能力减弱，容易发生跌倒、误吸、烫伤、扭伤等意外伤害，最严重的情况是直接发生心跳呼吸骤停。照护人员能够协助医护工作者做好这些急危重症老人的紧急救助，正确进行意外伤害的早期处理，对于维护老人生命安全和身心健康有着十分重要的意义。照护人员要掌握如何对心脏骤停的老人进行快速有效的现场心肺复苏，如何正确处理老人跌倒，如何及时去除老人气管异物，如何对待老人扭伤问题以及老人烫伤的初步处理。同时，照护人员也要建立"时间就是生命"的急救理念，配合医护人员高效率完成现场救助。

一、心脏骤停救护

（一）心脏骤停

1. 心脏骤停的概念

心脏骤停是指因各种原因引起的心脏突然停止跳动，丧失泵血功能，导致全身各组织、脏器严重缺血、缺氧。主要表现为意识突然丧失、大动脉搏动消失、呼吸停止、瞳孔散大等。

2. 心脏骤停的判断

一呼：突然意识丧失，呼之不应。

二摸：心跳及大动脉（颈动脉或股动脉）搏动消失。最常在气管（喉结）旁 2～3cm（气管与胸锁乳突肌中间的凹陷中）触摸颈动脉搏动以判断心跳是否存在。

三看：呼吸停止，看胸廓无起伏。

四照：瞳孔散大，对光反射消失。有手电筒者观察瞳孔对光反射。

只要存在意识丧失与大动脉搏动消失这两个征象，即可判断为心脏骤停，应立即行心肺复苏。

（二）心肺复苏技术

〖照护目的〗保证重要脏器血液供应，恢复老人呼吸、心跳。

〖照护人群〗各种原因造成的呼吸、心脏骤停的老人。包括各种严重疾病（如心脑血管疾病、中毒等），也见于严重损伤或意外（如电击、溺水、窒息等）。

〖照护方法〗

照护流程		照护步骤	关键点提示
操作前	评估	环境安全：远离灾害现场等危险环境。	轻拍重唤：拍肩要轻，以免造成二次损伤。呼喊声要大，且要在两侧耳朵，避免单侧听力障碍。 触摸颈动脉：时间不超过10秒，可与判断呼吸同时进行。指定人员拨打120，避免责任不明确，贻误抢救。 若在软床上应在胸下垫心脏按压板。
		救治能力：评估自身救助能力。	
	判断	意识：轻拍肩膀，并在两侧耳朵大声呼唤："你怎么了"。老人无反应。	
		呼吸：看胸廓起伏。老人无呼吸（终末叹气看作无呼吸）。	
		颈动脉：用示指中指触摸老人气管正中（男性喉结），在向外旁开2～3cm。无动脉搏动。	
	呼救	紧急求助：叫人帮忙并同时拨打120急救电话（有条件者取AED）。	
	安置体位	确保老人仰卧在坚固的平坦表面上（如硬板床或地面），头、颈、躯干在同一轴线。双手放在身体两侧，身体无扭曲。松开老人衣领及裤带，充分暴露胸腹部。	
操作中	心脏按压（C）	按压部位：胸部中央，胸骨下半部（男性老人两乳头连线中点）。 按压方法：照护人员站或跪在老人一侧。双手交叠，十指相扣，掌根贴紧胸壁，指尖全部翘起，两臂伸直，使双肩位于双手的正上方。利用上半身力量有节律的垂直向下按压30次。 按压深度：成人胸骨下陷5～6cm。 按压频率：100～120次/min。	按压姿势正确：肩、肘、腕关节在一条直线，肘关节固定不动，髋关节为轴垂直向下按压。 按压力度适宜：过轻达不到效果，过重易造成损伤。 保证胸廓回弹：放松时手掌根不离开胸壁并保证每次按压后胸廓充分回弹（按压与放松时间比为1：1）。
	开放气道（A）	用纱布或纸巾包裹手指清除老人口鼻分泌物或异物及活动义齿。 开放气道方法： 仰头提颏法（最常用）：照护人员一手伸直将小鱼际置于老人前额，向后压使其头部后仰，另一手示指、中指置于老人的下颌骨下方，将颏部向前上抬起。 仰头抬颈法：照护人员一手伸直将小鱼际置于老人前额，向后压使其头部后仰，另一手托起老人颈部。 双手托下颌法：照护人员双手置于老人头部两侧，双手示、中、无名指放在老人下颌角后方，向上或向后抬起下颌。	勿用力压迫下颌部软组织，避免气道梗阻发生。 头部后仰程度：鼻孔朝天，下颌与耳垂的连线与地面垂直。 怀疑颈部有损伤用双手托下颌法开放气道，保持老人头部中立位。
	人工呼吸（B）	在气道开放基础上，在老人口鼻处盖一单纱布。 吹气：照护人员用按在老人前额的手的拇指和示指捏紧老人鼻翼下端，正常吸气后充分张嘴，完全包住老人口腔并密合，向内缓缓吹气1s，同时用余光观察老人胸廓明显上抬。 吹气毕：松开捏鼻的手，转头换气。胸部自然回落后第二次吹气。连续吹气2次。	通气有效指标：见胸廓明显起伏，且呼气时听到或感到有气流逸出。 心脏按压与人工呼吸之比为30：2，如此操作5个循环。

（续表）

照护流程	照护步骤		关键点提示
操作后	复苏效果	颈动脉恢复搏动； 自主呼吸恢复； 散大的瞳孔缩小，对光反射存在； 面色、口唇、甲床及皮肤色泽转红； 昏迷变浅，出现反射、挣扎或躁动。	实施过程中老人有复苏迹象即表明复苏成功。 老人复苏后给予充分的心理支持与人文关怀。
	整理记录	整理老人衣裤，注意保暖。安抚老人情绪，将头偏向一侧防止误吸，等待专业医护人员到来。 记录老人病情变化和抢救情况。	

（三）知识拓展

AED 除颤

AED 是"自动体外除颤器"的英文缩写。AED 可以在短时间内释放大能量的电流，使心脏的电信号恢复到正常状态，心脏恢复正常跳动，血液循环也随之恢复，这一过程称为除颤。

使用 AED 的方法：打开开关后，按语音提示操作。一般情况下包括以下几个步骤。

（1）打开开关：按下开关键，或掀开前盖，AED 就会开启，并开始语音提示。

（2）贴好电极片：让老人仰面平躺，按照电极片上的图示位置和方法贴好电极片，保证电极片和皮肤之间没有水、衣物、土、胸毛等干扰除颤效果的物质。将电极片另一端连接到机器上。

（3）检测心律：AED 会语音提示检测老人的心律，明确是否需要除颤。此时任何人不要接触老人。

（4）除颤或继续心肺复苏：如果是需要除颤，AED 会充电并提示除颤，此时任何人不要触碰老人。除颤后或提示"不需要除颤"后，AED 都会提示根据情况进行心肺复苏。如果照护人员仍认为老人处于心脏骤停状态，应继续进行心肺复苏。

（5）再次检测：一般情况下，AED 会每隔 2min 检测一次心律。照护人员应注意语音提示，按照第（3）（4）步配合 AED 施救。

知识链接：黄金 4 分钟

世界卫生组织（WHO）关于猝死的定义是：平素身体健康或貌似健康的老人在出乎意料的短时间内，因自然疾病而突然死亡，这是人类最严重疾病。按病因猝死分为心源性猝死和非心源性猝死，前者占猝死比例的 75%。我国心血管中心统计：心源性猝死总人数约为 54.4 万 / 年，呈年轻化趋势。其中，80% 以上心源性猝死发生在医院外。尽管急救流程日趋完善，但由于

该病发生凶险，国内医院外该病老人复苏成功率仅有1%。心源性猝死，与不健康生活方式引起心脑血管疾病有关。饮食不规律、不平衡，睡眠严重不足；肥胖和体重超标；心理压力大，精神高度紧张或过度焦虑、情绪波动大；剧烈运动时心跳加快，心脑血管供血不足；剧烈运动时大量出汗，出现电解质丢失，严重低钾；天气变化较大，天气闷热、疲劳紧张，上述这些都是心源性猝死的诱因。心源性猝死一旦发生，几乎不可能自主逆转，在心脏骤停4分钟后脑细胞出现不可逆的损害，这4分钟是猝死救助黄金时间。在场的人必须立刻争分夺秒抢救。如果老人无反应且无动脉搏动，应当立刻向旁边的路人呼救，请求帮忙打120，必须立即进行心脏按压，同时在开放气道前提下进行口对口人工呼吸。对自动体外除颤仪（AED）使用要尽快，越早使用该仪器电击除颤，救活率越高。经验告诉人们：时间就是生命！让我们利用好这宝贵的黄金4分钟，挽救更多人的生命吧。

二、气道异物梗阻救护

喉头或气管异物简称气道异物，常见于老人和儿童，尤其他们中抢食或暴食者、边进食边从事某些活动者、进食圆滑且大小适宜的食物或异物等更易发生。一旦发生气道异物，极易导致窒息而危及生命。因此，在养老机构、幼儿园等工作人员中普及海姆立克急救法等气道异物的紧急救助技术，以及提高人们预防气道异物的理念与常识，有着非同寻常的意义。

（一）气道异物原因及表现

1.气管异物常见原因

在人体咽喉下，有两个并行的通道，即食道和气管，食物经过食道进入胃中，气体经过气管进入肺泡。在咽喉处，有一块如同叶片的薄片小骨，医学上称为会厌软骨。当食物和水进入时，会厌软骨盖住气管口，使食物和水进入食道，而不会误入气管。随着人体的衰老，咽喉部肌群的协调性与收缩能力都会有所下降，吞咽反射和咳嗽反射也都有一定退化，易发生气管异物。常见原因有：

（1）疾病因素，偏瘫、失语、活动受限的老人，咀嚼无力，吞咽困难，容易造成食物卡在喉部，加之老人脑干和颈髓神经中枢受损，导致进食反射功能下降或缺失，气管异物不易咳出，导致呼吸困难。

（2）消化功能降低、咀嚼困难、唾液分泌减少等，使其在进食过程中容易发生呛咳或噎食。

（3）不良或不正确的进食方式，如口中食物过多，边讲话嬉笑边进食进水，进食大块食物，进食圆形、滑溜、黏性的食物。或进食坚果、果仁、糖块、果冻等细小或光滑的食物，在说笑时通过开放的会厌软骨处滑入喉头甚至气管。卧床老人进食时未将床头抬高、吞咽困难老人的糊状食物太稀等。

2. 气管异物的表现

（1）典型表现：老人感到极度不适，常常不由自主地以一手呈 V 字形紧贴于颈前喉部，不能言语，表情痛苦，称海姆立克征象。有的则出现面色苍白或发绀、肢体抽搐，严重者致呼吸停止。

（2）气道梗阻程度

①呼吸道不完全性梗阻表现：表现为剧烈呛咳或咳嗽不止，呼吸困难，面色及口唇黏膜出现青紫。

②呼吸道完全性梗阻的表现：表现为老人不能说话、不能咳嗽、不能呼吸，面色灰暗，青紫。双眼圆瞪、双手掐住喉部，表情痛苦、恐怖，伴有濒死感。随着呼吸困难的发生，体内会严重缺氧，短时间内可引起脑部缺氧，出现窒息、意识丧失，甚至呼吸、心跳骤停。

（二）海姆立克急救法

当异物进入气道时，老人很快就会因严重缺氧发生呼吸困难甚至窒息而威胁生命，所以必须在第一时间采用海姆立克急救法进行现场急救，排出进入气道的异物，保持呼吸道通畅。

〖照护目的〗紧急排出气道异物，保持呼吸道通畅。

〖照护人群〗各种原因导致异物卡喉的老人。

〖照护方法〗

照护流程		照护步骤	关键点提示
操作前	评估	评估老人身体情况，是否能站起或坐起。	老人发生呼吸道堵塞时，首先用手指抠出或用其他方法排出异物，在无效且情况紧急时才用海姆立克急救法。因老人胸腹部组织的弹性及顺应性差，易导致腹部或胸腔内脏破裂及出血、肋骨骨折等，故需严格把握冲击力度。
		评估老人意识情况。	
		评估异物情况。	
	沟通	请老人不必恐慌，务必积极配合照护人员急救。	
	准备	照护人员准备：站在清醒老人身后或双腿跪在昏迷老人大腿两侧。	
		环境准备：光线充足，室内安静。	
		老人准备：清醒者站在照护人员身前，倾身向前，头部略低，张嘴；昏迷者取仰卧位。	

（续表）

照护流程		照护步骤	关键点提示
操作中	清醒老人	若老人无力咳嗽或照护人员无法用手指取出喉部异物时，则应紧急采取海姆立克急救法，帮助老人去除气道异物。老人取站立位或坐位。 照护人员站在老人身后，双臂分别从两腋下前伸并环抱老人，一手握拳于脐上方两横指处，使大拇指指关节突出点顶住老人腹部脐上正中线部位。另一手的手掌握在拳的小指侧（剪刀、石头、布法）。嘱老人张嘴，护理员双手向内、向上快速推压冲击。反复实施，直至阻塞物排出为止。	若老人发生噎食且身边无人时，可自己用力咳嗽，也可自己实施腹部冲击（手法同海姆立克急救法）；或将上腹部向任何坚硬、突出的物体（如椅子、桌子边缘、扶手栏杆等）上，以物体边缘压迫上腹部，快速向上冲击，反复实施。
	意识不清老人	不能站立的老人，就地仰卧，头偏向一侧，照护人员两腿分开跪于其大腿外侧，一只手的掌根部顶住老人腹部脐上正中线部位，另一只手的手掌重叠于手背上，十指相扣，手掌上翘，利用掌根的力量快速、连续地向内、向上推压冲击，使堵塞在气道的物体排出。如异物已被冲出，迅速掏出清理。	对于极度肥胖的噎食老人，应采用胸部冲击法，姿势不变，将左手的虎口贴在胸骨下端，不要偏离胸骨，以免造成肋骨骨折。
操作后	整理记录	询问老人有无不适，检查有无并发症发生。记录抢救时间和老人病情变化。	必要时转送医院继续救治。

（三）知识拓展

1.海姆立克急救法原理

如果将人的肺部设想成一个气球，气管就是气球的气嘴儿，假如气嘴儿被阻塞，可以用手快速捏挤气球，气球受压后球内空气上移，从而将出口的阻塞物冲出。

海姆立克急救法的原理：照护人员环抱老人，向其上腹部快速施压，造成膈肌突然上升，胸腔压力骤然增加。由于胸腔是密闭的，只有气管一个开口，故气管和肺内的大量气体（450～500mL）就会突然涌向气管，将异物冲出，恢复气道通畅。该法被称为"生命的拥抱"或"人工咳嗽"。

2.预防老人进食过程中气管异物发生

首先，饭前可做饭前准备操，做深呼吸运动，伸展肌肉，保持良好心情。食物一般以软质、易咀嚼的食物为宜。食物性状尽量选择糊状、蜜状的。进食时随时提醒老人细嚼慢咽；对不能自行进食者，必须把固体食物切成小块儿，喂饭时确认上口已经完全咽下才能喂下一口，切不可操之过急。尤其在吃汤圆、水饺、年糕等滑溜或黏性食物或者进食花生、豆类等细小或光滑的食物时更要注意，老人最好不吃此类食物。应避免吃干硬且难以形成食团的食物，如硬米饭、桃酥等。同时尽量避免进食果汁、牛奶等稀薄的液体，以免易引起误吸，更不要口含小、圆、滑的物品，如硬币、弹球、纽扣等。

其次，体位合适，进食时采取坐位或半坐位，避免平卧位。老人进食时一定要坐直，身体稍向前倾。尽量低头吞咽，口中有食物时最好不要与旁人聊天，保持气管畅通，避免食物或液体流入咽喉部。进食时将床头抬高至45°角，喂食后保持喂食姿势20～30min，喂食前后30min不要进行翻身、拍背等操作。

最后，进食环境最好保持安静，老人在进食时，注意力要集中，尽量不要在进食时说话、看电视等。缓慢进食，保证进食时间充裕。

3. 预防药片呛入气管

有些慢性基础疾病的老人需要长期服药。对于这些老人而言，要特别注意避免药片呛入气管。老人在服药时要注意以下几点：

（1）服药时最好每片药物分别吞服，每服一片药都要用温开水送服。

（2）要集中注意力，不要一心多用，不要边吞药片边讲话。

（3）不要干吞药片，一定要用温开水送服。

（4）有些药片过大，老人吞咽有困难，可咨询医生后，将药片研碎冲服。

知识链接：多做吞咽动作，有利于减少呛咳

对于有吞咽功能障碍的老人，可以练习"喉咙体操"，即通过低头、颔首并推额头、抬下巴的动作，达到训练咽喉部肌肉的目的。不过"推额头、抬下巴"终是被动的、不经过人体神经系统协调的运动。老人还可以多做空咽或吞咽口水的动作。练习吞咽动作可以增加舌根和咽部肌肉的力量。具体方法是舌头前伸，用牙齿轻咬舌尖，吞口水，注意舌尖仍要维持在外面，重复吞 8 次为组，做 3 组。

三、跌倒救护

跌倒是一种不能自我控制的意外事件，指个体突发的、不自主的、非故意的体位改变，倒在地上或者更低的平面上。按照国际疾病分类，跌倒包括两类：①从一个平面至另一个平面的跌落；②同一平面的跌倒。跌倒是老人常见不良事件，发生率高。有文献报道，35%～40%在社区居住的 65 岁以上老人每年至少跌倒 1 次，在医院或者养老院居住的老人这一比例则达到 50%，其中约 50%还会反复跌倒。跌倒常伴有骨折、软组织损伤和脑部外伤等，是老人伤残和死亡的重要原因之一。老人跌倒死亡率随年龄增长急剧上升，80 岁以上人群达 50%，90 岁老人跌倒后造成的功能损伤和残疾最为严重。跌倒严重威胁着老人的身心健康，也增加了家庭和社会的负担。因此，跌倒是老年照护工作中的一项重要内容。

（一）跌倒原因

跌倒是多种因素相互作用的结果，跌倒的可能性随着危险因素的增加而增加。跌倒的原因分为内在危险因素和外在危险因素两大类。

1. 内在危险因素

内在危险因素主要来源于老人本身的因素，通常不易察觉且不可逆转，需仔细询问方可获知。

（1）生理因素：①中枢神经系统：老人智力、肌力、肌张力、感觉、反应能力、反应时间、平衡能力、步态及协同运动能力降低，使跌倒的危险性增加。②感觉系统：老人的视力、听力退行性改变，导致老人平衡能力降低，从而增加跌倒的危险性。③步态：步态的稳定性下降也是引发老人跌倒的主要原因。④骨骼肌肉系统：老人骨骼、关节、韧带及肌肉的结构、功能损害和退化是引发跌倒的常见原因。

（2）病理因素：①神经系统疾病：脑卒中、帕金森、脊椎疾病、小脑疾病、前庭疾病、外周神经系统病变。②心血管疾病：直立性低血压、脑梗死、小脑疾病等。③影响视力的眼部疾病：白内障、偏盲、青光眼、黄斑变性。④心理及认知因素：痴呆、抑郁症。

（3）药物因素：一些药物通过影响人的神志、精神、视觉、步态、平衡等方面而容易引起跌倒。可能引起跌倒的药物有：精神类药物、心血管药物、降糖药、非甾体消炎药、镇痛剂、多巴类药物、抗帕金森病药等。

（4）心理因素：沮丧、抑郁、焦虑、情绪不佳均可增加跌倒的危险。另外，害怕跌倒也使行为能力降低、活动受限，影响步态和平衡能力而增加跌倒的危险。

2. 外在危险因素

外在危险因素与内在危险因素相比，外在危险因素更容易控制。

（1）环境因素：①室内环境因素：昏暗的灯光，湿滑、不平坦的地面，障碍物，不合适的家具高度和摆放位置，楼梯台阶，卫生间没有扶栏、把手等都可能增加跌倒的危险。②户外环境因素：台阶和人行道缺乏修缮，雨雪天气、气温过高、拥挤等都可能引起老人跌倒。③个人环境：居住环境发生改变，不合适的穿着，如宽大的衣服、过长的裤子、不合适的鞋子，不适宜的行走辅助工具，家务劳动（如照顾小孩），交通损伤等。

（2）社会因素：老人的教育和收入水平、卫生保健水平、享受社会服务和卫生服务的途径、室外环境的安全设计，以及老人是否独居、与社会的交往和联系程度等都会影响其跌倒的发生。

（二）跌倒照护技术

〖照护目的〗跌倒的老人得到及时有效救助。

〖照护人群〗各种具有跌倒风险的老人。

〖照护方法〗

照护流程		照护步骤	关键点提示
照护前	评估	评估老人伤情，判断老人意识。	意识清楚者：应向老人询问跌倒的情况及跌倒过程。 意识不清者：立即拨打急救电话，并根据病情进行现场救护。
		评估老人身体情况。是否能站起或坐起。	
	沟通	照护人员立刻来到老人身边，并通知医务人员。了解老人跌倒的过程、受伤的部位，老人情绪，有无其他不适。安慰老人，给予心理支持。	

（续表）

照护流程		照护步骤	关键点提示
照护中	分类救助	止血包扎：对于皮肤出现瘀斑者进行局部冷敷；有外伤、出血，立即止血、包扎并护送老人就医。 查看有无肢体疼痛、畸形、关节异常、肢体位置异常等提示骨折情形，若有或无法判断，则不要随便搬动，以免加重病情，并立即拨打急救电话。 查询有无腰、背部疼痛，双腿活动或感觉异常及大小便失禁等提示腰椎损害情形，若有或无法判断，则不要随便搬动，以免加重病情，并立即拨打急救电话。 询问老人跌倒情况及对跌倒过程是否有记忆，如不能记起跌倒过程，出现记忆丧失、头痛等情况，可能为晕厥甚至脑血管意外，应立即护送老人就医或拨打急救电话。 询问有无剧烈头痛或口角歪斜、言语不利、手脚无力等提示脑卒中的情况，若有，应立即拨打急救电话，不可立即扶起。 颅脑损伤伴呕吐者，头偏向一侧，并清理口、鼻腔呕吐物；伴耳鼻出血者，切忌勿用纱布、棉花、手帕去堵塞，否则可导致颅内高压、继发感染。 有抽搐者，移至平整软地面或身体下垫软物，必要时牙间垫较硬物，防止舌咬伤，不要硬掰抽搐肢体。	老人跌倒后，不要急于搀扶，要先判断情况，酌情处理。 若老人跌倒后意识不清或虽意识清醒，但初步判断情况较严重，应立即正确拨打急救电话。可遵循以下方法： Who：我是谁（求救者信息） What：什么事 When：出事时间；急救车到达时间 Where：出事地点（标志性建筑） How：伤病员性别、人数 Number：联系方式 Last：让接线员先挂电话
	自我救助	如果独自在家时跌倒，且背部先着地，可弯曲双腿移动臀部，到铺有毯子或垫子的床铺旁，先盖上毯子保持体温，然后呼救。 如果找不到他人帮助，待休息片刻体力有所恢复后，尽力反转变成俯卧位，然后双手支撑地面、抬臀、屈膝，尽力面向椅子或床铺跪立，再以双手扶住椅面或床铺站立起来，休息一段时间后打电话寻求帮助。	在确认无脊柱损伤时才可搬动病人，动作缓慢平稳。
照护后	健康教育	鼓励老人坚持体育锻炼，保持精神愉悦，多参加社交活动，治疗控制高血压、糖尿病等老年慢性病，避免使用不适当的药物等。 行动不便、虚弱、无法自我照顾、智力下降的老人，请照护人员或家属在旁陪伴，协助活动。 下床时慢慢起来，特别是服用某种特殊药物后，如降压药、安眠药等。 当需要协助时或想上厕所时，请按呼叫铃。 保持地面干净，如地面弄湿，应及时请照护人员处理。 将老人的物品收纳于柜中，保持过道通畅。 卧床时请拉起床栏，特别是躁动不安、意识不清时。 请穿上合适尺码的衣裤，以免绊倒。 将老人的生活用品放在容易取到的地方。 房间保持灯光明亮，使老人的行动更方便。	做好对老人的健康教育，预防跌倒发生。

（三）知识拓展

1. 约翰霍普金斯跌倒风险评估量表

（1）第一部分：根据老人状态分类。①低风险：老人昏迷或完全瘫痪；②高风险：住院前 6 个月内有 >1 次跌倒史或住院期间有跌倒史；③如果老人情况不符合量表第一部分的任何条目，则进入第二部分的评估。

（2）第二部分：①年龄 60～69 岁（1 分）、70～79 岁（2 分）、80 岁（3 分）。②大小便排泄：失禁（2 分）、紧急和频繁的排泄（2 分）、紧急和频繁的失禁（4 分）。③老人携带管道数：1 根（1 分）、2 根（2 分）、3 根及以上（3 分）。④老人移动转运或行走时需要辅助或监管（2 分）、步态不稳（2 分）、视觉或听觉障碍而影响活动（2 分）。⑤认知能力：定向障碍（1 分）、烦躁（2 分）、认知限制或障碍（4 分）。⑥跌倒史：最近 6 个月有 1 次不明原因跌倒经历（5 分）。⑦高危药物：1 个高危药物（3 分），2 个及以上（5 分）、24h 内有镇静史（7 分）。

第二部分得分范围为 0～35 分，分为 3 个等级：<6 分为低度风险，6～13 分为中度风险，>13 分为高度风险。

2. 结合评估情况提供防范跌倒的措施

（1）对评估为中度及以上跌倒风险的老人床头挂放"预防跌倒"的警示标志，并告知老人及照顾者。

（2）改善环境：①合理摆放家具，移去地面障碍物，灯光设施齐备，室内光线充足。②调适老人使用的床、床上桌、椅、澡盆高度适中，固定好脚刹车及床栏，防止滑动。床边及通道无障碍物。教会老人及照顾者使用床栏和床上桌及注意事项。③楼梯、浴室有扶手，地面干燥，厕所地面防滑且有标志，有坐厕或配备坐便器。④常用物品放在伸手可及的位置，避免攀高取物。老人卧床时，水、呼叫器、便器等生活必需品放在易取处，告知老人呼叫器使用方法。

（3）消除日常生活用品摆放不妥或行为不当引起的跌倒：①不宜穿拖鞋、长裤、长裙，取坐位脱鞋、袜、裤。②不宜用过热的水洗澡，避免洗澡时间过长。③上下楼梯宜慢、稳步。④改变体位不宜过快。生活起居做到"3 个 30"，即觉醒 30s 后再坐起，坐起 30s 后再起立，站立 30s 后再行走。

（4）落实对症护理措施：①对于意识障碍老人、卧床时拉好床档。②平衡功能差的老人，建议使用助步器，指导平衡操训练。③眩晕老人，指导识别发病前驱症状，及时暂停活动或上床休息。④视觉障碍老人，选择白天外出活动，避免用眼过度。⑤听觉障碍老人，正确使用助听器。⑥肌力减退，选择适合运动。⑦使用药物的老人，尽量减少用药品种和剂量。镇静催眠药睡前服用。将便器、纸巾置于床旁，避免夜间单独去厕所。

（5）在搬运活动受限的老人时，先检查搬运器具的安全性能，将轮椅、搬运车固定，防止滑动，就位后拉好护栏。

3. 常用外伤包扎方法

包扎是外伤现场应急处理的重要措施之一。及时正确的包扎，可以达到压迫止血、减少感染、保护伤口、减少疼痛以及固定敷料和夹板等目的；相反，错误的包扎可导致出血增加、加重感染、造成新的伤害、遗留后遗症等不良后果。对伤口进行包扎之前或同时，一定要了解有没有其他的损伤，如有没有合并骨折、内脏损伤和颅脑损伤等，这里只介绍无其他损伤的常用外伤包扎。

（1）清洁、消毒伤口

如伤口周围很脏并混有泥土，应先用清水洗净，如有大而易取的异物，可酌情取出；深而小又不易取出的异物切勿勉强取出，以免把细菌带入伤口或增加出血。如果有刺入体腔或血管附近的异物，切不可轻率地拔出，以免损伤血管或内脏，引起危险，现场不必处理。伤口要用棉球蘸生理盐水轻轻擦洗，用 75% 酒精或 0.1% 新洁而灭溶液由内往外，消毒伤口周围的皮肤。

（2）包扎伤口

伤口经过清洁处理后，要做好包扎。包扎具有保护伤口、压迫止血、减少感染、减轻疼痛、固定敷料和夹板等目的。包扎时，要做到快、准、轻、牢。快，即动作敏捷迅速；准，即部位准确、严密；轻，即动作轻柔，不要碰撞伤口；牢，即包扎牢靠，不可过紧，以免影响血液循环，也不能过松，以免纱布脱落。包扎材料最常用的是卷轴绷带和三角巾，家庭中也可以用相应材料代替。卷轴绷带即用纱布卷成，一般长 5m，三角巾是一块方巾对角剪开，即成两块三角巾，三角巾应用灵活，包扎面积大，各个部位都可以应用。常用包扎法有：

①绷带环形法

这是绷带包扎法中最基本最常用的，一般小伤口清洁后的包扎都是用此法。方法是：第一圈环绕稍作斜状，第二圈、第三圈作环形，并将第一圈斜出的一角压于环形圈内，这样固定更牢靠些。最后用粘膏将尾固定，或将带尾剪开成两头打结。例如，有人腕部、小腿等粗细相近的部位受伤，且伤口较小时，即可使用环形包扎法。首先，用纱布块覆盖伤口；然后，用弹力绷带连续缠绕，每一周压住前一周进行包扎；包扎时需注意，松紧度以能插入一根手指为宜，包扎完成后检查伤处远端感觉、皮肤颜色及皮肤温度变化。

②绷带螺旋法

多用在粗细差不多的地方。方法是：先按环形法缠绕数圈固定，然后上缠每圈盖住前圈的三分之一或三分之二成螺旋形。当有人下肢、前臂等粗细相近的部位受伤，且伤口较大时，可使用螺旋包扎法。例如上臂外伤：首先，用纱布块覆盖伤口，并按环形包扎法包扎 2～3 周，第一周应在伤口远端包扎，不要压住敷料；然后，再斜行向上缠绕，每周压前一周 2/3；最后，以环形包扎结束，包扎松紧度以能插入一根手指为宜，包扎完成后注意观察伤处远端感觉、皮肤颜色及皮肤温度变化。

若伤口出血量较多，可使用螺旋反折包扎法增加包扎力度：首先，用纱布块覆盖伤口，并按环形包扎法包扎 2～3 周；然后，一手拇指按住绷带上面，另一手将绷带自此点向下反折，此时绷带上缘变成下缘，再斜行向上缠绕，每周都进行反折并压住前一周 2/3；最后，以环形包扎结束。

③"8"字包扎法

当肘、膝、踝等关节部位受伤时，可使用"8"字包扎法。首先，用纱布块覆盖伤口，并在肘关节正中环形包扎两周；然后，将绷带从右下越过关节向左上包扎，绕过肘关节上方，再从右上（近心端）越过关节向左下包扎，使呈"8"字形，每周覆盖上一周 2/3；最后，环形包扎 2 周固定，包扎松紧度以能插入一根手指为宜，包扎后注意观察伤处远端感觉、皮肤颜色及皮肤温度变化。

④三角巾吊臂

如上肢骨折需要悬吊固定，可用三角巾吊臂。悬吊方法是：将患肢成屈肘状放在三角巾上，然后将底边一角绕过肩部，在背后打结即成悬臂状。

知识链接：气囊式防摔倒智能服

在当今老龄化背景下，老龄人口数量不断增加，老人跌倒发生率也逐年递增。老人跌倒后面临着诸多的健康风险。因此，预防显得格外重要。

针对老人跌倒伤害预防的社会难题研发了一种穿戴式跌倒预警和防护系统。这是一款专门针对老人所使用的气囊防摔服产品。穿着此款服装时需要扣在腰部位置，在识别到老人有摔倒倾向后，腰带内的安全气囊能在 0.18s 内弹出打开，减少 90% 以上的落地冲击。该产品还配备监护App功能，在 App 上可以随时远程查看老人的健康状态和身体数据。当老人发生跌倒状况时，App 会立即远程自动报警且会及时将老人所在位置通过后台通知子女或照护人员。这样对减少老人跌倒的直接损伤和缩短救助老人的时间都有一定帮助。

四、烫伤救护

烫伤是指由高温液体（沸汤、沸水、热油）、高温蒸气或高温固体（烧热的金属等）所致的损伤，是烧伤中最常见的类型。老人因身体机能退化，肢体反应能力下降，极易在日常生活中发生烫伤。烫伤后可引起老人剧烈疼痛等不舒适的感觉，严重者可导致休克、感染、影响自我形象等严重后果。老人常身患糖尿病等多种慢性疾病，一旦烫伤，愈合难度更大。所以，预防老人烫伤是老年照护的首要任务之一。此外，养老机构的照护人员应了解烫伤面积估算及烫伤深度评估等相关知识，掌握老人不慎烫伤以后"泡、脱、盖、送"等应急处理方法。

（一）老人烫伤的原因

（1）病理因素：患有阿尔茨海默病、帕金森病、糖尿病、脑卒中、偏瘫等老人周围神经病变，痛觉减退，沐浴或泡脚时很容易烫伤。

（2）生理退行性变化：老人因神经系统及皮肤组织老化而导致痛、温觉减退，若使用热水袋或洗澡等温度和时间不当，一旦感觉皮肤疼痛或者有烧灼感时，往往已经造成皮肤烫伤。另外，老人行动不便或者视力减退，日常生活中不小心碰倒热水杯或热水瓶等很容易被烫伤。

（3）热疗应用不当：应用电疗如烤灯、物理疗法如拔火罐等，温度与距离不当，治疗过程中看护不认真或操作失误等。

（4）生活意外：应用热水袋发生渗漏，外表包裹不严。电热毯、电暖宝使用不当或温度过高等。

（5）老人照护人员的认知：老人及其家属陪护者对烫伤认知不足或无认知。

（二）烫伤的程度判断

1. 烫伤面积估算

（1）手掌法：以老人五指并拢的一只手为体表面积的1%，用于估算小面积烫伤。

（2）新九分法：适用于成年人（包括老人），Ⅰ°烫伤不计入其中。

烫伤面积估算（新九分法）

部位	成人各部位面积
头面颈部	共计 1 个 9% 头部 3%、面部 3%、颈部 3%
双上肢	2 个 9%，共计 18% 双手 5%、双前臂 6%、双上臂 7%
双下肢	5 个 9% 加 1%，共计 46% 双臀 5%、双足 7%、双小腿 13%、双大腿 21%
躯干	3 个 9%，共计 27% 腹侧 13%、背部 13%、会阴 1%

新九分法口诀：三、三、三,五、六、七,五、七、十三、二十一,十三、十三、会阴一。

2. 烫伤深度估计

（1）皮肤及皮下组织的结构评估烫伤深度之前，必须先了解皮肤及皮下各层软组织的结构，包括皮肤（表皮、真皮）、皮下组织与肌肉，与烫伤深度及其症状密切相关的是皮肤与皮下组织的结构。

（2）烫伤深度评估常用三度四分法评估烫伤深度。烫伤深度，由轻到重、由浅至深分为三度：Ⅰ°烫伤、Ⅱ°烫伤（又分为浅Ⅱ°和深Ⅱ°烫伤）、Ⅲ°烫伤，不同深度烫伤的表现和预后。

烫伤表现及预后

烫伤分度	局部症状、体征	损伤深度及预后
Ⅰ°烫伤	局部红肿热痛，烧灼感，无水疱	仅伤及表皮生发层 3～5天愈合，不留瘢痕
浅Ⅱ°烫伤	水疱较大，创面底部肿胀发红，感觉过敏、剧痛	伤及真皮及乳头层 2周可愈合，不留瘢痕
深Ⅱ°烫伤	水疱较小，皮温稍低，创面呈浅红或红白相间，感觉迟钝、微痛	伤及真皮层 3～4周愈合，留有疤痕
Ⅲ°烫伤	形成焦痂，创面无水疱，蜡白或焦黄，皮温低，感觉消失	伤及皮肤全层，达皮下、肌肉、骨骼等 2～4周焦痂分离，肉芽组织生长，形成瘢痕

（三）烫伤照护技术

〖照护目的〗老人烫伤部位得到有效处理。

〖照护人群〗各种原因烫伤的老人。

〖照护方法〗

照护流程		照护步骤	关键点提示
照护前	评估	评估老人伤情，判断烫伤部位和程度。	老人烫伤后应迅速脱离热源，以免继续损伤。
		评估老人身体情况。	
	沟通	安抚伤者，稳定其情绪。	
	准备	照护人员准备：着装整齐，洗手。戴口罩。	
		环境准备：光线充足，室内安静。	
		老人准备：离开危险现场，取舒适体位。	

（续表）

照护流程		照护步骤	关键点提示
照护中	I°烫伤的紧急处理	立即将伤处浸在凉水中进行"冷却治疗"，如有冰块，把冰块敷于伤处效果更佳，"冷却"超过30min。"冷却治疗"有降温、减轻余热损伤、减轻肿胀、止痛、防止起疱等作用。 若烫伤部位不是手或足，不能将伤处浸泡在冷水中"冷却治疗"时，则可将受伤部位用毛巾包好，再在毛巾上浇水或用冰块敷效果更佳。 随后用烫伤膏涂于烫伤部位，3～5天便可自愈。 切勿使用酱油、牙膏、肥皂等"民间土方"涂抹伤处，以免贻误病情甚至导致感染等不良后果。	若穿着衣服或鞋袜部位被烫伤，切勿急忙脱去被烫部位的鞋袜或衣裤，以免造成表皮拉脱。应先用冷水直接浇到伤处及周围，然后脱去鞋袜或衣裤。 "冷却治疗"在烫伤后要立即进行，浸泡时间越早、水温越低，效果越好。因为烫伤后5min内烫伤的余热还在继续损伤皮肤。但水温不能低于5℃，以免冻伤。 冬天需注意身体其他部位的保暖。 口诀：降温止痛防感染，保护水疱送医院。 若伤处水疱已破，不可浸泡，以防感染。可用无菌纱布或干净手帕包裹冰块，冷敷伤处周围，立即就医。
	II°烫伤的紧急处理	泡：用凉水低压冲洗或浸泡30min进行"冷却治疗"。 脱：冲洗降温后，脱下烫伤处的衣物，脱衣过程必须谨慎，严防加大创面，必要时可以剪掉伤处的衣物。 盖：用干净的布或衣服、毛巾等盖住伤处，保护水疱，防止感染。 送：上述处理后立即送往医院就医。	
	III°烫伤的紧急处理	立即用清洁的被单或衣服简单包扎，避免污染和再次损伤，创面不要涂擦药物，保持清洁，立即报告，迅速就医。 如发现老人面色苍白、神志不清甚至昏迷，应及时拨打120急救电话。	
照护后	整理记录	整理用物，协助老人取舒适卧位，整理床单位。询问老人有无不适。 洗手，记录老人烫伤原因、伤处面积、程度及护理要点。	用冷时间须准确，最长不超过30min，如需再用应间隔1h。 晾干时向袋内吹入少许空气，拧紧袋口存放于干燥阴凉处，以免橡胶相互粘连。

（四）知识拓展

1. 低温烫伤相关知识

（1）低温烫伤。低温烫伤是指虽然基础温度不高，皮肤长时间接触高于体温的低热物体而造成的烫伤。接触70℃的温度持续1min，皮肤可能就会被烫伤。而当皮肤接触近60℃的温度持续5min以上时，也有可能造成烫伤，这种烫伤就叫作"低温烫伤"。

（2）常见低温烫伤的原因。热水袋是造成低温烫伤的最常见原因，这种烫伤常发生在人体下肢，下肢与上肢及其他部位相比循环较差，从而也造成了低温烫伤集中在下肢高发，而老人大多在冬天喜欢使用热水袋热敷保暖，老人对温度不敏感，即便是正常温度、时间长也仍然有导致烫伤的可能。

（3）低温烫伤的表现。低温烫伤创面疼痛感不十分明显，烫伤皮肤表面看上去烫伤不太严重，但创面深，严重者甚至会造成深部组织坏死。如果处理不当，长时间都无法愈合甚至会发生溃烂。为了避免发生低温烫伤，老人最好不要长时间接触温度超过体温的物品。尤其是一些患有糖尿病、脉管炎或中风后遗症、长期卧床的老人更应格外注意。

2.老人如何预防烫伤发生

（1）老人需掌握烤灯、湿热敷、热水坐浴等正确用法，不要随意调节仪器，必要时由照护人员协助，尤其老人患有感觉运动缺失等后遗症时，更要高度关注和警惕。

（2）指导老人安全使用生活设施：洗澡时先开冷水再开热水，结束时先关热水后关冷水；热水瓶放在固定或者房间的角落等不易碰倒的地方；房间若需要使用蚊香时，将蚊香专用器放在安全的地方；使用电器时，反复告知注意事项，并定期检查电器是否完好。

（3）饮食方面：喝热汤或热水时，提前给老人放至温凉，必要时向老人说明。

知识链接：烫伤的急救误区

1.被烫伤后不能用自来水冲，会导致感染？是真的吗？是错的！烫伤后最好的急救措施就是用大量冷水冲，不但能够减轻疼痛，更重要的是能够减轻烫伤程度，通过冷水的冲、泡，带走组织中的热量，避免了进一步的损害。所以一旦发生烧烫伤，首先想到的就是如何尽快脱离热源，在有水的情况下立即进行冲泡，冲泡应持续10min以上或更长，待处理完毕后再到医院进行消毒处理，包扎创面，这样就既减轻了烧伤程度，又不会发生感染了。

2.烧烫伤后不能用酱油涂抹，首先酱油含有盐类，会使创面细胞脱水收缩，加重损伤。其次，酱油不是无菌的，如果不进一步处理，就有可能引起感染。再次，酱油的黑褐色覆盖了创面，影响了医生对创面深度的判断。所以烧烫伤后用冷水冲洗，不要涂抹其他物质，应当在医生指导下使用真正有效的治疗烧烫伤的药物。

3.烫伤后感觉不疼是病情轻的表现吗？恰恰相反，损伤到皮肤表层和中层时，神经细胞很敏感，所以疼痛明显。当伤及皮肤深层时，疼痛不再剧烈，病情反倒很严重。

五、扭伤救护（冷敷、热敷）

冷、热疗法是临床常用的物理治疗方法，具有止血、止痛、消肿（消炎）、降温（保暖）等作用。由于老人存在一定的感觉功能降低、适应性差、对冷热温度的敏感性增高与耐受力降低等情况，因此，实施冷、热疗法时应给予老人正确的指导及帮助，以降低由于温度过低或过高所引发的冻伤、烫伤风险，提高冷、热疗效，确保老人的安全。

为此，要求照护人员应了解冷、热疗法的相关知识，掌握正确的使用方法。扭伤在老人中十分常见，如不及时有效处理会形成习惯性扭伤或导致其他不良后果。由于冷热疗法作用原理不一，适用的时机和目的也有区别，对损伤后的康复所起的作用也大相径庭。所以照护人员只有掌握正确的救护方法，才能有利于病情恢复。

（一）冷敷

1. 冷疗作用

（1）控制炎症扩散：冷敷可使局部血管收缩，局部血流减少、降低细胞新陈代谢和细菌的活力，从而控制炎症的扩散。适用于炎症早期的老人。

（2）减轻局部充血或出血：冷敷可使局部血管收缩，毛细血管通透性降低，减轻局部充血和水肿；冷敷还可以使血流减慢，血液黏稠度增加，促进血液凝固而控制出血。常用于鼻出血、局部软组织损伤早期（48h 内）的老人。

（3）减轻疼痛：冷敷可抑制细胞活动，减慢神经冲动的传导，降低神经末梢的敏感性而减轻疼痛；同时冷敷也可使血管收缩，毛细血管的通透性降低，减少渗出，减轻由于组织充血、肿胀而压迫神经末梢所导致的疼痛。常用于牙痛、烫伤等。

（4）降低体温：冷敷直接与皮肤接触，通过传导、蒸发等物理作用，使体温降低。常用于高热、中暑的老人。头部用冷降低脑细胞的代谢，减少其耗氧量，提高脑组织对缺氧的耐受性，减少脑细胞的损害。常用于脑外伤、脑缺氧的老人。

2. 冷疗的禁忌

（1）血液循环障碍冷疗可使局部血管收缩，继续加重血液循环障碍，导致组织缺血缺氧而变性坏死。

（2）慢性炎症或深部化脓病灶冷疗可使局部血流减少，影响炎症吸收。

（3）对冷过敏的老人冷疗后可出现皮疹、关节疼痛、肌肉痉挛等过敏症状。

（4）冷疗的禁忌部位

①枕后、耳廓、阴囊处：用冷易引起冻伤。

②心前区：用冷可反射性引起心率减慢、心律不齐、心房纤颤或心室纤颤及房室传导阻滞。

③腹部：用冷易引起腹痛、腹泻。

④足底：用冷可反射性引起末梢血管收缩，影响散热；还可以引起一过性的冠状动脉收缩。

3. 冷敷技术（冰袋）

〖照护目的〗为老人扭伤部位降温、止血、镇痛、消炎。

〖照护人群〗老人扭伤的 48h 内。

〖照护方法〗

照护流程		照护步骤	关键点提示
照护前	评估	评估老人意识情况、肢体活动能力、扭伤肢体局部疼痛、肿胀程度、皮肤完整性等情况。	护患沟通有效，保护老人自尊，能满足老人身心需要，得到老人的理解和配合。
		评估老人身体情况、有无感觉、运动功能障碍，痛觉、温度觉是否减退或消失。	
	沟通	为老人解释操作目的、方法及注意事项并取得配合。询问老人是否需要如厕。	
	准备	照护人员准备：着装整齐，七步洗手法，洗净并温暖双手。手部无长指甲，无佩戴饰物。戴口罩。	
		物品准备：冰袋、布套、冰块、帆布袋、脸盆、木槌、漏勺、冷水、纱布、毛巾等。	
		环境准备：光线充足，室内安静，酌情关闭门窗，避免对流风。	
		老人准备：老人有治疗意愿，取坐位或卧位。	
照护中	冰袋	备冰：将冰块放入帆布袋内，用木槌敲成核桃大小，放入盆中，用冷水冲去棱角，以免棱角损坏冰袋而漏水，造成老人不适。用漏勺将小冰块装入冰袋内约 1/2～2/3 满，驱尽空气，扎紧袋口后擦干，然后倒提抖动，检查无漏水后装入布套。	使用时注意观察冷疗部位血液循环情况如局部皮肤出现苍白、发绀、麻木等，应立即停止用冷敷。
		放置冰袋：将冰袋置于覆盖有纱布的患处上方。	使用时注意观察老人反应，冰袋有无异常，倾听老人主诉。
		撤去冰袋：检查、冰敷局部皮肤情况，协助老人擦干局部，穿好鞋袜。	注意观察冰袋有无漏水，冰块是否融化，以便及时更换或添加。
照护后	整理记录	用毕整理用物，协助老人取舒适卧位，整理床单位。	用冷时间须准确，最长不超过 30min，如需再用应间隔 1h。
		将冰袋倒空，倒挂晾干，布袋消毒清洗后晾干备用。	晾干时向袋内吹入少许空气，拧紧袋口存放于干燥阴凉处，以免橡胶相互粘连。
		询问老人有无不适。	
		洗手，记录冷疗的部位、时间及效果和反应。	

（二）热敷

1. 热疗的作用

（1）促进炎症的消散和局限：热疗可使局部血管扩张，血液循环速度加快，促进组织中毒素、废物的排出；血流量增多，白细胞数量增加，吞噬功能增强和新陈代谢加快，局部或全身的抵抗力和修复力增强。因而在炎症早期用热可促进炎性渗出物的吸收和消散；炎症后期用热，可以促使白细胞释放蛋白溶解酶，溶解坏死组织，从而有助于坏死组织的清除及组织修复，使炎症局限。适用于患有眼睑炎等局部有炎症的老人。

（2）减轻深部组织充血：热疗可使局部血管扩张，使平时大量呈闭锁状态的动静脉短路开放，体表血流增加，因而相对减轻深部组织的充血。

（3）缓解疼痛：热疗能降低痛觉神经的兴奋性，改善血液循环，减轻炎性水肿，加速致痛物质的排出及渗出物的吸收，从而解除局部神经末梢的压力。热疗还可使肌肉、肌腱和韧带等组织松弛，增加结缔组织的延展性，可缓解因肌肉痉挛、关节强直而引起的疼痛。常用于腰肌劳损、关节炎、肩周炎的老人。

（4）保暖。热疗可使局部血管扩张，促进血液循环，使老人感到温暖、舒适。多用于危重、年老体弱及末梢循环不良老人的保暖。

2. 热疗的禁忌

（1）急腹症尚未明确诊断前热疗能够减轻疼痛，因而掩盖病情真相而贻误诊断和治疗。

（2）面部危险三角区感染因面部危险三角区血管丰富又无静脉瓣并与颅内海绵窦相通，热疗能使血管扩张，血流量增多，导致细菌和毒素进入血液循环，促使炎症扩散，造成颅内感染和败血症。

（3）各种脏器出血、出血性疾病热疗可使局部血管扩张，增加脏器的血流量和血管的通透性，从而加重出血。

（4）软组织损伤早期（48h内）软组织损伤，如挫伤、扭伤或砸伤等早期，忌用热疗。因热疗可促进局部血液循环，使血管扩张，通透性增加，从而加重皮下出血、肿胀及疼痛。

（5）心、肝、肾功能不全的老人热疗法可减少机体对内脏器官的血液供应，加重病情。

3. 热敷技术（热水袋、湿热敷）

〖照护目的〗保暖、解痉、镇痛、舒适。

〖照护人群〗老人扭伤的后48h。

〖照护方法〗

照护流程		照护步骤	关键点提示
照护前	评估	评估老人病情、意识状态、治疗情况。	护患沟通有效，保护老人自尊，能满足老人身心需要，得到老人的理解和配合。
		评估老人的局部皮肤情况，如颜色、温度、有无硬结、瘀血、有无伤口、感觉障碍及对热的耐受程度。	
		评估老人的心理状态、活动能力及配合程度。	
	沟通	为老人解释操作目的、方法及注意事项并取得配合。询问老人是否需要如厕。	
	准备	照护人员准备：着装整齐，七步洗手法，洗净并温暖双手。手部无长指甲，无佩戴饰物。戴口罩。	
		物品准备：热水袋：热水袋及布套、水温计、大毛巾、量杯、热水（50℃左右）。湿热敷：盆内盛热水（50～60℃），敷布、钳子、凡士林、纱布、棉签、毛巾、棉垫、橡胶单、治疗巾、水温计、热水瓶。	
		环境准备：光线充足，室内安静，酌情关闭门窗，避免对流风。	
		老人准备：老人有治疗意愿，取坐位或卧位。	

（续表）

照护中	热水袋	备热水袋：检查热水袋有无破损，用水温计测量水温，调节温度至50℃以内。将热水袋放平，去塞，一手持热水袋口边缘，另一手灌入热水，边灌边提高袋口，以免热水溢出，灌至热水袋容积的1/2～2/3满即可。将热水袋慢慢放平，驱尽袋内空气，旋紧塞子，擦干热水袋后倒提，并轻轻抖动，检查无漏水，装入布套内。 放热水袋：置热水袋于所需部位，袋口朝身体外侧，热水袋可用毛巾包裹，以免烫伤老人。 撤热水袋：检查热敷局部皮肤情况，协助老人穿好鞋袜。	对婴幼儿、老人、昏迷、末梢循环不良、麻醉未清醒、感觉障碍等人，热水袋的水温应调至50℃以内，并用大毛巾包裹，避免直接接触老人的皮肤而引起烫伤。 使用时注意观察老人反应，热水袋有无异常，倾听老人主诉。 使用热水袋时，要加强巡视，检查局部皮肤情况，如发现皮肤潮红、疼痛，应立即停止使用，并在局部涂凡士林保护皮肤。
	湿热敷	准备敷布：在湿敷部位下垫橡胶单及治疗巾，局部涂凡士林（凡士林能减缓热传导，防止烫伤，保持热疗效果），上面盖一层纱布。将敷布浸于热水中（50～60℃），用钳子拧至不滴水为宜。 放置敷布：抖开敷布用手腕内侧皮肤试温，无烫感即可折好敷于患处。上面可放置热水袋，并用大毛巾包裹，以保持温度。如老人感到烫，可揭开敷布一角以散热。每3～5min更换一次敷布，热敷时间为15～20min。 撤去敷布：检查热敷局部皮肤情况，协助老人穿好鞋袜。	严密观察湿热敷部位皮肤有无发红、起水泡等烫伤情况，询问老人有无不适，水盆内随时添加热水，保持温度。 瘫痪、糖尿病、肾炎等疾病或感知觉异常的老人不可使用湿热敷，以免发生意外。 若老人患处有伤口，应注意无菌操作，湿热敷后按换药法处理伤口。
照护后	整理记录	用毕整理用物，协助老人取舒适卧位，整理床单位。 热水袋处理：倒空，倒挂晾干，布袋消毒清洗后晾干备用。 湿热敷布处理：敷毕，用纱布擦净湿敷部位。涂润肤油保护皮肤。用物消毒后备用。 询问老人有无不适。 洗手，记录热疗的部位、时间及效果和反应。	热水袋晾干时向袋内吹入少许空气，拧紧袋口存放于干燥阴凉处，以免橡胶相互粘连。

（三）知识拓展

1. 扭伤后到底是热敷好还是冷敷好？

前48h用冷：在局部扭伤或损伤初期，血管和软组织都受到损伤，冷敷可以止血、促凝消肿、缓解疼痛。急性扭伤后老人可使用冰袋外包毛巾的方法进行冷敷，避免直接用冰块接触皮肤和局部，防止冻伤发生。注意冷敷时间不能持续太长，掌握短暂多次的原则，以免引发不良反应。

后48h用热：热敷主要用于急性损伤后期恢复，热敷的作用与冷敷正相反，它能使体温升高，扩张血管，促进局部血液循环，增加身体代谢速率，达到促进炎症吸收、消除组织水肿的目的，有增加韧带及恢复肌肉弹性、促进愈合的效果。热敷时主要用热毛巾、热水袋局部外敷，注意不要烫伤。湿敷效果比干敷效果更好，因为湿敷局部有渗透性，直接抵达患处更深部组织，一般 30min 左右，每天 2～3 次最好。

关于冷敷还是热敷，要掌握好具体时间。扭伤后先冷敷后热敷，救护方法得当，更有利于老人病情恢复。

知识链接：冷敷法的改进

传统的冷敷方法是将大块冰块打碎，磨平棱角后灌入橡胶冰袋或冰囊后使用。但由于橡胶袋、冰囊体积、重量较大，使用时舒适度较差；且与患肢接触面积小，不易固定，老人变更体位时冰袋容易移位，稍微活动就会造成冰滑落及破损。近年，在冷敷方法等方面有了许多改进，提高了冷敷的有效性。

1. 盐水冰袋　用一次性输液袋，灌装 20% 盐水，放入冰箱冷冻室冷冻 2～4h，取出后当外观呈霜状液体或冰水混合物时即可应用。这时冰袋表面软硬适度，与患肢接触面积增大，使老人舒适度增加。

2. 袖带式冷敷装置　冷敷装置材料防雨绸布料，制作为长 28cm× 宽 15.5cm 大小相等的 3 个连接布袋为子袋，袋口用子母扣封闭，两边分别用长为 10cm 两条子母扣固定，分别容纳 3 个冰袋。该方法所制冰袋放置牢固不易滑落，应用防雨绸布料可防止冰块融化后浸湿敷料，减少切口感染的概率。

（郭金达）

第四章　安宁疗护

第一节　安宁疗护基本知识

安宁疗护（hospice care）是临终关怀的医学新分科，是一种服务，是为临终患者提供全面照护，以减轻患者和家属精神压力为研究对象的一门新兴学科。安宁疗护（姑息治疗）的理念是通过医护人员、护士、志愿者、社工、理疗师、药剂师及心理师等人员组成的团队服务，为患者及其家庭提供帮助，在减少患者躯体疼痛的同时，更关注患者的内心感受，让患者有尊严地走完人生最后一段旅程，安宁疗护在世界范围内已被许多国家和地区纳入了国家医疗服务体系。

一、安宁疗护的概念

安宁疗护是向那些根治性治疗无反应或临终患者及家属提供包括生理、心理、社会等方面的全面支持与照护，使患者生命得到尊重，症状得到控制，减轻精神心理创伤，生命质量得到提高，家属的身心健康得到维护和增强的护理。安宁疗护肯定生命的价值，拒绝延长或加速死亡的来临，整合心理和精神层面的病人照护，提供支持系统以协助病人尽可能以积极的态度面对生活，其宗旨是减少临终患者的痛苦，增加舒适程度，提高生命质量，维护患者尊严，同时协助家属能够面对病人的疾病过程及其哀伤历程。

二、安宁疗护的五全理念

患者是具有身体、心理、社会及精神各层面需要及反应的整体，因此如果疾病无法治愈、濒死无法挽回的情况之下，给予患者全人整体照顾，尽可能满足患者各层面的需要，最后协助其平安尊严地死亡。同时，一人生病，其家人必也经历一场灾难，病人家属也急需帮助，因此安宁疗护包括家人的咨询及协助、患者幼年子女的哀伤照顾、患者去世之后家族的哀伤辅导等，提供"五全"照顾理念。

（1）全人。把患者看作整体的人来照顾、来关怀。从身体、心理、精神三个层面上给予全方位的照顾，减轻身体疼痛不适、满足终末期患者心愿、坦然面对绝症和死亡，消除恐惧。

（2）全家。协助家属减轻心理的负担及实际照顾患者的工作。除了照顾患者外，也要照顾家属。帮助他们正视亲属即将离去，减轻悲伤，同时解决因亲属即将离去所带来的体力、心理和精神等问题。

（3）全程。自病发开始，治疗过程中，往生前后，殡葬事宜乃至家属在丧亲后的哀伤辅导，都在安宁照顾之列。

（4）全队。由一组训练有素的工作团队，分工合作，共同照顾病患及家属，成员包括医护人员、护士、营养师、康复师、心理咨询师及社会工作者、义工等。

（5）全社区。希望通过安宁居家护理的推动，达到全社区的照顾，带动整个社区，参与这种彼此关怀的医疗及社会照顾。

三、安宁疗护的意义

（1）安宁疗护是医学人道主义精神的具体体现。根据医学人道主义核心，尊重人的价值，安宁疗护就是对临终前和无治疗希望的晚期患者不依赖于痛苦的无效治疗方法，而是致力于科学的心理关怀和精湛的护理手段，最大限度地减轻患者的痛苦，更好地使患者平静地离开人间，使患者死而无憾，生者（家属）问心无愧。

（2）安宁疗护符合辩证唯物主义生死观的要求。死亡是生命过程的一部分，是必然的过程，科学技术可以延长人的生命，但无法使人永生。既然人必然要死，就应与优生一样要优死，这是人类文明和时代进步的标志。

（花巍）

第二节　常见问题照护措施

一、疼痛照护

（一）疼痛的评估

疼痛评定是疼痛治疗的第一步，准确及时的疼痛评定是疼痛治疗不可缺少的一步。缓解疼痛可以帮助老人提高生活质量，重获战胜疾病的信心。疼痛评定的方法多种多样，要根据老人具体情况选择合适的评定方法。

1. 数字类比评分法（NRS）

方法为在纸上画一条10cm长的十等分线段，线段左端表示无痛（0），右端表示最痛（10）。目测后让老人根据自己所感受到的疼痛程度，在线段上用手指出或笔画出疼痛位置。从起点至记号处的距离长度就是疼痛的量，一般重复两次取平均值。此法简单快速、易操作，广泛使用。但对疼痛的评定不能量化。

2. 视觉模拟评分法（VAS）用于疼痛的评估

方法是使用一条长约 10cm 的游动标尺，一面标有 10 个刻度，两端分别为"0"分端和"10"分端，0 分表示无痛，10 分代表难以忍受的最剧烈的疼痛。使用时将有刻度的一面背向老人，让老人在直尺上标出能代表自己疼痛程度的相应位置，照护人员根据老人标出的位置为其评出分数，评定以"0～2"分为"优"，"3～5"分为"良"，"6～8"分为"可"，＞"8"分为"差"。照护前后使用同样的方法即可较为客观地做出评分，并对疼痛治疗的效果进行较为客观的评价。此方法简单易行，相对比较客观，而且敏感。

3. 面部表情量表法（FRS）

方法是用易于理解的 6 种面部表情从微笑、悲伤致痛苦地哭泣的图画来表达疼痛程度（图 4-1）。疼痛评定时要求老人选择一张最能表达其疼痛的脸谱。此法简单、直观、形象易于掌握。

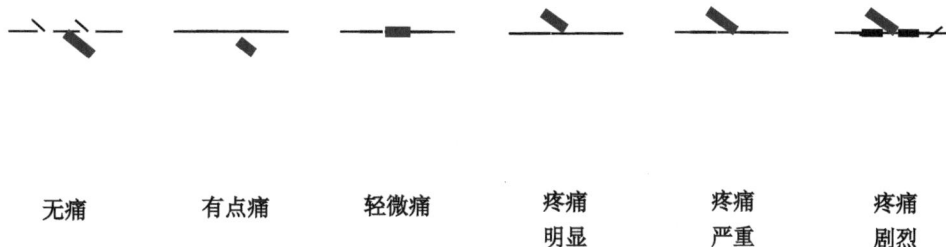

| 无痛 | 有点痛 | 轻微痛 | 疼痛明显 | 疼痛严重 | 疼痛剧烈 |

图 4-1　面部表情量表

4. 口述分级评分法

五点口述分级评分（VRS-5）是根据疼痛对生活质量的影响程度而对疼痛的程度作出了具体的分级，每个分级都有对疼痛的描述，客观地反映了疼痛的程度，也易于理解。具体分为 0 级、1 级、2 级、3 级、4 级、5 级 6 个等级，该法的词语易于理解，可随口表达，沟通方便，满足老人的心理需求，但受主观因素影响大，也不适合语言表达障碍的老人。

0 级：无痛

1 级：轻度疼痛 能忍受，能正常生活、睡眠

2 级：中度疼痛 稍影响睡眠。需止疼药

3 级：重度疼痛 影响睡眠，需用麻醉止痛药

4级：剧烈疼痛 影响睡眠较重，伴有其他症状

5级：无法忍受 严重影响睡眠，伴有其他症状

（二）世界卫生组织（WHO）疼痛控制的三阶梯疗法

第一阶梯为非阿片类镇痛药：用于轻度疼痛患者，常用药物主要有阿司匹林、对乙酰氨基酚等，可酌情应用辅助药物。

第二阶梯为弱阿片类镇痛药：当非阿片类镇痛药不能满意控制疼痛或疼痛为中度时，常用药物主要有可待因，通常建议与第一阶梯药物合用，两类药物作用机制不同，第一阶梯药物主要作用于外周神经系统，第二阶梯药物主要作用于中枢神经系统，两者合用可增强镇痛效果，根据需要也可以适当使用辅助药。

第三阶梯是强阿片类镇痛药：用于治疗中度或重度癌性疼痛，当第一阶梯和第二阶梯药物控制疼痛效果不理想时使用，主要药物为吗啡，也可酌情应用辅助药物。

（三）药物止痛五项基本原则

（1）口服给药。口服给药是最常用的、首选的给药途径。对不宜口服给药的患者可考虑其他给药途径，如皮下注射、患者自控镇痛、透皮贴剂等。

（2）按阶梯给药。轻度疼痛选用非甾体类抗炎药（NSAID），中度疼痛选用弱阿片类药物，并可合用非甾体类抗炎药，重度疼痛选用强阿片类药物，并可合用非甾体类抗炎药物。如果患者诊断为神经病理性疼痛，应首选三环类抗抑郁药物或抗惊厥类药物等。

（3）按时给药是指止痛剂应有规律地按规定间隔给药。使用止痛药，必须先测定能控制患者疼痛的剂量，下次剂量应在前一次药效消失之前给予，这样可以保持疼痛连续缓解。有些患者因突发剧痛，可按需给药。

（4）个体化给药。按照患者病情和疼痛缓解的给药剂量，制订个体化方案。由于个体差异，阿片类药物无标准用药剂量，应根据患者病情使用足够剂量，使疼痛得到缓解。同时鉴别是否有神经病理性疼痛，考虑联合用药。

（5）注意具体细节。密切观察患者疼痛缓解程度和机体反应情况，联合用药的相互作用，及时采取措施，尽可能减少药物的不良反应。

（四）辅助镇痛药物

辅助镇痛药物通常指能增强阿片类药物的镇痛效果，缓解焦虑、抑郁及烦躁等精神症状的药物，主要包括皮质类固醇激素、抗惊厥药物、抗抑郁药物、抗痉挛药物及肌肉松弛剂等。

（五）疼痛的非药物控制

（1）心理干预。药物控制不是唯一有效缓解疼痛的控制措施，在疼痛控制方面非药物治疗也扮演着很重要的角色，通过心理干预如放松、臆想、分散注意力、认知 - 行为

疗法，使患者得到疼痛被控制的感觉，恢复自我控制感，并主动参与到他们自己的疼痛治疗中，这些控制措施可以减低对交感神经系统的刺激、使肌肉松弛、干扰疼痛传导、刺激内源性疼痛缓解物质的释放，进而达到缓解疼痛的目的。

（2）心理支持。晚期患者常伴有恐惧、焦虑、抑郁、孤独、愤怒、绝望等悲观情绪，疼痛会使这些不良情绪进一步加重，导致其他症状的出现，如呼吸困难、厌食等症状，这些症状使疼痛阈值降低，导致疼痛加剧，形成恶性循环。通过关爱、鼓励和心理支持，及时了解患者的心理需求，主动与患者交谈，认真听取患者的主诉，细心介绍疼痛的原因及治疗措施，减轻患者的精神压力和心理负担，消除紧张恐惧及其孤寂感，使疼痛及其他症状获得满意缓解，减少患者对镇痛药物的需求量，增加患者在心理上和生理上的舒适感。

（3）社会和家庭支持。疼痛不仅是患者的身心问题，而且也是家庭和社会的问题，患者与家属的和谐关系有利于疼痛的改善，应重视家属在疼痛治疗中的作用，教育对象应由以患者为中心扩展到以家庭为中心。对晚期患者实施全面的规范化疼痛护理管理是现代医学发展的必然趋势。

二、临终患者营养支持照护

在生命的最后时期，患者上下消化道的功能都有明显的衰退，味觉功能也减退，患者没有饥饿感觉，几乎不会因营养状况差而感到不适，强迫进食会产生反作用而引起患者的不适。在这一时期要想仍然保持患者的体力及营养状况是不现实的，患者对食物和液体摄入量的减少是濒死的正常表现，脱水也是濒死期的一个正常表现。因脱水而引起的不适使患者感到口干，可以通过用水、冰片及湿润纱布擦拭口唇得到缓解。要适当评价和应用人工补液，如果患者已经在接受人工补液和营养支持，每天补液量可逐渐减少，有助于避免因尿量增加、胃肠道负担重、肺水肿而引起的不适。

在患者临近死亡时为患者家属讲解死亡过程及了解患者意愿是安宁疗护医师重要的角色，告知患者及家属有关濒临死亡的一些情况是很重要的。所有能自己作决定的患者都有权利接受或拒绝任何形式的治疗及人工补液，如果已经有患者的事前声明，那么它就代表了患者对待包括人工补液及营养支持性干预措施的愿望。如果患者表示坚决拒绝进食和饮水，首先要考虑出现该情况的原因，是否出现了患者及家属认为难以接受的症状，如疼痛、虚弱、极度疲乏等。其次要评估患者是否有能力作决定，必须得到心理保健专家的评估，以排除可以治愈的抑郁和其他心理健康问题，还要评估患者的预期生存期。患者无力作决定时，针对能进食或愿意进食的患者，不能停止他们的食物或液体供应。

人工补液和营养被认为是和药物、手术、透析、机械通气及其他医学干预一样用于维持患者生命的医疗手段，这些问题的决定要和其他医学干预措施一样应该符合道德及法律的标准。如果一项干预措施的益处大于它的代价就认为是合理的，如果它是没有益处的或者是它的代价大于它的益处就认为是不合理的，在有些情况下中断输液和营养支持是不合理的，如患者出现了严重但可以治疗的诊断；患有未经治疗的心理健康问题，如抑郁症；患者在出现营养不良之前其原始诊断是不会导致死亡的，如因头颈癌而继发严重言语障碍症的患者，如果不给予输液或营养支持是不可行的。在安宁疗护中，给予恶病质患者营养干预的目的是在不增加患者痛苦及不适的情况下，处理恶病质的一些问题，尽可能地提高患者的生命质量和维持身体的一些功能。为患者提供营养支持时要依据患者的具体情况而定，在安宁疗护和临终关怀机构，当医护人员向患者或家属提供健康指导时，可以提供些相应的营养干预措施。

（王佳）

参 考 文 献

[1] 国家统计局.第七次全国人口普查公报，2021-05-11.

[2] 崔炜.探索新模式打造新示范 [J].中国社会工作，2018（2）：53.

[3] 全国老龄工作委员会办公室.第四次中国城乡老人生活状况抽样调查成果，2016.

[4] 世界卫生组织.中国老龄化与健康国家评估报告 [R/OL].2016.

[5] 赵俊强，王晋芳，姜雨婷，等.以人为中心的老年照护模式研究进展 [J].护理学杂志，2016，31（19）：107-110.

[6] 吴芳琴，范环，肖树芹，等.北京市社区失能老人的照护需求及其影响因素 [J].中华护理杂志，2018，53（7）：841-845.

[7] 徐洪燕，葛晴霞，吴琪，等.我国居家护理需求及其影响因素的研究现状 [J].中华现代护理杂志，2018，24（5）：613-617.

[8] 庄琦，周杰俣，仇雨临.35 岁到 54 岁年龄段人口医养结合式机构养老参与意愿及其影响因素分析 [J].北京劳动保障职业学院学报，2020，14（1）：3-12.

[9] 徐剑鸥，罗彩凤，路正南，等.奥地利老年照护人文关怀现状及对我国人文护理发展的启示 [J].护理管理杂志，2018，18（5）：320-323.

[10] 旭川莊.老年介护技术教程 [M].上海：上海世界图书出版公司，2017.

[11] 国务院."健康中国 2030"规划纲要.

[12] 姬飞霞，王永梅，张航空.老年照护服务市场化供给：理论基础、制约因素与优化路径 [J].社会建设，2019，6（6）：15-24.

[13] 民政部.养老产业统计分类.2020.

[14] 民政部.2020 年民政事业发展统计公报.

[15] 李悦.日本介护保险制度的形成、发展及其对我国的经验借鉴 [D].沈阳：沈阳师范大学，2019.

[16] 林清，张银华，朱丽明.养老机构护理分级标准指标体系构建的研究 [J].解放军护理杂志，2016，33（21）：33-36.

[17] 肖文文，尹莉，谢红 . 老人照护服务等级划分模型的构建 [J]. 中华护理杂志，2019，54（9）：1385-1389.

[18] 周泽纯，罗桢妮，刘俊荣 . 公共政策视域下日本介护保险制度对我国的启示 [J]. 护理研究，2019（22）：3997-4001.

[19]Atwood RBPK. Learning to speak Alzheimer's，a groundbreaking approach foreveryone dealing with the disease[J]. EducationalGerontology，2008，34（11）：1035-1038.

[20] 国务院 . 中共中央国务院关于加强新时代老龄工作的意见 [EB/OL].http：//www.gov.cn/zhengce/2021-11/24/content_5653181.

[21] 任雪玲，何妍，芦茜，等 . 老人日常生活照护需求现况及影响因素研究 [J]. 西南国防医药，2021，31（1）：76-80.

[22] 宋志颖 . 从幸福科学看国际老年照护的新趋势 [J]. 中国护理管理，2019，19（2）：178-181.

[23] 刘文清，潘美意 . 老年服务沟通技巧 [M]. 北京：机械工业出版社，2021.

[24] 蔡林海 . 居家养老基础知识与照料护理技术实用指南 [M]. 上海：上海科技教育出版社，2013.

[25] 冯晓丽，李勇 . 老年照护：初级 [M]. 北京：中国人口出版社，2019.

[26] 王天明 . 老人照顾护理全图解 [M]. 北京：北京出版社，2015.

[27] 宋慧娟，邢誉 . 养老护理员上岗手册 [M]. 北京：化学工业出版社，2014.

[28] 张继英 . 养老护理员（初、中级）[M]. 北京：中国劳动社会保障出版社，2006.

[29] 黄岩松，李敏 . 老年健康照护 [M]. 武汉：华中科技大学出版社，2016.

[30] 周芬华，潘卫群 . 养老护理 [M]. 上海：上海科学技术出版社，2018.

[31] 郭华 . 常见疾病康复 [M].2 版 . 北京：人民卫生出版社，2015.

[32] 黄剑琴，彭嘉琳 . 老人照护技术 [M]. 北京：科学技术文献出版社，2007.

[33] 王东旭，金霞，刘令仪 . 实用老年家庭护理 [M]. 天津科技翻译出版有限公司，2017.

[34] 谭美青，张伟 . 失智老人照护 [M]. 北京：化学工业出版社，2019.

[35] 陈云飞，赵卿 . 护理学基础 [M]. 北京：人民卫生出版社，2018.

[36] 闵晓松，王起越 . 外科护理 [M]. 北京：人民卫生出版社，2018.

[37] 谢培豪，王芳 . 实用老年照护技术 [M]. 北京：科学出版社，2019.

[38] 李秀玲 . 护理技术 [M]. 西安：第四军医大学出版社，2005.

[39] 王海京 . 中国红十字会居家老人照护技能培训教材 [M]. 北京：中国红十字总会，2019.

[40] 丁全福 . 药理学 [M]. 北京：人民卫生出版社，2001.

[41] 唐捷．现代护理学 [EB/OL].https：//www.360kuai.com/pc/946bc0be3072502ae？cota=4&tj_
　　 url=so_rec&sign=360_57c3bbd1&refer_scene.

[42] 龟井智子 [日]．老年看护技术 [M]．河南：中原农民出版社，2017.

[43] 马秀芬，张展．内科护理学 [M].2 版．北京：人民卫生出版社，2017.

[44] 李春玉．社区护理学（一）[M]．北京：北京大学医学出版社，2010.

[45] 侯晓霞．老年常见病预防与护理 [M]．北京：经济管理出版社，2006.

[46] 席淑新，赵佛容．眼耳鼻咽喉口腔科护理学 [M].4 版．北京：北京卫生出版社，2018.

[47] 吕探云，孙玉梅．健康评估 [M].3 版．北京：人民卫生出版社，2015.

[48] 蒋婷．呛咳、气道异物，老人呼吸道的"致命杀手"[J]．祝您健康，2020（2）：46-
　　 48.

[49] 董原．心脏骤停如何急救 [J]．保健医苑，2021（9）：63-64.

[50] 于梅，秦柳花，张永杰．养老照护技术与考评指导 [M]．北京：科学出版社，2020.

[51] 吴超辉．扭伤后到底是热敷好还是冷敷好？ [N]．大众卫生报，2021-09-30（005）.

[52] 李斌．老年照护：中级 [M]．北京：中国人口出版社，2019.

[53] 周春美，张连辉．基础护理学 [M].3 版．北京：人民卫生出版社，2015.

[54] 化前珍．老年护理学 [M].2 版．北京：人民卫生出版社，2009.

[55] 袁素亚．老年抚触保健操在认知症老人睡眠障碍中的应用研究 [D]．石家庄：河北医
　　 科大学，2017.